国家卫生健康委员会"十四五"规划教材

全国高等中医药教育教材

供康复治疗学等专业用

康复工程学

第 3 版

治康
療復

主　编　刘夕东

副主编　任亚锋　刘学勇　闫松华

编　委（按姓氏笔画排序）

邓石峰（湖南中医药大学）　　　邱继文（天津中医药大学）

任亚锋（河南中医药大学）　　　陈国平（黑龙江中医药大学）

刘夕东（成都中医药大学）　　　陈盼盼（成都中医药大学）

刘学勇（中国医科大学）　　　　殷　樱（重庆医科大学）

闫松华（首都医科大学）　　　　曹震宇（南京中医药大学）

杨佩耿（江西中医药大学）

人民卫生出版社

·北 京·

图书在版编目（CIP）数据

康复工程学 / 刘夕东主编 . —3 版 . —北京：人民卫生出版社，2024.5（2025.1重印）
ISBN 978-7-117-36313-6

Ⅰ.①康…　Ⅱ.①刘…　Ⅲ.①康复医学－医学工程　Ⅳ.①R496

中国国家版本馆 CIP 数据核字（2024）第 093876 号

| 人卫智网 | www.ipmph.com | 医学教育、学术、考试、健康，购书智慧智能综合服务平台 |
| 人卫官网 | www.pmph.com | 人卫官方资讯发布平台 |

康复工程学
Kangfu Gongchengxue
第 3 版

主　　编：刘夕东
出版发行：人民卫生出版社（中继线 010-59780011）
地　　址：北京市朝阳区潘家园南里 19 号
邮　　编：100021
E - mail：pmph @ pmph.com
购书热线：010-59787592　010-59787584　010-65264830
印　　刷：三河市宏达印刷有限公司
经　　销：新华书店
开　　本：850 × 1168　1/16　　印张：15
字　　数：393 千字
版　　次：2012 年 7 月第 1 版　　2024 年 5 月第 3 版
印　　次：2025 年 1 月第 2 次印刷
标准书号：ISBN 978-7-117-36313-6
定　　价：69.00 元
打击盗版举报电话：010-59787491　E-mail：WQ @ pmph.com
质量问题联系电话：010-59787234　E-mail：zhiliang @ pmph.com
数字融合服务电话：4001118166　E-mail：zengzhi @ pmph.com

◇◇◇ 修 订 说 明 ◇◇◇

为了更好地贯彻落实党的二十大精神和《"十四五"中医药发展规划》《中医药振兴发展重大工程实施方案》及《教育部 国家卫生健康委 国家中医药管理局关于深化医教协同进一步推动中医药教育改革与高质量发展的实施意见》的要求,做好第四轮全国高等中医药教育教材建设工作,人民卫生出版社在教育部、国家卫生健康委员会、国家中医药管理局的领导下,在上一轮教材建设的基础上,组织和规划了全国高等中医药教育本科国家卫生健康委员会"十四五"规划教材的编写和修订工作。

党的二十大报告指出:"加强教材建设和管理""加快建设高质量教育体系"。为做好新一轮教材的出版工作,人民卫生出版社在教育部高等学校中医学类专业教学指导委员会、中药学类专业教学指导委员会、中西医结合类专业教学指导委员会和第三届全国高等中医药教育教材建设指导委员会的大力支持下,先后成立了第四届全国高等中医药教育教材建设指导委员会和相应的教材评审委员会,以指导和组织教材的遴选、评审和修订工作,确保教材编写质量。

根据"十四五"期间高等中医药教育教学改革和高等中医药人才培养目标,在上述工作的基础上,人民卫生出版社规划、确定了中医学、针灸推拿学、中医骨伤科学、中药学、中西医临床医学、护理学、康复治疗学 7 个专业 155 种规划教材。教材主编、副主编和编委的遴选按照公开、公平、公正的原则进行。在全国 60 余所高等院校 4 500 余位专家和学者申报的基础上,3 000 余位申报者经教材建设指导委员会、教材评审委员会审定批准,被聘任为主编、副主编、编委。

本套教材的主要特色如下:

1. **立德树人,思政教育** 教材以习近平新时代中国特色社会主义思想为引领,坚守"为党育人、为国育才"的初心和使命,坚持以文化人,以文载道,以德育人,以德为先。将立德树人深化到各学科、各领域,加强学生理想信念教育,厚植爱国主义情怀,把社会主义核心价值观融入教育教学全过程。根据不同专业人才培养特点和专业能力素质要求,科学合理地设计思政教育内容。教材中有机融入中医药文化元素和思想政治教育元素,形成专业课教学与思政理论教育、课程思政与专业思政紧密结合的教材建设格局。

2. **准确定位,联系实际** 教材的深度和广度符合各专业教学大纲的要求和特定学制、特定对象、特定层次的培养目标,紧扣教学活动和知识结构。以解决目前各院校教材使用中的突出问题为出发点和落脚点,对人才培养体系、课程体系、教材体系进行充分调研和论证,使之更加符合教改实际、适应中医药人才培养要求和社会需求。

3. **夯实基础,整体优化** 以科学严谨的治学态度,对教材体系进行科学设计、整体优化,体现中医药基本理论、基本知识、基本思维、基本技能;教材编写综合考虑学科的分化、交叉,既充分体现不同学科自身特点,又注意各学科之间有机衔接;确保理论体系完善,知识点结合完备,内容精练、完整,概念准确,切合教学实际。

4. **注重衔接,合理区分** 严格界定本科教材与职业教育教材、研究生教材、毕业后教育教材的知识范畴,认真总结、详细讨论现阶段中医药本科各课程的知识和理论框架,使其在教材中得以凸显，既要相互联系，又要在编写思路、框架设计、内容取舍等方面有一定的区分度。

5. 体现传承，突出特色　本套教材是培养复合型、创新型中医药人才的重要工具，是中医药文明传承的重要载体。传统的中医药文化是国家软实力的重要体现。因此，教材必须遵循中医药传承发展规律，既要反映原汁原味的中医药知识，培养学生的中医思维，又要使学生中西医学融会贯通；既要传承经典，又要创新发挥，体现新版教材"传承精华、守正创新"的特点。

6. 与时俱进，纸数融合　本套教材新增中医抗疫知识，培养学生的探索精神、创新精神，强化中医药防疫人才培养。同时，教材编写充分体现与时代融合、与现代科技融合、与现代医学融合的特色和理念，将移动互联、网络增值、慕课、翻转课堂等新的教学理念和教学技术、学习方式融入教材建设之中。书中设有随文二维码，通过扫码，学生可对教材的数字增值服务内容进行自主学习。

7. 创新形式，提高效用　教材在形式上仍将传承上版模块化编写的设计思路，图文并茂、版式精美；内容方面注重提高效用，同时应用问题导入、案例教学、探究教学等教材编写理念，以提高学生的学习兴趣和学习效果。

8. 突出实用，注重技能　增设技能教材、实验实训内容及相关栏目，适当增加实践教学学时数，增强学生综合运用所学知识的能力和动手能力，体现医学生早临床、多临床、反复临床的特点，使学生好学、临床好用、教师好教。

9. 立足精品，树立标准　始终坚持具有中国特色的教材建设机制和模式，编委会精心编写，出版社精心审校，全程全员坚持质量控制体系，把打造精品教材作为崇高的历史使命，严把各个环节质量关，力保教材的精品属性，使精品和金课互相促进，通过教材建设推动和深化高等中医药教育教学改革，力争打造国内外高等中医药教育标准化教材。

10. 三点兼顾，有机结合　以基本知识点作为主体内容，适度增加新进展、新技术、新方法，并与相关部门制定的职业技能鉴定规范和国家执业医师(药师)资格考试有效衔接，使知识点、创新点、执业点三点结合；紧密联系临床和科研实际情况，避免理论与实践脱节、教学与临床脱节。

本轮教材的修订编写，教育部、国家卫生健康委员会、国家中医药管理局有关领导和教育部高等学校中医学类专业教学指导委员会、中药学类专业教学指导委员会、中西医结合类专业教学指导委员会等相关专家给予了大力支持和指导，得到了全国各医药卫生院校和部分医院、科研机构领导、专家和教师的积极支持和参与，在此，对有关单位和个人表示衷心的感谢！为了保持教材内容的先进性，在本版教材使用过程中，我们力争做到教材纸质版内容不断勘误，数字内容与时俱进，实时更新。希望各院校在教学使用中，以及在探索课程体系、课程标准和教材建设与改革的进程中，及时提出宝贵意见或建议，以便不断修订和完善，为下一轮教材的修订工作奠定坚实的基础。

人民卫生出版社

2023 年 3 月

◇◇◇ 前 言 ◇◇◇

　　康复工程学是全国高等中医药教育康复治疗学专业的重要课程之一,根据《"十四五"普通高等教育本科国家级规划教材建设实施方案》,在总结汲取以往教材成功经验的基础上,我们编写了这本《康复工程学》第3版。本教材系统地介绍了康复工程学的基础理论、基本观点、临床常用康复工程产品和技术,以及其临床应用,另外,介绍了一些国内外先进的研究成果。作为教材,根据"三基""五性"(思想性、科学性、先进性、启发性、适用性)原则,选取康复工程学的基本理论、基本知识、基本技能作为主要内容。康复工程学随着经济和科技的飞速发展在不断地进步和更新,在教材中引入康复工程的先进研究成果,能够培养学生的科学、创新思维。

　　本教材编写工作分工如下:第一章康复工程学概论由刘夕东编写,第二章假肢由刘夕东、陈盼盼编写,第三章矫形器由任亚锋、殷樱、邓石峰编写,第四章康复评定和治疗的康复辅具由曹震宇编写,第五章个人移动康复辅具由邱继文编写,第六章沟通和信息康复辅具由刘学勇编写,第七章个人生活自理和防护的康复辅具由陈国平编写,第八章无障碍设施与环境改造由杨佩耿编写,第九章其他技术在康复工程中的应用由闫松华编写。

　　由于编者知识和水平的限制,教材中可能会存有一些不妥之处,希望广大师生在教学使用中不断提出宝贵意见,以便不断修订完善。

编者
2023 年 3 月

◇◇◇ 目 录 ◇◇◇

第一章

康复工程学概论

ER-1-1

PPT 课件

学习目标

1. 掌握康复工程学定义、康复辅具分类、康复辅具评估适配流程。
2. 熟悉康复工程学与康复医学的关系、康复工程学重大技术、康复辅具的临床应用。
3. 了解康复工程的历史与发展、康复辅具的产业发展。

第一节　康复工程学概述

随着现代社会发展、老龄化社会进程加快,人们对疾病、残疾和健康的概念有了全新的认识。医学模式发生了从以前的疾病治疗医学模式向现代的"预防-保健-治疗-康复"医学模式的重大改变,康复工程学顺应医学发展和模式变化,吸收和利用各种高新技术,广泛应用于康复医学领域,取得了巨大的进步。

一、定义和任务

康复工程学是指在康复医学临床实践中,利用工程学的原理和手段,通过功能代偿(或补偿)和适应的途径来矫治畸形,弥补功能缺陷和预防功能进一步退化,使功能障碍者能最大限度地实现生活自理和回归社会的一门学科。功能代偿(或补偿)是用完善的工程学技术产品去增加或取代功能障碍者已经衰退或丧失了的组织、器官及其功能;适应是利用现代工程技术去改造功能障碍者所在的环境,使之能适应功能障碍者的需要,从而帮助其克服缺陷和行动上的困难。康复工程学是工程技术与现代康复医学相结合的新兴交叉学科,其宗旨是研究人体功能康复的工程原理和方法。康复工程学的主要任务是研究康复评定、康复治疗和功能代偿所需要康复工程产品的原理和设计方法,以及其临床应用。随着康复工程的不断发展,工程学在康复医学临床中的应用范畴也越来越大。为了康复目的所需的评定、诊断、代偿、训练、护理等设施的原理研究和设备开发均属于康复工程学的范畴。对于由脑卒中、脊髓损伤和意外造成的肢体伤残者,借助工程手段是主要的,有时甚至是唯一的康复方法。因此,康复工程在康复医学中有不可代替的作用。从这个意义上说,一个国家康复医学水平高低与康复工程技术发展水平有着密切关系。

二、康复工程学与生物医学工程学的关系

生物工程是当代最受重视、最具吸引力的高科技领域之一。生物医学工程学是生物工

程的基本组成部分,是运用现代自然科学和工程技术的原理和方法,从工程学的角度出发,在多种层次上研究生物体,特别是人体的结构、功能及生命现象,研究和开发用于防病治病、人体功能辅助及卫生保健的人工材料、制品、装置、系统和工程技术的学科。现代科学发展的重要特征之一是多学科的交叉和渗透,而生物医学工程学正是在多学科相互交叉与渗透中产生新学科的最突出代表,是多种工程学科与生物学相结合的产物。生物医学工程学的研究包括基础性研究和应用性研究两个方面,其领域十分广泛,并在不断扩展。就现阶段而言,基础性研究包括生物材料学、生物力学、生物系统的建模与仿真、生物效应、生物系统的质量和能量传递等,应用性研究包括康复工程技术、人工器官、生物医学信号检测与传感器、生物医学信息处理技术、医学图像技术、医用制品和仪器等。康复工程学是生物医学工程学应用性部分的一个重要分支。生物医学工程学的发展促进了康复工程学的发展。康复工程学的发展和进步正是生物医学工程学蓬勃发展的体现。

三、康复工程学与康复医学的关系

康复医学是一门临床医学与残疾学、心理学、社会学、工程学等相互交叉渗透的综合性学科。康复医学是伴随着社会的进步,经济的发展逐渐建立起来的,在发达国家已经成为医学领域举足轻重的学科。经过 50 多年的发展,康复医学已经形成一套成熟的理论和方法。它涵盖了与临床医学紧密相关的临床康复学及康复治疗学、康复护理学、康复心理学、康复工程学、社会康复学等。康复医学已成为医学的第四个方面,与保健、预防和临床医学共同组成全面医学,而康复的领域包括医疗、教育、社会、职业和工程康复五大方面,称之为全面康复。康复工程学是技术、工程方法,或科学原理的系统应用,以满足功能障碍者在全面康复中的需要。因此,康复工程是实现全面康复的重要手段和桥梁。康复工程学与康复医学有着亲密的联系,两者的共同目标都是帮助功能障碍者改善功能障碍,回归社会和生活。康复工程学为康复医学提供了技术和工程方法,解决了一些原来康复医学范围内无法解决的问题。在实际临床过程中,落实医工结合的理念是康复工程技术取得康复疗效的关键之一。康复工程学是医工结合的交叉学科,其理论基础由工程学基础和医学基础两部分组成,其组成结构如图 1-1 所示。

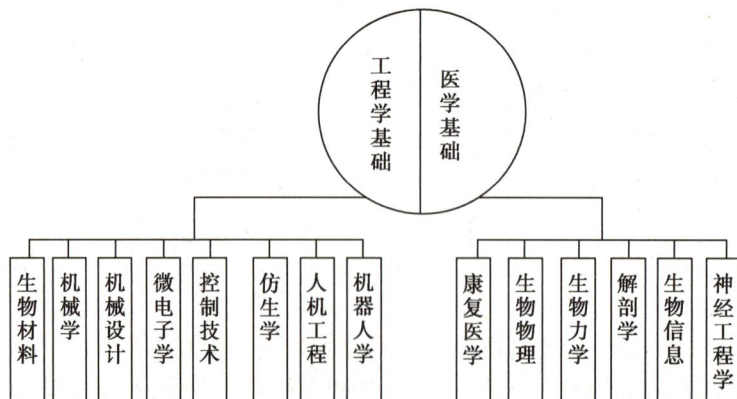

图 1-1　康复工程学的理论基础

第二节　康复工程学的发展

一、历史

旧石器时代的人类虽然已会使用拐杖等简单的辅助技术装置,但对康复工程的认识尚处于朦胧的状态之中。康复工程的真正起源是在19世纪,美国南北战争促进了假肢,尤其是下肢假肢行业的发展。第一次世界大战后,为了服务于战争时期的伤残者,欧洲国家出现了一些小型的、以手工制造为主的假肢制造厂。第二次世界大战后,康复工程有了较快的发展。美国于1945年制订了以伤残军人为服务对象的假肢研究计划,研究领域涉及假肢、矫形器、感觉康复辅助器具等,1979年成立北美康复工程与辅助技术协会。

知识链接

北美康复工程与辅助技术协会

北美康复工程与辅助技术协会(Rehabilitation Engineering and Assistive Technology Society of North America, RESNA),是致力于通过技术方法促进残疾人健康和福祉的专业组织。北美康复工程与辅助技术协会通过提供资格认证、继续教育和专业发展;制定辅助技术标准;推动研究和公共政策制定,以及支持多学科读者进行信息和思想交流,以推动该领域的发展。成立该组织的构想是由一群参加康复工程机构间会议的工程师和学者们在1979年8月提出来的,200余名参会者共同支持建立这样一个组织,1980年该组织正式成为非营利机构。该组织的宗旨是通过技术最大限度地促进残疾人的健康和福祉。目的是通过科学、文学、专业和教育活动,以支持康复和辅助技术领域知识与实践的发展、传播和应用,旨在提高所有公民生命的最高质量。北美康复工程与辅助技术协会已成为康复工程与辅助技术知识的国际化权威组织。

而世界其他国家,尤其是经济比较发达的国家,康复工程的发展也非常迅速,欧洲不少国家的国家保险均为康复医疗支付必需的辅助技术费用。日本从20世纪60年代后期开始现代康复工程的研究与开发;70年代开始相继成立了与康复工程有关的中心和研究所,并将研究内容开展到视觉、听觉康复和重残人的护理等方面;80年代时为了应对社会人口的老龄化,日本政府制订了长寿社会对策大纲,提出了153项课题,以此作为后十年研究与开发重点。

中国的康复工程事业是在假肢、矫形器的基础上发展起来的,中华人民共和国成立初期,民政部在各省省会城市建立了一批主要为残疾军人服务的假肢厂,并成立了民政部假肢科学研究所(国家康复辅具研究中心前身),对各省假肢厂加以指导,20世纪80年代初开始引进美国、德国、日本的先进技术。1988年3月在北京成立中国残疾人联合会,同年10月建立了中国康复研究中心。1992年中国残疾人辅助器具中心成立,这是中国残疾人联合会的直属机构,是全国残疾人用品用具供应服务的资源中心和服务中心,其主要职能是协调和指导全国残联系统开展残疾人康复辅助器具供应服务并组建服务体系;协助制订残疾人康复辅助器具的相关政策、规划;指导残疾人产品研制、开发、生产、供应和推广;残疾人康复辅助器具知识宣传、收集、整理和编辑,并发布残疾人用品信息;制订残疾人康复辅具产品标准。20世纪90年代后期,随着全国许多医院康复科的成立,康复工程的重要性越来越突出,卫生部要求全国三级甲等医院康复科必须建立矫形器室,现在全国各大医院大力发展康复工程。我国民政、残联、卫生系统各个康复机构的成立直接推动了康复工程的整体发展,但就总体水平而言,我国康复工程技术的发展水平与发达国家相比,还存在很大差距,除了经济上的原因,观念是一个重要原因,尤其是对辅助技术和辅助产品的认识还存在明显差距,这是制约我国康复辅助器具发展和应用的原因之一。总的来说,康复工程科技水平从20世纪60年代以后日趋科学化、现代化,80年代后更以智能化为特征体系。科学技术和全面康复事业的发展是推动康复工程发展的主要动力,而社会文化和观念对康复工程的发展也产生一定的影响作用。

二、发展

随着康复工程学的不断发展,康复工程技术在许多领域取得了重大突破,综合起来可以归纳为以下几个方面。

1. 假肢技术　假肢是康复工程中发展最早的一个领域,在过去的100年中,经历了由初级到高级的过程。下肢假肢主要是围绕保证稳定性、改善步态和减少体力消耗发展的,尤其是假肢膝关节、假脚和接受腔技术更为突出。

从仿生机构学的角度来看,膝关节结构由单轴机构发展到多轴机构;由机械控制关节发展到气压、液压控制关节;为了适应同一患者不同步行速度时所需的膝力矩,已开始使用智能控制膝关节。1997年,德国的一家假肢公司发明了智能仿生膝关节,利用膝关节角度和踝关节力矩判断假肢摆动的速度和位置,通过调节液压缸阻尼来保证行走过程中的稳定和安全。2001年,冰岛的一家假肢公司推出仿生磁控膝关节,利用陀螺仪等传感器分析足部运动信息,从而控制智能膝关节运动。2006年,该公司又研制出世界上第一款主动型人工智能假肢。该假肢采用电机驱动,代替原有的腿部肌肉实现假肢的主动弯曲伸展功能,克服了阻尼式假肢无法主动做功的缺陷,能更好地实现上楼梯等需要主动做功的步态。之后德国假肢公司推出了智能仿生膝关节,能够完成越障、交替上下楼梯等较为复杂的动作,行走步态也更为自然。

假脚的主要功能是支撑体重,在运动中产生推力和保持姿态,代偿这些功能的假脚发生了巨大变化,由橡胶或聚氨酯材料制成的静踝脚,逐步发展为单轴、万向动踝脚;高弹性、高强度的碳素纤维复合材料的储能脚的出现是假脚发展进入新阶段的里程碑;全新的智能仿生脚,具有最高水平的安全性与适应性,接近自然的活动性能。

假肢接受腔是截肢患者肢体残端和假肢之间载荷传递的唯一通道,假肢接受腔的装配技术可影响假肢的适配效果,假肢接受腔的设计和适配决定患者步态外观和行走功能。近年来,用硅凝胶等材料制作的接受腔衬套在很大程度上提高了假肢穿戴的舒适性,现代制造中的计算机辅助设计和计算机辅助制造技术(computer aided design/computer aided manufacture,CAD/CAM)从20世纪80年代后期开始用于接受腔制作,首先是英国伦敦大学学院(University College London,UCL)研制的UCL系统,之后美国、加拿大等国也研究了自己的系统。此类系统都用非接触方法测量残端尺寸,扫描残端形状,能自动生成接受腔制作文件,并以三维图像显示,还可根据假肢制作人员的经验对数据进行修改,以达到更好的效果。近几年,随着信息科学的发展,此类系统已开始与网络连接,实现远程制作。人机接口方面,一个十分重要的发展是骨植入装配技术的出现,植入式骨整合假肢由一端插入残端骨内腔,另一端穿过皮肤伸出体外的植入体,将残存的骨骼与假肢连接在一起,也称为直接接骨式假肢,这种假肢没有接受腔,从根本上解决了接受腔式假肢因接受腔 - 残肢界面透气性差,产生恶臭,以及因摩擦引起的残肢感染等问题,并且运动范围也因没有接受腔限制而加大。此外,残端软组织不承受力,从而使受力状态也更为合理,目前在瑞典已有成功的病例。但仍然有不少问题有待解决,例如穿过皮肤部分生物密封技术、保护残端骨和体内植入物的专用外假肢的设计、残端骨与假肢连接部分的肢体感染问题等。

现代上肢假肢利用截肢者残存的功能作为控制信号源,把动力源和信号源分开,围绕着控制的可能性、仿生性和提高患者的舒适性方面进行研究和开发,实现上肢假肢的多功能化。上肢假肢的最新研究主要体现在外部动力向多平面、多自由度发展和直接提取中枢神经系统指令的上肢假肢。智能控制上肢假肢利用智能驱动器满足电动假手在力量、速度和工作效率等方面的要求,利用计算机识别肌电反馈、声音和视向等信号,以控制假肢完成各种动作。例如提取运动神经系统的脉冲到达肌肉所产生的肌电信号在单自由度假肢中的广泛应用,尤其是前臂截肢的肌电控制假手。在控制方法中,最佳方案是能按照人的意志来控制假手,将神经肌肉的再造和神经电极相结合,利用植入式神经——传感器接口,将力或温度信号直接传给感觉神经,达到意识的反应对运动的控制;进行分子水平的研究,基于截肢者的 DNA 信息,制作一个有知觉的、大脑能指挥、神经可协调的声控假手等。

2. 矫形器技术　矫形器技术现阶段在临床上主要应用于脑瘫、偏瘫、脊髓损伤及骨科等方面。脊髓损伤方面主要是应用下肢截瘫行走器和外骨骼机器人;脑瘫、偏瘫方面国际上现在比较流行制作碳纤维下肢矫形器。

截瘫助行的理论与技术旨在使截瘫患者从轮椅上站起来,这也是患者与康复工作者的梦想,其中,最基本的方法是自动力式行走器,或称活动矫形器、交替步态矫形器(reciprocating gait orthosis)。由于站立和行走能够预防肌肉挛缩,减少骨矿物质损失和改善血液循环等,近年来国内外对步行器的研究与实验已成为新的热点,在英国、美国和德国已生产出相应的成熟产品。如自动力式步行器,功能电刺激与活动矫形器结合起来的混合式交替步态矫形器(hybrid RGO),利用电机驱动活动矫形器的外动力式步行器。虽然步行器的研究已取得很多成就,但轮椅仍然是主要的、普遍采用的代步工具。

外骨骼机器人是一种结合了人的智能和机械动力装置机械能量的可穿戴装备。从功能上划分,外骨骼装置大致可以分为两种:第一种是以辅助和康复治疗为主的外骨骼机器人,例如辅助残疾人或老年人行走的外骨骼机器人,还有辅助肢体受损或运动功能部分丧失的患者进行康复治疗和恢复性训练的外骨骼机器人;另一种是以增强正常人力量、速度、负重和耐力等人体机能的增力型外骨骼机器人。近年来,许多国家开展了外骨骼装备的研制,并逐步将其应用于军事作战装备、辅助医疗设备、助力设备等领域。其中,美国和日本在外骨骼机器人的研制上取得的成果最为显著。

碳纤维主要是由碳元素组成的一种特种纤维,其含碳量随种类不同而异,一般在 90%以上。碳纤维具有一般碳素材料的特性,如耐高温、耐摩擦、导电、导热及耐腐蚀等,但与一般碳素材料不同的是,其外形有显著的各向异性、柔软,可加工成各种织物,沿纤维轴方向表现出很高的强度。碳纤维比重小,因此有很高的比强度。随着科学技术的日新月异,现代假肢矫形器技术越来越朝着精密细致,轻便、舒适,符合个人要求的高技术方向发展。碳纤维复合材料无疑是符合这一要求的最先进材料之一。碳纤维制成的矫形器异常轻便,又非常稳固,它不仅有重量轻、适应性好的特征,还可以储存能量,减轻患者能耗。

3. 功能电刺激　功能电刺激(functional electrical stimulation,FES)是应用电压或电流等电信号刺激神经肌肉,使丧失神经控制的肌肉产生收缩,以达到康复治疗和功能重建的目的,适用于肢体麻痹、尿失禁、脊柱侧弯、呼吸障碍等。目前它不仅用于康复,也用于运动员或职业病患者的疲劳恢复和治疗肌肉劳损。功能电刺激的临床应用最早出现在 1960 年,当时用于改善足下垂患者的步态,以后又逐渐用于截瘫患者的站立、行走,偏瘫患者肌力恢复等。我国在用功能电刺激使偏瘫患者康复方面,开展了很有价值的研究与临床应用。

4. 视、听功能康复　对失明者来说,导盲装置是康复的主要手段。多年来,许多国家将高科技用于导盲装置,研究和生产了各种电子导盲装置,日本还与机器人技术结合,研制成导盲电子犬等。盲文印刷、盲文显示和盲文译读系统,以及适宜盲人使用的计算机操纵系统在国内外已受到普遍重视。在科技高度发达的今天,运用微型摄像机、计算机及植入脑中电极,使盲人得到"电眼",恢复其视觉的康复新途径,已有报道,此项成果对于视觉康复具有划时代意义。

听觉康复方面,一类是听力补偿类康复辅助器具,如助听器、人工耳蜗等。目前广泛应用的是助听器,而且随着老年人口数量的增加,需求量还将扩大。人工耳蜗是一种植入式小型助听器,它用振子直接驱动中耳中的镫骨实现声音传递,日本对这种装置进行了较为深入的研究。另一类是沟通交流及生活康复辅助器具,如电脑沟通板、文字语音转换器、遥控闪光门铃、振荡"闹枕"及视觉呼叫器等。

5. 环境控制系统和康复机器人　这一领域的研究主要面向重残者,使他们利用尚存的功能,实现部分生活自理,如开门、取物、拨电话、开电灯和电视等。

康复机器人中的护理机器人是帮助重残者拿取用品的设备,它在第二代机器人——服务机器人中占有重要地位。与其他的服务机器人如清洁机器人、搬运机器人等相比,护理机器人有其特殊要求。除了安全性以外,它的用户界面特殊、工作强度不大、精度不高,但应有一定程度的智能化。

第三节　康复工程产品

一、概述

利用康复工程学研制出来的产品,即能帮助功能障碍者恢复独立生活、学习、工作、回归社会和参与社会活动的能力而开发、设计、制作或者改制的特殊产品都是康复工程产品。

康复工程产品与康复工程学的关系:从学科上看,康复工程产品属于生物医学工程中的康复工程学范畴,是以康复医学、生物力学、工效学、仿生学、机械工程、控制工程、电子工程、化学工程、材料工程等领域为基础,以人体功能评定、诊断、恢复、补偿、训练和监护为主要研究内容的设施、设备。

康复工程产品与医疗器械的区别:医疗器械是用来治病和挽救生命必不可少的重要工具和手段,医疗器械的好坏关系到诊断的精准、手术的成败,以及治疗的有效性,甚至会直接影响到患者的生命安危。而康复工程产品则是在医疗器械完成其独有的治病、挽救生命的使命之后,根据个人意愿额外提供的辅助性工具和手段,在整个医疗过程和后续康复进程中起到重要的补充作用,能够加快服务群体的康复进程,提高生活质量。它们的关系如表 1-1 所述。

目前,国际上除了日本将康复工程产品与医疗器械分开以外,其他国家的医疗器械都涵盖了残疾人康复辅助器具。将康复工程产品纳入医疗器械的范畴,并将其作为一个重要的分支,是由我国的国情和国际辅具市场的需求决定的。科技部已将康复工程产品纳入医疗器械的范畴,并作为 20 个分领域中的第 16 大类。

表 1-1　医疗器械与康复工程产品的区别

比较项目	医疗器械	康复工程产品
服务对象	患者	老年人、残疾人、伤病人
服务目的	治病和挽救生命	改善功能障碍、提高生活质量
服务性质	医疗服务	福利服务
使用方式	多数为公用	多数为个人专用
使用时间	短期轮流使用	长期个人使用
设计特色	通用化	个性化
安装特色	体内、体外均有	体外装置
购买方式	多数为机构购买	多数为个人购买
经济特色	昂贵	尽量便宜

　　康复工程产品按使用目的可以分为两大类：一类是康复评定、康复治疗的用具和设备，另一类是康复辅助器具（assistive product，简称康复辅具或辅具）。康复辅具是为功能障碍者特殊制作的或通常可获取的各种产品，包括器械、仪器、设备和软件，涉及辅助技术（硬件、软件）、服务（适配服务和供应服务）和系统（研发、生产、供应和服务）。辅助技术是指为改善功能障碍者状况而设计和利用的装置、服务、策略和训练，主要包括辅助技术装置和辅助技术服务两部分内容。

二、康复辅具的分类

　　康复辅具既同医疗器械相互交叉，又是一个相对独立的新兴行业。随着现代科学技术的发展及各学科领域的相互渗透，这一行业也得到了相当快的发展。世界上已经为功能障碍者专门建立了多种特殊的界面 / 接口设备，并初步形成了衣、食、住、行、休闲娱乐、社会交往、教育、就业和创造发明等生存发展全方位、多层次回归社会的康复辅具体系。

（一）按国家标准规定分类

　　康复辅具最常用的分类方法是按国家标准规定分类，国家标准 GB/T 16432—2016/ISO 9999 :2011《康复辅助器具分类和术语》将康复辅助器具分为 12 个主类、132 个次类和802 个支类。12 个主类分别是：

　　1. 个人医疗辅助器具（assistive products for personal medical treatment）　包括呼吸辅助器具，循环治疗辅助器具，预防瘢痕形成的辅助器具，身体控制和促进血液循环的压力衣，光疗辅助器具，透析治疗辅助器具，给药辅助器具，消毒设备，身体、生理和生化检测设备及材料，认知测试和评估材料，认知治疗辅助器具，刺激器，热疗或冷疗辅助器具，保护组织完整性的辅助器具，知觉训练辅助器具，脊柱牵引辅助器具，运动、肌力和平衡训练的设备，伤口护理产品。

　　2. 技能训练辅助器具（assistive products for training in skills）　包括沟通治疗和沟通训练辅助器具，替代增强沟通训练辅助器具，失禁训练辅助器具，认知技能训练辅助器具，基本技能训练辅助器具，各种教育课程训练辅助器具，艺术训练辅助器具，社交技能训练辅助器具，输入器件控制和操作产品及货物的训练控制辅助器具，日常活动训练辅助器具。

　　3. 矫形器和假肢（orthoses and prostheses）　包括脊柱和颅部矫形器，腹部矫形器，上肢矫形器，下肢矫形器，功能性神经肌肉刺激器和混合源矫形器，上肢假肢，下肢假肢，不同于假肢的假体，矫形鞋。

4. 个人生活自理和防护辅助器具(assistive products for personal care and protection) 包括衣服和鞋,穿着式身体防护辅助器具,稳定身体的辅助器具,穿脱衣服的辅助器具,如厕辅助器具,气管造口护理辅助器具,肠造口护理辅助器具,护肤和洁肤产品,排尿装置,尿便收集器,尿便吸收辅助器具,防止大小便失禁的辅助器具,清洗、盆浴和淋浴辅助器具,修剪手指甲和脚指甲的辅助器具,护发辅助器具,牙科护理辅助器具,面部护理和皮肤护理辅助器具,性活动辅助器具。

5. 个人移动辅助器具(assistive products for personal mobility) 包括单臂操作助行器,双臂操作助行器,助行器配件,轿车、厢式货车和敞篷货车,公共交通车辆,车辆配件和车辆适配件,机动脚踏两用车和摩托车,替代机动车,自行车,手动轮椅车,动力轮椅车,轮椅车配件,替代人力车,转移和翻身辅助器具,升降人的辅助器具,导向辅助器具。

6. 家务辅助器具(assistive products for housekeeping) 包括预备食物和饮料的辅助器具,清洗盘子(碗)的辅助器具,食饮辅助器具,房屋清洁辅助器具,纺织品编织和保养辅助器具。

7. 家庭和其他场所使用的家具及其适配件(furnishings and adaptations to homes and other premises) 包括桌,灯具,坐具,坐具配件,床具,可调节家具高度的辅助器具,支撑手栏杆和扶手杆,大门、门、窗和窗帘开关器,家庭和其他场所房屋的结构构件,垂直运送辅助器具,家庭和其他场所的安全设施,储藏用家具。

8. 沟通和信息辅助器具(assistive products for communication and information) 包括助视器,助听器,发声辅助器具,绘画和书写辅助器具,计算辅助器具,记录、播放和显示视听信息的辅助器具,面对面沟通辅助器具,电话传送(信息)和远程信号处理辅助器具,报警、指示、提醒和发信号辅助器具,阅读辅助器具,计算机和终端设备,计算机输入设备,计算机输出设备。

9. 操作物体和器具的辅助器具(assistive products for handling objects and devices) 包括操作容器的辅助器具,操控设备的辅助器具,远程控制辅助器具,协助或代替臂部功能、手部功能、手指功能或它们的组合功能的辅助器具,延伸取物辅助器具,定位辅助器具,固定用辅助器具,搬运和运输辅助器具。

10. 用于环境改善和评估的辅助器具(assistive products for environmental improvement and assessment) 包括环境改善辅助器具,测量仪器。

11. 就业和职业培训辅助器具(assistive products for employment and vocational training) 包括工作场所的家具和装饰元素,工作场所运输物品的辅助器具,工作场所用的物品吊装和变换位置的辅助器具,工作场所固定、探取、抓握物品的辅助器具,工作场所用机械和工具,工作场所测试和监控设备,工作中办公室行政管理、信息存储和管理的辅助器具,工作场所健康保护和安全辅助器具,职业评估和职业训练的辅助器具。

12. 休闲娱乐辅助器具(assistive products for recreation) 包括玩耍辅助器具,锻炼和运动辅助器具,奏乐和作曲辅助器具,相片、电影和录像制作辅助器具,手工工艺工具、材料和设备,室外和室内园艺草坪护理个人用辅助器具,打猎和钓鱼辅助器具,野营和旅行辅助器具,吸烟辅助器具,宠物护理辅助器具。

(二) 按使用人群分类

不同类型的残疾人需要不同的康复辅具。根据《中华人民共和国残疾人保障法》,我国有六类残疾人,分别需要不同的康复辅具。如视力残疾者需要助视器和导盲辅助产品;听力残疾者需要助听器和专供聋人的辅助产品;言语残疾者需要语训器、沟通板;肢体残疾者需要假肢、矫形器、轮椅;智力残疾者需要智力开发的物品和教材;精神残疾者需要手工作业辅助产品或感觉统合辅助产品等。老年人也需要辅助产品,如老花镜、手杖等。除上述7

种人群外,根据《国际功能、残疾和健康分类》(ICF)对残疾的定义:"残疾是对损伤、活动受限和参与局限性的一个概括性术语。"实际上还有一种人群——活动受限者,也需要辅助产品,如长期卧床患者需要转移装置和防压疮床垫等。这种分类方法的优点是使用方便,有利于辅具产品使用者,缺点是反映不出这些辅助产品的本质区别,特别是许多康复训练器材并不局限于上述 8 种人群使用,属于通用康复辅具。

(三) 按使用环境分类

不同的康复辅具用于不同的环境。《国际功能、残疾和健康分类》(ICF)按康复辅具的使用环境分为:生活用、移乘用、通信用、教育用、就业用、文体用、宗教用、公共建筑用、私人建筑用等。ICF 在环境因素的第 1 章 "产品和技术" 中列出了普通产品和辅助产品,现将有关辅助产品的编码和名称列出如下:

1. e1151 个人日常生活中用的辅助产品和技术;
2. e1201 个人室内或室外移动和运输用的辅助产品和技术;
3. e1251 通信用的辅助产品和技术;
4. e1301 教育用的辅助产品和技术;
5. e1351 就业用的辅助产品和技术;
6. e1401 文化、娱乐和体育用的辅助产品和技术;
7. e1451 宗教和精神活动实践用的辅助产品和技术;
8. e150 公共建筑物的设计、建设及建造的产品和技术;
9. e155 私人建筑物的设计、建设及建造的产品和技术。

该分类方法的优点是使用方便、针对性强,对康复医生明确康复辅具建议和康复工作者制定康复辅具方案很实用,缺点也是反映不出这些康复辅具的本质区别,而且有些康复辅具如台式计算机,在许多不同的环境下都需要,所以不是唯一使用环境,不能满足治疗师和康复工程人员的实际操作。

(四) 重点康复辅具清单

据世界卫生组织估计,有 10 亿多人需要一种或多种康复辅具。其中大多数是老年人和残疾人。随着年龄的增长,人们(包括残疾人)身体多方面的功能减退,对康复辅具的需求也相应地增加。随着全球人口的逐渐老龄化以及非传染性疾病流行率的上升,需要康复辅具的人数预计到 2050 年将增加至 20 亿以上。为了在所有国家都能获得高质量、可负担得起的康复辅具,2016 年 3 月 21—22 日在世界卫生组织总部日内瓦举行了 2 天的共识会议,世界卫生组织最终确定了《重点康复辅具清单》。

1. 带有光 / 声 / 震动的警报器。
2. 带有数字无障碍信息系统有声图书形式(DAISY)功能的音频播放器。
3. 盲文点显器(记事簿)。
4. 盲文书写设备。
5. 手杖。
6. 淋浴 / 洗澡 / 大小便座椅。
7. 可隐藏的字幕显示。
8. 马蹄内翻足支具。
9. 沟通板 / 书 / 卡片。
10. 沟通软件。
11. 腋拐 / 肘拐。
12. 聋盲人沟通装置。

13. 摔倒探测器。

14. 将手势转成口语的技术。

15. GPS 定位功能设备。

16. 扶手杆 / 支撑杆。

17. 数字式助听器和电池。

18. 听力回路 / 调频系统。

19. 吸水性防失禁制品。

20. 模拟键盘和鼠标的软件。

21. 手持式电子助视器。

22. 光学放大镜。

23. 下肢矫形器。

24. 脊柱矫形器。

25. 上肢矫形器。

26. 个人数字辅助装置。

27. 个人紧急报警系统。

28. 药盒。

29. 防压疮坐垫。

30. 防压疮床垫。

31. 下肢假肢。

32. 可移动坡道。

33. 录音机。

34. 轮式助行器。

35. 读屏软件。

36. 简便的移动手机。

37. 眼镜；用于弱视、近距离、远距离、滤光和防护。

38. 可调节站立支撑架。

39. 治疗性鞋具；用于糖尿病、神经源性足病、矫形。

40. 日历和时间表。

41. 便携旅行辅助工具。

42. 三轮车。

43. 视频沟通装置。

44. 框式助行器。

45. 语音 / 点字手表。

46. 使用者自己驱动的轮椅。

47. 他人控制的手驱轮椅。

48. 提供姿势支撑的手驱轮椅。

49. 电动轮椅。

50. 盲杖。

三、康复辅具的功能和作用

(一) 康复辅具的功能

1. 代偿失去的功能　如截肢者装配假肢后，可以像健全人一样行走、骑车和负重劳动。

2. 补偿减弱的功能　如佩戴助听器能够使具有残余听力的耳聋患者重新听到外界的声音。

3. 恢复和改善功能　如偏瘫患者能够通过使用平行杠、助行器等康复训练器具训练恢复其行走功能。

(二) 康复辅具的作用

1. 自理生活的依靠　康复辅具涉及起居、洗漱、进食、行动、如厕、家务、交流等生活的各个层面，是发挥功能障碍者潜能、辅助自理生活的重要工具。

2. 全面康复的工具　康复辅具涉及医疗康复、教育康复、职业康复、社会康复和康复工程的各个领域，是康复必不可少的工具。

3. 回归社会的桥梁　2001 年 5 月世界卫生组织(WHO)发布的《国际功能、残疾和健康分类》中强调，个人因素和环境因素对残疾的发生和发展，以及对功能的恢复和重建都有密切关系，其中环境因素对残疾人康复和参与社会生活具有重要作用。如社会给截瘫者提供了轮椅，他们可以走出家门；当他们走出家门面对一个出行有坡道，上下楼梯有升降装置的无障碍环境，才能实现正常参与社会生活的愿望，因此康复辅具是构建无障碍环境的通道和桥梁。

四、康复辅具的适配和定改制

(一) 康复辅具的适配

1. 定义　康复辅具适配是直接帮助功能障碍者来选择、获取或使用康复辅具的服务过程。

2. 成员　康复辅具适配一般由康复小组成员共同完成，成员包括康复医师、康复护士、康复治疗师、辅具适配工程师、假肢矫形器技师、社会工作师等。

3. 适配流程

(1)评估

1)需求评估：根据功能障碍者的生活状况，通过简单的肢体活动，对康复辅具的需求和现在已使用的康复辅具适配程度做出评估。

2)功能评估：包括肌力、肌张力、关节活动、平衡、步态、姿势控制、转移能力、感觉功能、手功能、日常生活活动(ADL)能力、视力、听力、智力、精神等残存和失去的功能。

3)辅具评估：包括适配康复辅具所需的身体尺寸测量、适配康复辅具适用性及安全性评估。

4)环境评估：包括适配康复辅具使用的家庭环境、社区环境、工作和学习的环境。

(2)处方：根据评估结果进行综合分析后制定康复辅具适配处方，包含康复辅具的类别、结构、规格、材料，是否需要康复训练及回访等。

(3)配置康复辅具：根据康复辅具处方，进行康复辅具配置，分为成品康复辅具配置和定制康复辅具。

(4)适合性检查和适应性训练：根据适配处方，对配置的康复辅具进行适合性检查，并指导服务对象和护理者正确使用(一般情况下定制康复辅具适配才需要此流程)。

(5)交付使用：根据辅助器具适配最终处方，对交付使用的康复辅具应进行检查，核对适配处方无异议后，交付服务对象确认后签收。在交付使用前，应教会使用者家庭保养和简单维修。

(6)随访：辅助器具交付使用后，应采用多种形式进行随访，了解康复辅具的使用效果和功能障碍康复情况，对随访中发现的康复辅具质量问题，应及时进行必要的调整、维护、维修或更换。

（二）常见康复辅具评定示例

1. 坐姿椅评定 当康复小组评估功能障碍者需要坐姿椅来维持坐姿和矫正坐姿时,则需做坐姿椅评定。先参考功能评定的结果,再仔细做全面评定,为坐姿椅设计提供依据。如头部在坐位的控制情况,若头控制困难则加头靠垫或调整座位角度。躯干,包括坐位和卧位的脊柱情况,先看骨盆及髋关节有无倾斜及挛缩,是否影响保持正常坐位,有则根据具体情况调整坐垫;再评估脊柱是否需要控制,如有轻、中度脊柱侧弯用手法可复位时,则根据三点力学原理安装躯干旁侧承托来矫正;若畸形严重,手法无法复位时,则需穿戴脊柱矫形器。下肢内收肌痉挛则加髋内收控制垫;若下肢肌张力高导致屈膝困难,则加小腿带固定。若足跟不着地则佩戴踝足矫形器,严重者需手术治疗。当全身状况评定后决定坐垫种类及配件,最后得出综合评估建议。

2. 轮椅(电动轮椅)坐姿摆位评定 当康复小组评估功能障碍者需要轮椅来移动并保持坐位时,则需进行轮椅(电动轮椅)坐姿摆位评定。先要了解现在的坐位情况(轮椅或电动轮椅)、坐位平衡能力、轮椅坐姿的问题等。然后进行轮椅坐位检查,包括身体坐姿尺寸测量、坐垫及靠背评价等,并提出轮椅要求(轮椅类型、尺寸、配件)。若需电动轮椅时,还需提出电动轮椅要求(类型、控制器功能、输入系统及使用的身体部位)。最后得出综合评估建议。

3. 移位康复辅具的评定 当康复小组评估功能障碍者需要移位康复辅助器具来实现转移时,则需做移位康复辅助器具评定。先要了解主要照顾者情况、移位康复辅助器具使用者及地点、移位能力、采购条件、希望移位的内容(轮椅与床、沙发、椅子、浴椅、马桶等,上下楼梯或出门远行等),最后得出综合评估建议。

（三）康复辅具的定改制

功能障碍者由于障碍类别、功能状况、人体计量数据、使用环境、经济状况等的不同,所以康复辅具配置活动原则上必须是独特的,方能满足功能障碍者的需求。其他国家和地区文献报告大约有三分之一的康复辅具在配置 3 个月之内就被弃置。弃用的主要原因是康复辅具适配过程中未考虑使用者的需求,因此,康复辅具发展之初,每一件康复辅具都应当是配合个体需要而量身定制的。量身定制康复辅具的优点是能够完全符合使用者的需要,并配合使用者活动环境的限制情况,充分利用"人、活动与康复辅具模式"的概念,是最理想的辅具设计方式。量身定制康复辅具的缺点是价格通常较高,没有产品使用说明,工匠技术水平参差不齐,售后服务限于原制作商等。

若每类康复辅具都要从初始原料开始制作起,则相当耗费时间与材料,如果能够将现有材料或器具加以改造成为康复辅具,可缩短康复辅具制造的流程与时间,并可充分利用现有材料的优点。康复辅具的定改制就是包含了康复辅具的量身定制和康复辅具改制,例如,根据功能障碍者的需求对轮椅的重心、扶手高度、座宽、座深、靠背高度等进行调整,进而实现康复辅具与使用者和使用环境相匹配。

五、康复辅具的产业发展

1. 提高产品研发普及率 由于生物医学科技的进步,高技术的医疗仪器设备层出不穷,使得所需要的医疗费用急剧上升,成为整个社会和家庭的沉重负担,即使在经济发达国家,普通民众也难以承受。因此,不能片面地追求康复工程技术的先进性,或一味地追求康复工程产业的经济效益,应当改变观念,重视康复工程的社会性,针对不同层次、不同方面的发展,以社会经济承受能力为前提来发展康复医学工程。从目前我国的国情和对康复工程的需求来看,只有小部分富裕的残疾人对康复工程产品提出了较高的要求。尤其是在技术含量高的高端产品方面,特别是自动化程度高的康复训练设备,如多维步态分析系统、智能型假肢等,国内各大康复机构大多选用进口产品,其价格昂贵。针对这部分功能障碍者,需要开发技术含量高、功能完善、性能可靠,能紧跟国际水平的国产中高档产品。另外,大部分残疾人主要生活在农村地区,得不到必要的康复服务,如假肢的安装和功能障碍者所需的康复训练,故应针对这部分残疾人开发低成本、实用可靠的普及型康复工程产品。这类产品的个体适配性强,其发展的关键在于建立配套的制作和训练人员一体化的培训体系,这非常适合当前国情。

2. 要适应新时代社会特点　20 世纪,康复工程是随着医治战争创伤的任务发展起来的,而在 21 世纪它将适应新的社会发展特点,要为提高人类生活质量做出贡献,康复工程的范畴一般有三种类型:一是指在疾病的恢复期,使用工程手段促进病程的痊愈;二是指在疾病外伤的进程已结束,而留下了不可逆转的人体器官和功能的缺失、损伤、失效、退化或先天性的残损时,采用工程手段以替代、辅助或改变这些器官和功能;三是指对在老年期出现的人体器官的老化和功能的衰退,用工程手段来恢复、替代这些功能,以提高生活的质量。

社会人口的老龄化和人们对生活质量要求的提高是康复工程发展的又一个机遇。从需求方面来说,满足老年人口需要的设施将成为社会关注的新热点。老年病患者病后的康复、老年人口生活的自立、老年人精神生活的满足等,向康复工程提出了一系列新的发展要求。由于医学的进步,老年病患者病死率大大降低,但病后的康复却成为越来越突出的问题。老年人活动能力的降低,也会增加护理的负担。因此,方便老年人行走、如厕、洗浴等家庭设施和家具环境改造将成为居室"装修"的重要内容。此外,老年人的孤独感也会对满足老年人娱乐、交流等需求的设施提出新的要求。社会人口老龄化是个世界性问题,根据民政部统计,我国的老年人口已达到 2 个多亿,残疾人口在 8 000 万以上,投入资金和采用最先进的技术手段促进康复工程服务技术发展,以帮助他们恢复劳动能力和改善生活质量,这体现着社会的文明和技术的发达程度。

康复工程第三产业——辅助技术服务业已经在全世界范围内兴起。由于巨大的潜在市场需求,加上康复辅助技术产品的个体性和有效性,这必然成为一个独具特色的市场。

3. 加快康复辅具产业发展　2016 年 10 月 27 日国务院发布《国务院关于加快发展康复辅助器具产业的若干意见》,其中提出:康复辅助器具产业是包括产品制造、配置服务、研发设计等业态门类的新兴产业。我国是世界上康复辅助器具需求人数最多、市场潜力最大的国家。近年来,我国康复辅助器具产业规模持续扩大,产品种类日益丰富,供给能力不断增强,服务质量稳步提升,但仍存在产业体系不健全、自主创新能力不够强、市场秩序不规范等问题。当前,我国经济发展进入新常态,全球新一轮科技革命与产业变革日益加快,给提升康复辅助器具产业核心竞争力带来新的机遇与挑战。发展康复辅助器具产业有利于引导激发新消费、培育壮大新动能、加快发展新经济,推动经济转型升级;有利于积极应对人口老龄化,满足残疾人康复服务需求,推进健康中国建设,增进人民福祉。鼓励将康复辅助器具相关知识纳入临床医学、生物医学工程相关专业教育以及医师、护士、特殊教育教师、养老护理员、孤残儿童护理员等专业人员继续教育范围。依托科研院所、高等院校、企业设立康复辅助器具方面的博士后科研工作站。支持企业、院校合作建立实用型人才培养基地,鼓励企业为教师实践、学生实习提供岗位。完善康复辅助器具从业人员职业分类、国家职业标准、职称评定政策,研究建立假肢师和矫形器技师水平评价类职业资格制度。

4. 体现中国特色　在医学未来的变革中,应为康复工程学的发展另辟路径,发展真正具有中国特色的康复医学工程技术。对于我国来说,如何充分发挥中医药学方面的巨大优势,应用现代科学技术整理中医药学宝贵遗产并推动其发扬光大,是康复医学界的光荣使命,也是中国康复工程学研究的重要任务之一。

近十多年来,工程学和中医药学开始结合,关注到了中医学和现代科学方法论的差别,并强调了多学科的综合研究。近年来,在中医专家系统、四诊客观化、中医药临床血液流变学研究等领域取得了可喜的进展,这些进展为中医临床提供了新的手段,也为未来康复医学工程的发展提供了新的思路和途径。同时,针灸方法的有效性和经络现象的客观存在,吸引了有关专家进行研究,一些与中医外治及针灸相关的仪器设备已经在不少康复科室出现,并引起关注,这是一个有待应用先进的工程技术继续进行深入开发和研究的领域。

中国特色已经在促进综合医学模式的改变、控制医疗保健费用、提高整体健康水平等方面,发挥着重要作用,中国特色的康复医学也已经引起世界康复医学界的关注,如何将中医传统特色内涵和现代科学工程技术有机结合,建立有中国特色的康复工程体系,是我们未来发展的重要努力方向。

我国“十四五”规划对康复工程学发展的影响:“十四五”规划中明确提到“提高康复辅助器具适配率,提升康复服务质量”。“十四五”残疾人保障和发展规划提出到 2025 年,使有需求的持证残疾人和残疾儿童基本辅助器具适配率达到 85%。

第四节 康复辅具的临床应用

一、康复辅具应用的基本对象

康复辅具应用的主要对象是残疾人、老年人和伤病人。康复辅具应用的具体对象为:肢体运动功能障碍者,包括截肢、脑瘫、偏瘫、截瘫、脑外伤、多发性硬化、肌肉萎缩等引起的肢体运动障碍者;脑功能障碍者,包括先天性脑病、脑损伤和老年性脑病等引起的脑功能障碍者;感官功能障碍者,包括先天、后天疾病引起的视觉、听觉障碍者;言语交流功能障碍者,包括先天、后天疾病引起的言语功能障碍者。

二、康复工程服务中医务人员的工作任务

康复工程服务的主要手段是提供能帮助功能障碍者独立生活、学习、工作、回归社会和参与社会实际活动的产品,即康复辅助器具或称残疾人用具。康复辅具的研发和运用,包括从功能障碍者的实际康复中提出问题、界定问题、提出设计、进行制定、临床试用、使用效果信息反馈、产品鉴定到批量生产、产品咨询、产品使用指导等,是一个系统性的工作。例如,截肢者需要通过安装假肢重新获得肢体的功能,因此假肢是截肢者康复必不可少的代偿物,为了制造出性能良好的假肢,需要研究人体肢体功能的原理、假肢的仿生原理和控制方法,设计出假肢机构及控制系统。除此之外,为了合理地安装到患者肢体的残端上,还要有合理的连接和装配方法以及与之相配合的设施。同时,对假肢的性能和装配质量也要有相应的检测方法和设备。由此可见,从假肢的原理、设计、装配、检测和质量评定都与康复工程密切相关。为了做好康复产品的服务工作,需要康复工作者,特别是康复医生、治疗师与康复工程人员的分工合作。在具体的临床服务工作中,医务人员的主要工作有以下几条。

1. 开具康复辅具处方 在熟悉功能障碍情况的基础上,根据总体治疗或康复治疗计划开出假肢、矫形器及轮椅等康复辅助器具的处方。要求处方中写明诊断、康复辅助器具的品种和规格要求,如果是定制产品,则应写明关键部件选择和配置中的具体要求。

2. 告知康复辅具使用注意事项　让功能障碍者知道所选用康复辅具的使用目的、必要性、方法和可能出现的问题,以提高功能障碍者使用的积极性,保证其使用效果。

3. 负责功能障碍者使用康复辅具的康复训练和评定工作　对功能障碍者进行正确使用康复辅具的训练,对其使用效果进行全面评定,假肢和矫形器等定制产品的评定应分临床初检和终检两步,初检时产品修改容易,经济损失小。

4. 对康复辅具使用效果的随访和提出修改意见　任何实用的、有良好疗效的康复辅具都一定是医工良好结合的成果,实现医工结合,要求康复工程人员深入康复临床工作第一线,从选题立项、方案制定、功能和性能的确定,直到对所开发产品的验收,都需要与一线康复医生共同进行。康复工程人员还应经常参与康复门诊,跟随康复医生一起查房,共同分析病例和疗效,了解患者和医生对辅具的意见,以便对辅具做进一步改进。

●（刘夕东）

复习思考题

通过学习康复工程学概论,你怎样进行康复辅具的评估?

◇◇◇ **第二章** ◇◇◇

假　肢

📝 **学习目标**

1. 掌握假肢的定义与分类、截肢后的康复评定与康复治疗、上下肢假肢类型及选配。

2. 熟悉现代假肢技术对截肢手术的影响、装配上下肢假肢后的康复训练及评估。

3. 了解假肢的主要制作材料。

第一节　概　论

一、定义与作用

1. 定义　假肢（prosthesis）又称义肢，是用于弥补截肢者肢体缺损而装配的人工肢体。

2. 作用　截肢者肢体缺陷包括结构（外形）缺陷和功能缺陷，因此，假肢的作用：一是弥补结构缺陷，即获得肢体外形；二是弥补功能缺陷，即代偿肢体功能。

二、分类

假肢的分类方法很多，常见的分类方法有以下几种。

（一）按截肢部位划分

上肢假肢俗称假手，下肢假肢俗称假腿。

1. 上肢假肢　分为肩离断假肢、上臂假肢、肘离断假肢、前臂假肢、腕离断假肢、部分手假肢。

2. 下肢假肢　分为髋离断假肢、大腿假肢、膝离断假肢、小腿假肢、赛姆假肢、部分足假肢。

（二）按假肢结构划分

1. 壳式假肢　由制成人体肢体形状的壳体承担假肢外力，又称外骨骼式假肢或传统假肢。特点是结构简单、重量轻，但表面为硬壳，易损伤衣、裤。

2. 骨骼式假肢　在假肢的中间为类似骨骼的管状结构，外包海绵物，最外层覆盖肤色袜套或人造皮，又称内骨骼式假肢或现代假肢。特点是外观较好，不易损伤衣、裤。

（三）按假肢的安装时机划分

1. 临时假肢　采用临时接受腔和假肢的一些基本部件装配而成的简易假肢称为临时假肢（temporary prosthesis）。临时假肢分术后即装假肢（immediate postoperative prosthetic

fitting,IPPF)和术后早期假肢(early postoperative prosthetic fitting,EPPF)。顾名思义,术后即装假肢是截肢后立即在手术台上安装的假肢。术后早期假肢是截肢术后2~3周,伤口愈合拆线后安装的假肢。通常所说的临时假肢是指术后早期假肢。

2. 长期假肢　残肢定型后安装的假肢为长期假肢(permanent prosthesis),又称为正式假肢。过去通常是在截肢半年或1年后才能安装,现在由于临时假肢的使用,长期假肢的安装时间大大提前,截肢后6~8周即可安装。

(四) 按假肢的驱动力源划分

1. 自身力源假肢　又称内动力假肢,如索控式肘离断假肢。
2. 外部力源假肢　又称外动力假肢,如肌电式前臂假肢。
3. 混合力源假肢　具备自身力源和外部力源的假肢,如混合式上臂假肢(假肢肘关节采用索控,腕手机构采用肌电控制)。

(五) 按假肢的主要用途划分

1. 装饰性假肢　仅具有肢体外形,不能代偿肢体功能的假肢,如装饰性肩离断假肢。
2. 功能性假肢　既有良好肢体外形,又能代偿肢体功能的假肢,如气压控制大腿假肢。
3. 作业性假肢　辅助截肢者完成某些特定作业的假肢,一般没有良好的肢体外形,如工具手。
4. 运动型假肢　辅助截肢者参加残疾人运动的专用假肢,如飞毛腿假肢。

(六) 按假肢组件化情况划分

1. 组件式假肢　由标准化组件构成的假肢,现代假肢多属于组件式假肢。
2. 非组件式假肢　与组件式假肢相反,传统假肢多属于非组件式假肢。

三、主要制作材料

假肢的主要制作材料有金属、木材、皮革、弹性橡胶、织物、塑料等。

(一) 金属材料

常用金属材料有不锈钢、铝合金、钛合金等。金属材料的共性是都具有良好的机械强度、刚性和耐用性能,可用于制作假肢的各种关节及连接件。不锈钢是应用最广泛的金属材料,具有较好的耐腐蚀性,不锈钢假肢部件的特点:体积小,耐用,价格低,但重量大。铝合金假肢部件的特点:体积较大,但重量轻,常用于制作组件式大腿假肢的支撑管、关节和连接件等。钛合金是一种高技术合金材料,不仅重量轻,而且机械强度、耐用性能好,是制作关节、连接件的理想材料,但价格相对昂贵。

(二) 木材

多用椴木或桐木,主要用于制作下肢接受腔、膝踝关节铰链的连接件和假脚构件。特点是重量轻、易于雕刻。为防止部件变形,制作前木材需干燥,制作后表面需做防湿处理。

(三) 皮革

分面皮、里皮、带子皮。传统假肢的皮腿接受腔、大腿的皮上鞍、腿的外形、假脚等都是用皮革制成。现代假肢中,皮革主要用于制造小腿假肢的大腿围帮、环带,大腿假肢的腰吊带、软接受腔的内衬等。

(四) 弹性橡胶

1. 天然橡胶　天然橡胶便宜、耐用,但重量大。这类制品主要用于制造假脚和踝部活动的缓冲部件。
2. 合成橡胶　合成橡胶是介于橡胶、塑料之间的一种材料,具有重量轻、耐磨、耐拉伸等优点。应用最多的合成橡胶是聚氨酯合成橡胶弹性体,可代替天然橡胶,用于制造假肢的弹性部件、关节铰链的缓冲部件。

(五) 织物

1. 尼龙条带　多为白色,用于制作上肢假肢的悬吊带。

2. 各种增强袜套　棉纤维袜套、腈纶袜套、涤纶袜套、玻璃纤维织物、碳纤维织物等,用于制造增强树脂接受腔。

3. 弹性织物　多用聚氨酯弹性纤维织物,主要用于小腿假肢、大腿假肢的弹性悬吊套。

4. 装饰性外套织物　多用薄的皮肤颜色的尼龙丝袜套,用于假肢的外层,作为装饰性覆盖物,如果在装饰性外套织物的外面再喷涂一层弹性的聚氨酯树脂,则具有良好的防水作用。

5. 尼龙搭扣　主要用于假肢接受腔悬吊装置的搭接。

(六) 塑料

塑料可分为热固性与热塑性两类,前者无法重新塑造使用,后者可以再重复生产。用于假肢接受腔制作的主要塑料材料分为以下几种。

1. 丙烯酸树脂　丙烯酸树脂(acrylic resin)加入定量的交联剂、促化剂,在室温下半小时左右可凝固。凝固之前在截肢者残肢石膏阳型上配合使用分离层膜、涤纶、尼龙、棉线、玻璃纤维套等,经真空浇铸成型,能制作成各种层叠塑料接受腔。树脂分软、硬两种,不同比例混合可制作成不同软硬度的制品。

2. 不饱和聚酯树脂　不饱和聚酯树脂(unsaturated polyester resin)是国内假肢制作的常用材料,比丙烯酸树脂质量差,但价格便宜。

3. 聚乙烯醇薄膜　又称 PVA(polyvinyl alcohol)薄膜,无色、透明,用自身水溶液黏合后,用热熨斗热合即可制成真空浇铸成型用的分离层套子。这种套子放在湿毛巾内 20 分钟即可有良好的延伸性能,可保证延伸和阳型的服帖。

4. 聚乙烯塑料板　聚乙烯(polyethylene)塑料板呈乳白色,半透明,表面触之有蜡样感。高温加热后可变为全透明,具有良好的手工吹塑或真空吸塑性能,可用于制造内层接受腔。

5. 聚丙烯塑料板　聚丙烯(polypropylene)塑料板是一种具有良好机械性能的热塑性板材,乳白色,半透明,主要用于制造假肢的外层接受腔。

6. 聚氨酯泡沫塑料

(1)软泡沫塑料:用于制造假肢外形。

(2)硬泡沫塑料:用于作为接受腔与膝、踝部的连接材料。

(3)微孔的半软、半硬泡沫塑料:用于制造各种假脚。

(七) 有机硅橡胶

有机硅橡胶(silicone rubber)为无色或乳白色黏稠液体,在室温或加温条件下加入交联剂、催化剂可使制品成型,主要作为残肢内衬套使用。

(八) 增强纤维

1. 玻璃纤维　主要用于制造接受腔和某些假肢易裂部位的增强。

2. 碳纤维　制品强度是玻璃纤维的数倍,主要用于假肢接受腔和膝、踝关节。

四、现代假肢技术对截肢手术的影响

截肢(amputation)是指基于疾病或创伤而需要将部分肢体切除。假肢技术的发展促进了截肢观念的转变和截肢手术的变革。

(一) 截肢的原因

1. 严重创伤　在我国因创伤截肢的患者占截肢原因的比例在逐年下降,但目前仍占首位。

2. 引起末梢血液循环障碍的疾患　动脉硬化、糖尿病、血栓闭塞性脉管炎、动脉瘤、动静脉瘘等在发达国家占截肢原因的首位,在我国发生率呈逐年上升趋势。

3. 肿瘤　肿瘤截肢常作为有效的外科治疗手段,肢体良性肿瘤有肢体功能障碍和疼痛者应进行截肢;肢体原发性恶性肿瘤未发现有转移者,一旦确诊,应尽早截肢;继发性肿瘤引起肢体剧烈疼痛者需要截肢。

4. 感染　肢体感染已经危及生命,如气性坏疽感染或严重毒血症者应考虑截肢。另外慢性骨髓炎、关节结核、化脓性关节炎等长期反复发作引起肢体功能丧失者也应考虑截肢。

5. 神经损伤　先天性脊髓脊膜膨出、麻风等神经损伤引起肢体功能出现严重障碍者需考虑截肢。

6. 小儿先天性发育异常　主要指下肢畸形可能需要早期截肢手术。

(二) 截肢观念的转变

1. 截肢不单是破坏性手术,更应视为是一种重建与修复性手术。
2. 截肢不是治疗的结束,而是截肢康复的开始。
3. 截肢是为假肢安装做准备,是伤残者回归社会的第一步。
4. 截肢平面主要决定于手术的需要,通过术中的判断尽可能地保留肢体长度。
5. 残端形状以圆柱形为宜,而不是传统的圆锥形。
6. 康复工作要早期介入。

(三) 现代截肢技术

传统假肢装配,对残肢长度有很高要求;现代假肢装配,对截肢平面没有特别要求,任何构成合理、无压痛和愈合良好的残端都可以装配假肢。

1. 截肢平面　上肢以手指切除为最多,前臂截肢、上臂截肢、腕关节离断、肩关节离断和肘关节离断则依次递减。下肢以足趾切除为最多,其后依次为小腿截肢、大腿截肢、膝关节离断和髋部截肢。上、下肢常用截肢平面见图2-1、图2-2。

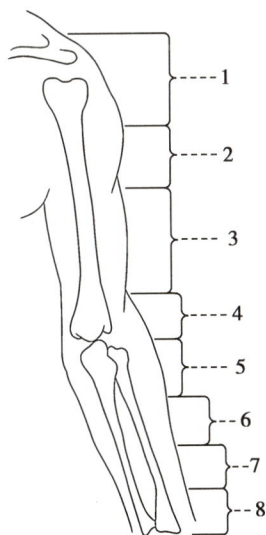

图 2-1　上肢常用截肢平面
1. 肩部截肢;2.上臂上段截肢;3.上臂中段截肢;4.肱骨髁截肢、肘关节离断;5. 前臂最高位截肢;6.前臂高位截肢;7. 前臂中下1/3截肢;8.前臂低位截肢、腕关节离断

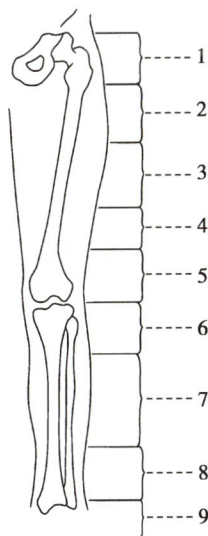

图 2-2　下肢常用截肢平面
1. 髋离断截肢、膝上最高位截肢;2. 大腿上1/3截肢;3.大腿中段截肢;4. 大腿下段截肢;5.股骨髁上截肢、膝关节离断;6.小腿上段截肢;7.小腿中段截肢,8.小腿下段截肢;9.赛姆截肢

（1）肩部截肢：应尽可能保留肱骨头。从美观的角度，保留肱骨头能使肩关节保持正常外形；从假肢的角度，圆的肩关节外形有利于假肢接受腔的适配、悬吊和稳定，有助于假肢的佩戴；从生物力学角度，肱骨头的保留有助于假手的活动控制。

（2）上臂截肢：又称为经肱骨截肢（transhumeral amputation，TH）或肘上截肢（above-elbow amputation，AE）。应尽量保留长度，原因是上臂假肢的功能取决于残肢的杠杆力臂长度、肌力和肩关节活动范围，长残肢则有利于假肢的悬吊和控制。上臂假肢内包含有肘关节铰链和肘关节旋转盘，肘关节铰链的作用是使肘关节在最大伸直、屈曲或伸屈之间的某一个位置上稳定关节，旋转盘的作用是代替肱骨旋转。肘关节铰链装置位于假肢接受腔远端大约3.8cm处，为使假肢肘关节与健侧肘关节能保持在同一个水平，上臂截肢的截骨平面至少应距离肘关节线近端3.8cm，为安装肘关节铰链预留足够的空间。经肱骨髁的截肢，其假肢装配和功能与肘关节离断相同，而肘离断假肢的功能远远优于上臂假肢，故有条件经肱骨髁水平截肢时，就不要在肱骨髁水平以上截肢。

（3）肘关节离断：如果可以保留肱骨远端，肘关节离断是理想的截肢部位。由于肘关节侧方铰链的设计与应用，肘离断假肢的外观与功能得以兼顾；肱骨内外髁有利于假肢的悬吊及控制，且肱骨的旋转可以直接传递到假肢，故不应对肱骨远端进行装饰性矫正。

（4）前臂截肢：又称为经桡骨截肢（transradial amputation，TR）或肘下截肢（below-elbow amputation，BE）。前臂截肢应尽量保留长度，即使是很短的残肢也要保留。通过前臂近端的截肢，即使保留极短的前臂残肢，如仅有4~5cm长，也比肘关节离断或上臂截肢更可取。残肢越长，杠杆功能越大，旋转功能保留得越多。当残肢长度保留80%，残肢旋转活动角度为100°；残肢长度保留55%，残肢旋转活动角度仅为60°；残肢长度保留35%，残肢旋转活动角度为0°。前臂远端呈椭圆形，有利于假肢旋转功能的发挥。残肢肌肉保留越多，获得肌电信号越容易，更有利于肌电假肢的安装。

（5）腕关节离断：腕关节离断的假肢功能要优于前臂截肢，因为它保留了前臂远端的下尺桡关节，从而使前臂旋转功能得以完全保留，尽管只有50%的旋前和旋后运动被传递到假肢，但是这些运动对患者非常重要，它可以使残肢功能得到最大限度的发挥。

（6）部分手截肢：包括腕掌关节离断、掌骨截肢和指骨截肢。桡腕关节的屈伸运动可以被假肢应用，应设法保留；腕掌关节离断是可以选择的截肢部位；掌骨截肢和指骨截肢，尤其是拇指截肢，应尽量保留其长度；多手指截肢时尽量保留手捏和握的功能。

（7）半骨盆截肢：尽量保留髂嵴和坐骨结节，增加假肢的悬吊功能和承重面积。

（8）髋离断截肢：尽量保留股骨头和颈，在小转子下方截肢，以增加承重面积，提高假肢稳定性和残肢控制假肢的能力。

（9）大腿截肢：又称为经股骨截肢（transfemoral amputation，TF）或膝上截肢（above-knee amputation，AK）。尽可能保留长度，对于从坐骨结节下3~5cm处的大腿极短残肢，可用带锁定装置的硅橡胶内衬套保证假肢悬吊，效果优于髋离断截肢。大腿长残肢截肢应以大腿中下1/3交界处为宜。

（10）膝关节离断：膝关节离断保留了完整的股骨，具有较长的杠杆臂和较大的负重面积。膝离断假肢是依靠股骨内外髁悬吊，假肢接受腔上缘高度在坐骨结节以下，髋关节的活动范围基本不受限制，故膝关节离断的假肢效果优于大腿假肢。由于膝离断假肢是完全依靠残端承重，故离断关节面应避免瘢痕，同时髌骨不保留。

（11）小腿截肢：又称为经胫骨截肢（transtibial amputation，TT）或膝下截肢（below-knee amputation，BK）。对于小腿短残肢，只要保留髌韧带的附着部，便能获得膝关节功能，其假肢效果明显优于膝关节离断；由于小腿远端软组织少、血运不良，故选择小腿中段截肢为宜。

Figure 2-3

（12）赛姆截肢（图2-3）：赛姆（Syme）截肢是胫、腓骨远端髁上截肢，将内外髁的基底部关节面切除并圆滑处理，再将跖侧足跟皮瓣覆盖在残端上，皮瓣为双马蹄形，由于残端被完整、良好的足跟皮肤所覆盖，具有稳定、耐磨、不易破溃等特点，从而使残端具有良好的负重能力。

（13）部分足截肢：包括经趾骨截肢、经跖骨截肢（transmetatarsal amputation）、利斯弗朗截肢（Lisfranc's amputation）、肖帕特截肢（Chopart's amputation）、皮罗果夫截肢（Pirogoff's amputation）等（图2-4）。部分足截肢的原则是尽量地保留足的长度，也就是保留前足杠杆力臂的长度，使之能在步态周期的站立相末期获得足够的后推力。当前足杠杆力臂的长度太短时，将对快步行走、跑和跳跃造成极大的障碍。

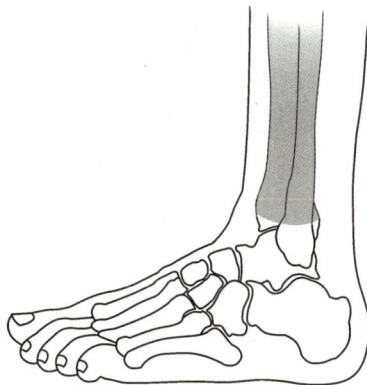

图2-3　赛姆截肢

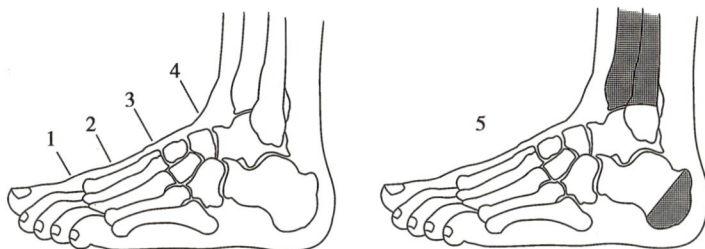

图2-4　部分足截肢（阴影部分为骨骼的保留部分）
1. 经趾骨截肢；2. 经跖骨截肢；3. 利斯弗朗截肢；4. 肖帕特截肢；5. 皮罗果夫截肢

2. 皮肤处理　无论哪个水平截肢，残端都要有良好的皮肤覆盖，良好的残肢皮肤应有适当的活动性、伸缩力和正常的感觉。伤口愈合所产生的瘢痕，在假肢接受腔的活塞运动中可能会造成残肢疼痛和皮肤损伤。外伤性截肢应根据皮肤存活情况进行处理，不要因为追求常规截肢手术时皮肤切口的要求而短缩肢体；肿瘤截肢经常采用非典型皮肤切口和皮瓣。

（1）上肢截肢：残肢的前后侧皮瓣等长。前臂长残肢、腕关节离断时，屈侧的皮肤瓣长于伸侧，目的是使瘢痕移向伸侧。

（2）下肢截肢：①小腿截肢，前长后短的鱼嘴形皮瓣目前已不再被普遍采用，更多采用的是需要加长的后方皮瓣，其皮瓣带有腓肠肌，实际上是带有腓肠肌内外侧头的肌皮瓣，其皮瓣的血运比较丰富，并且给残肢端提供了更好的软组织垫。②大腿截肢，皮瓣设计应前长后短，皮瓣切口在侧面的交点应超过截断平面。切开后，筋膜下分离，将皮瓣上翻，或分离出厚1cm的股直肌瓣，在与前侧皮瓣等长处切断，随同皮瓣上翻（图2-5）。

3. 肌肉处理　以往截肢是将肌肉于截骨平面切断，任其回缩，肌肉失去了附着点而产生失用性萎缩，形成圆锥状残端，适合于传统假肢的装配。缺点：残

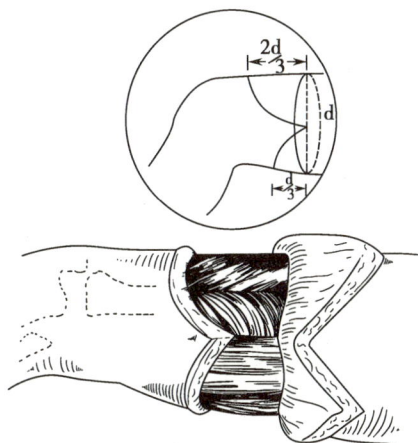

图2-5　大腿截肢的皮瓣设计

端容易水肿,肌肉萎缩,静脉回流障碍和营养障碍,容易造成残肢疼痛等严重的并发症。现在广泛采用肌肉固定术或/和肌肉成形术,目的是改善肌肉功能和残端血液循环,防止幻肢痛。截肢时肌肉的处理方法大致分为三种。

(1)肌筋膜缝合法:肌筋膜缝合法是指相对骨轴成直角方向切断肌肉,皮肤与肌筋膜之间不剥离而缝合肌筋膜的方法。这种用残肢肌筋膜包住骨断端的方法,因肌肉本身固定性差,肌肉的收缩导致肌肉向残肢近端聚集,而骨端部则凸出于皮下,影响假肢适配。所以,应尽量避免实施此种手术方法。

(2)肌肉固定术:肌肉固定术(myodesis)是将肌肉在截骨端远侧至少3cm处切断,形成肌肉瓣,在保持肌肉原有张力情况下,经由骨端部钻孔,将肌肉瓣与骨相邻侧通过骨孔缝合固定,使肌肉获得新的附着点,防止肌肉在骨端滑动和继续回缩。在周围血管疾患或其他原因缺血的肢体禁做肌肉固定术。

(3)肌肉成形术:肌肉成形术(myoplastic)是将相对应的肌瓣互相对端缝合,截骨端被完全覆盖包埋,保持肌肉处于正常的生理功能状态,形成圆柱状残肢,可以满足全面接触、全面承重假肢接受腔的装配要求。

4. 神经处理 目的是预防神经瘤。方法:

(1)丝线直接结扎:先用丝线结扎,而后切断神经。

(2)丝线神经外膜结扎:将神经外膜纵行切开,把神经束剥离,切断神经束,而后将神经外膜结扎闭锁,使神经纤维被包埋在闭锁的神经外膜管内,以免切断的神经残端向外生长而形成神经瘤。

5. 骨骼处理 一般骨与骨膜在同一水平切断,禁止骨膜剥离过多,以避免骨端呈环形坏死。

(1)大腿截肢:股骨断端边缘平、圆,勿残留破碎的骨膜。

(2)小腿截肢:胫、腓骨断端边缘平、圆,应将胫骨断端前方的骨尖削成小的楔状面,边缘平圆。胫、腓骨可以等长,或腓骨稍短些。胫腓骨融合可增加残肢末端承重功能,适用于成人长残肢,但儿童小腿截肢时禁忌做此手术。

6. 血管处理 即使是细小的血管也要完全地止血。

知识链接

儿童截肢的特殊性

截肢平面:儿童比成人更加保守,应尽可能地保留残肢的长度,特别是关节离断和邻近骨骺部位的保留比在这部位以上水平的截肢更可取,而保留关节和关节远侧骨骺的截肢,比关节离断更可取。例如,一个5岁儿童的大腿中段截肢,由于股骨远端骨骺被切除,到14岁时变成了大腿短残肢;一个5岁儿童小腿截肢的短残肢,因为小腿近端骨骺的生长,到14岁时,可能形成一个理想长度的小腿残肢。

肌肉处理:采用肌肉成形术。肌肉固定术对骨远端有损伤,易引起骨端过度生长,导致骨端呈钉尖样,可能穿破皮肤,造成感染,故儿童截肢禁做肌肉固定术。

骨骼处理:采用骨膜骨皮质瓣覆盖骨端,限制骨端的过度生长。儿童小腿截肢禁做胫腓骨融合术,原因在于腓骨长得比胫骨快,易造成胫内翻畸形或腓骨头脱位。

五、截肢后的康复评定

截肢后的康复评定主要包括患者基本情况评定、身体功能评定、残肢评定。评定的目的是判断患者能否装配假肢、准确的假肢处方和康复训练处方。

(一) 基本情况评定

患者基本情况评定包括年龄、身高和体重、性别、职业、生活环境、活动量、经济来源及支付能力。

1. 年龄　儿童和少年活动量大,生长速度快,需要结构简单、运动性能强的假肢;青壮年活动量大,需要有较强运动功能和仿真功能的假肢;中年活动量一般,需要结构稳定和有一定仿真功能的假肢;老年活动性较小,需要结构非常稳定的假肢。

2. 身高和体重　下肢假肢连接件的长短和身高有一定关系,下肢假肢的零部件均有承重的公斤级别,所以要根据不同的体重选择假肢零部件。

3. 性别　通常情况下男性更关注假肢的运动功能,女性更关注假肢的外观是否逼真。

4. 职业　重体力劳动强度的职业需要运动性能强、承重量大的假肢;中体力劳动强度的职业需要有较强运动性能和承重量较大的假肢;轻体力劳动强度的职业需要有较好稳定性和仿真性的假肢。

5. 生活环境　通常情况下,山区上下陡坡较多,需要稳定性好的假肢,丘陵地区路面不平,需要有较强稳定性的假肢,平原地区路面较好,需要运动性较好的假肢。

6. 活动量　低级别活动量是指仅在室内活动,中低级别活动量是指在室外平整路面的活动,中级别活动量是指在室外不同路面的活动,高级别活动量是指在山区活动或有较强冲击力如跳跃、打球、滑雪等活动。根据患者活动量的级别选择假肢的活动级别。

7. 经济来源及支付能力　根据患者的经济来源来了解支付能力,从而确定假肢的类型。

(二) 身体功能评定

患者身体功能评定包括心肺功能、截肢原因、其他肢体功能等。

1. 心肺功能　截肢后安装假肢,下肢步行、上肢完成日常生活需要消耗能量,患者心肺功能是否能负担这些工作就需要对其心肺功能进行评定。心功能评定包括对体力活动的主观感觉分级、心脏负荷试验和超声心动图等。肺功能评定包括简易肺功能评级和肺功能测定。最常用的评定方法是心功能分级和简易肺功能评级。

2. 截肢原因　截肢原因与安装假肢有密切关系,比如血管性疾病和代谢性疾病引起的截肢,要求假肢接受腔避免使患者的皮肤受到磨损,避免因皮肤磨损继发感染,从而在选择接受腔材料时应考虑硅胶材料;肿瘤截肢安装假肢时应检查肿瘤的恶性程度、是否有转移等因素。

3. 其他肢体功能　截肢后往往只注重残肢的功能评定,而忽略其他肢体的功能,外伤截肢常伴有多肢体功能障碍,所以应评定其他肢体的功能。

(三) 残肢评定

残肢评定(assessment of stump)就是对患者的残肢情况,如长度、关节活动度、形状、皮肤等进行全面、综合检查,为评估患者是否适合安装假肢,以及适合安装何种类型假肢提供直接依据,预测患者预后。

1. 残肢长度　残肢长度是指残肢起点与残肢末端之间的距离。残肢末端分骨末端与软组织末端,通常所说的残肢末端是指软组织末端。残肢长度与健侧长度的差值与假肢连接件类型相关。

(1)上臂残肢长度

1)定义:上臂残肢长度是指肩峰到上臂残肢末端的距离。

2)测量方法：肢体放松，测量肩峰到残肢末端之间的距离。

3)评定标准：根据上臂残肢长百分比来评定。上臂残肢长百分比 ＝ 上臂残肢长度(cm)/上臂全长(cm)×100%，上臂全长是指肩峰至肱骨外髁的距离。双侧上臂截肢者，上臂全长 ＝ 身高 ×0.19。上臂长残肢，上臂残肢长度超过上臂全长的 90%；上臂中残肢，上臂残肢长度为上臂全长的 50%~90%；上臂短残肢，上臂残肢长度为上臂全长的 30%~50%；上臂极短残肢，上臂残肢长度不及上臂全长的 30%。

(2)肘离断残肢长度

1)定义：肘离断残肢长度是指肩峰到残肢末端(相当于肱骨外髁)的距离。

2)测量方法：同上臂残肢长度的测量。

(3)前臂残肢长度

1)定义：是指肱骨外髁到前臂残肢末端的距离。

2)测量方法：在肘关节 90° 屈曲、前臂旋转中立位(拇指向上)状态下，从肱骨外髁和尺骨鹰嘴处做标记，测量肱骨外髁至残肢末端的距离。

3)评定标准：根据前臂残肢长百分比来评定。前臂残肢长百分比 ＝ 前臂残肢长度(cm)/前臂全长(cm)×100%，前臂全长是指屈肘 90°，前臂旋转中立位时肱骨外髁至尺骨茎突的距离。双侧前臂截肢者，前臂全长 ＝ 身高 ×0.21。前臂长残肢，前臂残肢长度大于前臂全长的 80%；前臂中残肢，前臂残肢长度为前臂全长的 55%~80%；前臂短残肢，前臂残肢长度为前臂全长的 35%~55%；前臂极短残肢，前臂残肢长度小于前臂全长的 35%。

(4)腕离断残肢长度

1)定义：是指肱骨外髁到桡骨茎突或前臂残肢末端的距离。

2)测量方法：同前臂残肢长度测量。

(5)手掌残端长度

1)定义：手掌残端长度又称残掌长，是指手掌截除后的残端长度。

2)测量方法：测量尺骨茎突与掌骨残端之间的距离。

(6)手指残端长度

1)定义：手指残端长度又称残指长，是指手指截除后的残端长度。

2)测量方法：测量手指根部至手指残端之间的距离。

(7)大腿残肢长度

1)定义：大腿残肢长度是指坐骨结节到大腿残肢末端的长度。

2)测量方法：患者俯卧位，坐骨结节做标记，测量坐骨结节与残肢末端之间的距离。

3)评定标准：大腿极短残肢，大腿残肢在坐骨结节平面以下 3~5cm；大腿短残肢，小粗隆以远，近侧 1/3 经股骨的截肢；大腿中残肢，大腿中 1/3 与下 1/3 之间的截肢；大腿长残肢，远侧 1/3 段经股骨的截肢。

(8)膝离断残肢长度

1)定义：膝离断残肢长度是指坐骨结节到大腿残肢末端(相当于股骨外上髁)的距离。

2)测量方法：患者俯卧位，在坐骨结节处做标记，测量坐骨结节至大腿残端之间的距离。

(9)小腿残肢长度

1)定义：小腿残肢长度是指髌韧带中间点(MPT)到小腿残肢末端的距离。

2)测量方法：确定髌韧带中间点(MPT)，即髌骨下端和胫骨粗隆上缘之间的中间点；用专用卡尺测量 MPT 到残肢末端之间的距离，即为小腿残肢长度。

3)评定标准：将小腿划分为三等份。小腿长残肢，在小腿下 1/3 范围内的截肢，为小腿长残肢；小腿中残肢，在小腿中 1/3 范围内的截肢，为小腿中残肢；小腿短残肢，在小腿上 1/3

范围内的截肢,为小腿短残肢。

(10)赛姆截肢残肢长度

1)定义:赛姆截肢残肢长度指髌韧带中间点到残肢末端的距离。

2)测量方法:同小腿残肢长度的测量。

(11)跗骨残端长度

1)定义:跗骨残端长度是指跗骨截除后的残端长度。

2)测量方法:测量脚后跟与跗骨残端之间的距离。

(12)跖骨残端长度

1)定义:跖骨残端长度是指跖骨截除后的残端长度。

2)测量方法:测量脚后跟与跖骨残端之间的距离。

(13)足趾残端长度

1)定义:足趾残端长度是指足趾截除后的残端长度。

2)测量方法:测量足趾根部与足趾残端之间的距离。

2. 残肢围长　残肢围长是指残肢的周径或周长。如上臂截肢围长的测量,是以腋下为起点,每隔3~5cm测量一次周长,直至残肢末端。残肢围长与假肢接受腔的围长相关。为了明确残端水肿的情况和判断假肢接受腔的合适程度,尽量做到每周测量一次。

(1)上肢残肢:上臂从腋窝、前臂从尺骨鹰嘴每隔3~5cm测量一次,直至末端。

(2)下肢残肢:大腿坐骨结节、小腿从髌韧带每隔3~5cm测量一次,直至末端。

3. 残肢肌力　是指控制残肢的肌肉最大主动收缩力。进行残肢评定时,应对各关节主要肌群进行肌力检查,如髋关节的伸肌、屈肌、外展肌,膝关节的伸肌(股四头肌),肘关节的屈肌(肱二头肌),前臂伸腕肌等。残肢的肌力大小与假肢的关节选择相关。主要肌群力量至少达三级才能佩戴假肢。

4. 残肢关节活动度　又称残肢关节活动范围,是指控制残肢关节从起点到终点的运动弧。对上臂及肘离断截肢者主要评定肩关节主被动活动度;对前臂及腕离断截肢者主要评定肘关节主被动活动度;对大腿及膝离断截肢者主要评定髋关节主被动活动度;对小腿截肢及塞姆截肢者主要评定膝关节主被动活动度。残肢活动度与假肢对线相关。

5. 残肢外形与畸形

(1)残肢外形:残肢外形有多种,如圆柱形、圆锥形、沙漏状、折角状、鳞茎状等。为适应全面接触、全面承重接受腔的安装,理想的残肢外形是圆柱形,而不是圆锥形等形状。

(2)残肢畸形:正常残肢无畸形。若截肢后残肢摆放不当或长时间缺少运动,则可能导致关节挛缩或畸形。大腿截肢易出现髋关节屈曲外展畸形,小腿截肢易出现膝关节屈曲畸形,均不利于安装假肢。

6. 皮肤情况　检查有无病理性瘢痕、皮肤粘连、内陷、开放性损伤、植皮、皮肤病等,正常时无以上情况的皮肤外观。检查皮肤局部组织量、硬度、皮肤颜色、皮肤亮度和感觉等;观察有无感染、溃疡、窦道、游离植皮、残肢皮肤松弛、臃肿、皱缩,以及骨残端粘连的瘢痕,这些都影响假肢的佩戴。

7. 残肢感觉

(1)残肢感觉减弱,甚至缺失:通常发生于合并神经损伤时。

(2)残肢感觉过敏:多见于部分足切除患者的残端。

(3)残肢痛:截肢患者在术后一段时间残留肢体存在的疼痛,引起残肢痛的常见原因是神经瘤。需要详细了解疼痛的程度、发生时间、诱因,如残端骨突或骨刺、残肢端皮肤紧张、残端血液循环不良、神经瘤等,便于制定康复方案。

(4)幻肢痛:截肢患者在术后一段时间对已经切除的肢体存在着一种虚幻的疼痛感觉,即幻肢痛。疼痛多为持续性的,以夜间为多见,其特点和程度不一,少有剧烈疼痛。幻肢痛也是比较常见的,尤其是在截肢前就存在有肢体严重疼痛者,如肢体恶性肿瘤、血栓闭塞性脉管炎,截肢后患者可能仍然感觉到原有肢体的疼痛。

六、截肢后的康复治疗

截肢康复是指从截肢手术到术后处理、康复训练、临时与正式假肢的安装和使用,直到重返家庭与社会的全过程。

截肢的目的是尽可能保留残肢和残肢功能,并通过残肢训练和安装假肢,代替和重建已切除肢体的功能。截肢后康复的主要目的是尽可能地重建丧失的肢体功能,防止或减轻截肢对患者身体健康和心理活动造成的不良影响。手术、假肢装配和康复治疗密切结合,其中康复治疗促进术后残肢恢复,改善假肢装配的效果。

截肢需要有许多医学专业人士的参与,采用康复治疗组的形式工作,其组成人员包括:①医生,包括掌握截肢知识和技术的外科医生、康复医师;②护士,经过专科训练的护士;③治疗师,包括物理治疗师、作业治疗师,负责患者的康复训练;④假肢技师,负责假肢的制作及装配;⑤心理医生;⑥社会工作者和职业咨询者。

治疗组从患者确定进行截肢术就开始工作,共同设计截肢手术方案;做好患者及家属的心理工作,进行有关问题的咨询;实施术前、术后的康复训练和康复护理;截肢后立即进行有步骤的康复训练,社会工作者要为患者做好回归社会、回家生活和就业的准备工作。

(一) 术后早期康复治疗

1. 保持合理的残肢体位 截肢后,由于残端肌力的不平衡,容易导致关节挛缩畸形。关节挛缩发生后,会对假肢的安装与使用带来不利影响。关节挛缩重在预防,最简单的办法是将残肢置于功能位。如小腿截肢后将膝关节完全伸直,尤其是坐位时更要注意;大腿截肢后应将髋关节保持伸直位,且不要外展,如条件允许可尽量采取俯卧位休息。

2. 减少出血的治疗 出血的原因是术中没有做到仔细认真地止血,血管结扎不牢或血管断端的血栓脱落等;截肢术后应常规在患者床头备好止血带,较少量出血可以局部加压包扎止血和冷冻治疗,如果出现大量出血立即应用止血带,送手术室进行手术探查和彻底止血。一般的血肿可以局部穿刺,将血抽出后加压包扎,也可以根据情况拆除一两针缝线,将血肿引流后加压包扎。

3. 心肺功能训练、健侧肢体训练、患肢肢体肌肉等长收缩训练、ADL 能力训练等。

(二) 安装假肢前的康复治疗

1. 皮肤护理

(1)防止伤口感染:保持伤口清洁,及时换药。

(2)保持残肢卫生:拆线前保持皮肤清洁和干燥,拆线后应每天睡前,①用中性肥皂清洗残肢,用水将残肢清洗干净、不留任何皂液;②用柔软的毛巾将残肢擦拭干净;③检查残肢皮肤(根据需要可使用镜子),如果发现任何问题(如颜色变红、水疱、感染等),应及时处理和治疗;④在残肢上涂保湿霜使其保持水分。

2. 残肢定型 为减轻残肢肿胀,促进残肢萎缩定型,可将残肢进行加压包扎,如弹力绷带包扎、佩戴弹力袜套、石膏硬绷带包扎等,这些技术通称残肢包扎技术。其中较常用的方法是弹力绷带包扎技术,使用方法为伤口拆线后,立即进行弹性绷带包扎,包扎时需注意小腿残肢采用 10cm 宽、大腿残肢采用 12.5~15cm 宽的弹性绷带;全天包扎,白天每隔 4~5 小时放松几分钟后重新缠绕绷带;绷带越往残肢末端部压力越大,夜间包扎稍松,减轻残肢压力,利于睡眠。

(1)弹力绷带包扎技术

1)大腿残肢的绷带包扎技术:①从前方腹股沟部开始,完全绕过残端,到后方臀大肌沟部,至少往返 2 次;②在后方折返后,从内向外缠绕数次,以防向下滑脱;③从残端尖部向上方"8"字形缠绕,近松远紧,越到尖部越紧;④为了固定好,可绕过对侧髋部上方,在残端外方交叉;⑤从骨盆斜下的绷带,至少要 2 次,至少覆盖会阴部,以防裸露部分的突出肌肉;⑥最后绕过腰部;⑦固定绷带结束(图 2-6)。

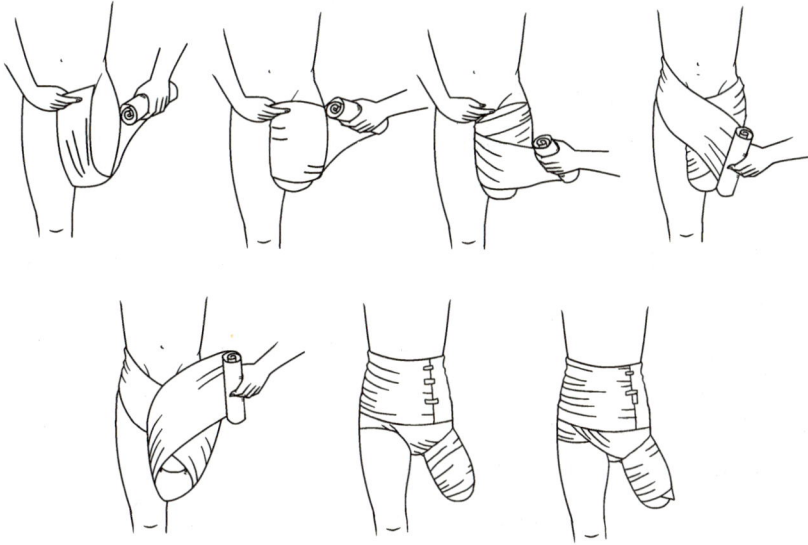

图 2-6 大腿残肢的绷带包扎技术

2)小腿残肢的绷带包扎技术:①前方从髌骨下方开始,后方到腘窝部,至少往返 2 次;②从后方折返绷带,然后从内向外环绕数次,以防绷带滑脱;③"8"字形环绕残端尖部;④用近松远紧,越到尖部越紧的方式继续缠绕,最后绕到股骨髁上部分;⑤为了不影响关节活动,髌骨应暴露在外;⑥越靠尖端的越紧,最后在膝上方固定绷带结束(图 2-7)。

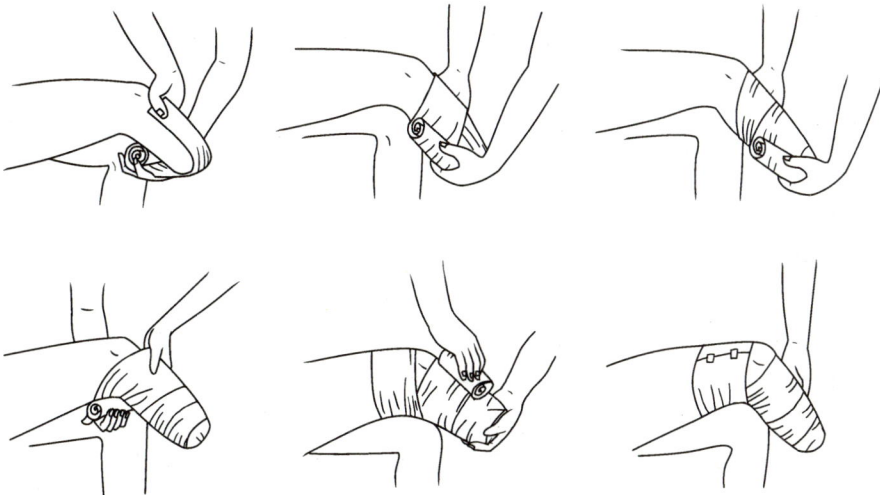

图 2-7 小腿残肢的绷带包扎技术

笔记栏

3）上臂残肢的绷带包扎技术：参照大腿残肢的包扎。为防止绷带滑落,包扎时应将绷带缠绕至对侧腋下(图 2-8A)。

4）前臂残肢的绷带包扎技术：参照小腿残肢的包扎。为避免对肘关节活动的影响,包扎时应将肘关节后方暴露(图 2-8B)。

(2) 硬绷带包扎技术(rigid dressing)：硬绷带包扎是用石膏绷带作为主要材料缠在已用辅料包扎好的残肢上,预防血肿和减少肿胀,促进静脉回流,固定肢体。一般方法是用U形石膏固定,应用 2 周直到伤口拆线,伤口愈合。优点是压迫均匀、固定可靠,有效地减少残肢肿胀,使残肢尽早定型,为尽早安装正式假肢创造条件。

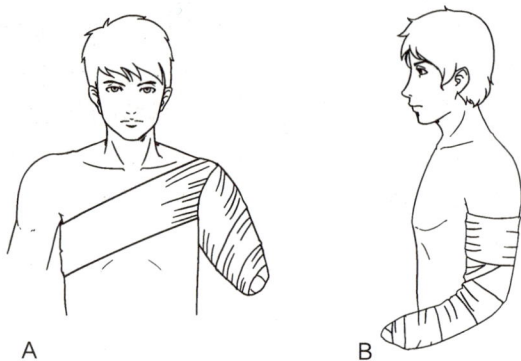

图 2-8　上肢残肢的绷带包扎技术

应用硬绷带包扎技术,先用纱布包扎截肢伤口,再用 U 形石膏绷带包扎固定。小腿残肢的 U 形石膏应该在残肢的前后方成 U 形,石膏夹板超过膝关节,将膝关节固定于伸直位。大腿残肢的 U 形石膏应该在残肢的内外侧成 U 形,外侧石膏夹板增加厚度并且超过髋关节,保持髋关节伸直、股骨放在 150° 的内收位,避免髋关节发生屈曲外展挛缩畸形。

3. 物理治疗

(1)物理因子治疗：物理因子的作用是减轻肿胀,增加或减少血运。在截肢者的康复治疗中主要用于预防和治疗各种残肢并发症,如肿胀、疼痛、挛缩、粘连、溃疡、炎症等。残肢肿胀可采用蜡疗、音频电疗、红外线、按摩、磁疗等治疗；残肢痛及幻肢痛可采用蜡疗、超短波、紫外线、经皮神经电刺激疗法、共鸣火花、磁疗、超声波、直流电药物离子导入等治疗；皮肤溃疡及窦道可采用紫外线、红外线、共鸣火花、音频电疗、激光等治疗；皮肤及皮下组织感染可采用紫外线、超短波、磁疗、直流电药物离子导入等治疗,配合抗生素药物治疗,效果更好；关节挛缩畸形可采用低、中频脉冲电、超声波、音频电疗；还可针对病因采用蜡疗、红外线、超短波等治疗。

(2)运动治疗：运动治疗是利用某些器械或徒手,进行各种主动或被动运动的一种训练方法。一般说来,下肢截肢者术后第二天即应在床上进行呼吸运动和健肢运动,3~4 天起便可开始残肢的主动运动。拆线后,则应根据肌力的增加情况,从徒手训练开始,逐步增加到使用沙袋、滑轮牵引等的抗阻训练。这些训练包括姿势保持、残肢训练、躯干肌训练、健侧肢体训练等方面。

1)体适能训练：增强体能可以进行如下的运动训练,如坐地排球、轮椅篮球、上肢拉力训练、引体向上、水中运动、利用残肢端在垫上站立负重、健肢单腿跳等训练。目的是增强躯干和健侧肢体的肌力和肌耐力。

2)关节活动度训练：上臂截肢应及早进行肩关节活动训练,防止肩关节挛缩,影响肩关节功能。前臂截肢后应加强肩、肘关节活动训练,防止肘关节僵直。大腿截肢,术后早期一定要强调髋关节的内收和后伸运动训练,如不注意,很快便可引起髋关节屈曲外展畸形,短残肢引起畸形的机会更多,畸形更严重,这将影响到假肢的穿戴。小腿截肢中膝关节的屈伸运动训练是很重要的,尤其是膝关节的伸展运动。

3)肌力训练：上臂截肢主要训练患侧肩关节周围肌力。训练患侧屈曲、伸展、内收等肌力；提高残肢肌肉耐力训练,可利用滑车、重锤进行残肢抗阻力训练。前臂截肢进行增强患侧肘关节屈伸肌肌力的训练。同时要训练前臂残留的肌肉力量,方法是利用弹簧或橡皮带练习,弹簧一端固定到脚上,另一端固定在前臂断端,通过用力屈曲肘关节牵拉弹簧的方法增加肌力。大腿截肢主要做患侧髋关节的屈、伸、外展和内收肌肉的抗阻力训练。小腿截肢主要训练患侧股四头肌,可以做抗阻力的伸、屈膝活动训练,同时要训练小腿残留的肌肉,方法是进行患侧膝关节的屈伸运动,以避免残肢肌肉萎缩。

4)使用助行器的训练:由于截肢者使用拐杖行走身体易前屈,对其进行拐杖使用指导时,应特别注意纠正身体的姿势。另外,截肢者为保持平衡,其残肢往往多呈屈曲位,应注意纠正。

5)站立与步行训练:站立训练包括利用残肢端在垫上进行站立负重训练、单腿站立训练,方法是让截肢者在平衡杠内对镜子单腿站立,骨盆保持水平,由双手扶杠后到单手扶杠,到双手离杠,适当延长单腿站立的时间,最后让患者练习单腿跳。步行训练要充分利用拐杖,这样既训练了拐杖的使用,又增强了健侧下肢的肌肉力量,对截肢后尽早离床活动和增强全身体能也是非常有利的。

(3)增强残肢皮肤强度的训练:为促进残端皮肤角质化,可取治疗用泥,置于残肢的残端进行挤压,每天10~20次;或将残端在泥上做按压、支撑等动作,训练残端皮肤的耐受性。进而取细沙土在残端处揉搓,每天5次,每次2分钟,每次间隔5分钟。再让患者将残端置于沙土内挤压、旋转1分钟左右,检查如无皮肤破损可反复进行4~5次。当残端皮肤已形成角质层,可用米粒代替治疗用泥或细砂,进行相同方法的训练,进一步提高残端皮肤的耐磨性。

(4)残端负重训练:截肢后的患者要尽早进行残肢负重训练,可以用保护垫将残端包扎后练习。如双侧下肢截肢的患者,可以借助自制支撑架练习残端负重的步行。单腿截肢的患者在平行杠内将木凳调成相应的高度,凳上垫一软垫,身体重心向残肢转移,逐渐使残端适应负重。

4. 作业治疗

(1)常规作业治疗

1)功能训练:上肢功能训练、手功能训练、增强肌力训练、改善关节活动度(range of motion of joints,ROM)训练、平衡训练、ADL训练、家务劳动训练、感觉训练、减痛训练等。

2)辅助器具配备和使用训练:配备轮椅、助行器具、个人卫生辅助器具,以利于完成日常活动。

3)功能指导:进行肢体摆放、自我功能训练指导和家居环境改建指导。

(2)职业康复

1)职业康复评定:个案面谈、就业意愿评估、工作需求分析、功能性能力评估、职业能力评定、工厂探访和监察(人体功效学)。

2)职业康复治疗:①职业咨询、小组治疗、工作强化训练、工作协调性训练、就业选配;②技能培训;③社会康复。

5. 心理治疗 截肢对截肢者精神上的打击往往超过身体上的打击,截肢后患者多表现为烦躁不安、孤独、忧郁、自卑、寡言,甚至轻生。心理学治疗的目的是使截肢者精神处于稳定、松弛状态,树立独立生活、回归社会的信心。主要方法是鼓励和实例教育,帮助他们尽早接触已使用假肢的人,加强社会交往,克服心理上的障碍。心理学治疗在医学界已受到越来越多的重视。各种原因所致的肢体缺失,患者在躯体伤残的同时,精神心理也会造成创伤,患者及其亲人、家属往往不能接受这种现实。因此,通过心理治疗,改善伤残者的心理状态,增强患者生活的自信心,调动患者训练的积极性。

截肢者的心理康复不只是专业心理学工作者的任务,而应当是医生、护士、假肢技师、物理治疗师、作业治疗师、社会工作者、截肢者本人、单位领导及其亲朋好友的共同任务。常用方法如下：

(1)尽早开始截肢者的心理康复工作：包括对截肢者心理状况(思想、情绪)的了解，要了解截肢者面对的残疾现实有哪些合理的想法，有哪些不合理的想法；通过分析和鼓励引导他们能看到希望和前途，能改变一些他们对事情的绝对化要求，让截肢者懂得实事求是，增强信心，不走极端。

(2)要让截肢者尽早地了解一些有关假肢装配和截肢者康复的知识，特别是要了解康复的含义不是健康的恢复，而应当是能力的恢复。

(3)尽早地安装上临时性假肢或带临时接受腔的正式假肢，早期下地，不仅能防止卧床并发症的发生，促进残肢定型，有利于假肢的装配，更重要的是对截肢者心理康复十分有利。

(4)鼓励截肢者积极参加物理治疗、作业治疗、文体活动，能分散对某些困难问题的过分注意，能改善截肢者抑郁和焦虑的情绪。

(5)鼓励截肢者积极参加残疾人的群体活动：目前我国各地区残疾人联合会的残疾人之家，各地区康复机构都经常组织一些残疾人活动。通过同命运者的共同讨论、交流经验、互相鼓励，对发扬每个残疾人自强不息的拼搏精神和帮助残疾人回归社会是很有帮助的。

6. 上肢残肢肌电信号训练 对于上肢截肢患者，安装肌电假手可以弥补其部分甚至大部分的日常功能，提高其自理能力和生活质量。为了使肌电信号灵活控制假肢，在肌电假手安装之前，患者需要对残肢肌肉进行长期训练，强化大脑对特定部位肌电信号强度、时间的控制，以准确驱动肌电假手。

此项训练是以生物反馈法进行的，即通过训练，反复地启发、诱导和鼓励患者，不断增强患者的信心，使他们从仪表的摆动或指示灯的变化上，感觉到肌电信号发放水平在随着意识控制幻肢动作而相应的发生变化，从中悟出要领，建立起联系。

(1)残肢肌电信号检测

1)肌电信号检测设备：使用表面肌电图仪(又称动态肌电图仪)或者专用的肌电测试仪进行检测(图 2-9)。其基本原理是当肢体的某一肌群收缩时，一组皮肤表面电极可以拾取到一组微弱的电压信号，信号经过放大后，在仪表上显示。利用上述仪器的电极在肌肉收缩部位的皮肤表面寻找残肢肌电的最大信号点。

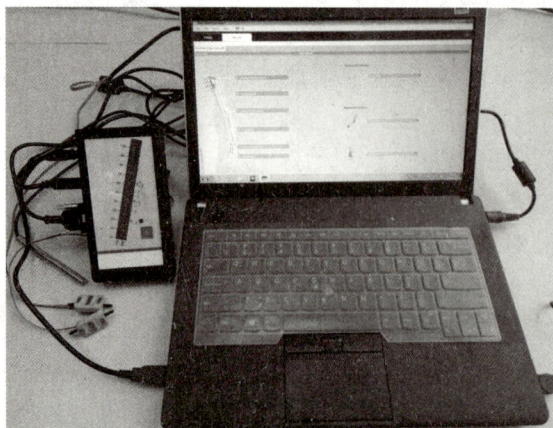

图 2-9 表面肌电图仪

2）肌电检测方法：首先在确定电极部位的皮肤画上标记，然后将电极假手的皮肤表面电极放到标记处，将橡皮带扎牢，让患者用另一只手握住接地电极。如果是前臂截肢者，可以将接地电极用橡胶带捆绑在上臂，让截肢者放松残肢后进行测试。

开始检测时有可能出现仪表上显示的肌电信号低而干扰信号高的现象，引起这种现象的原因主要有三个方面：①电极接触皮肤不好，应重新捆绑电极，使电极与皮肤全面接触。②皮肤电阻抗过高，多见于冬季，皮肤干燥，油脂过多，可以用酒精擦拭皮肤去脂或用水湿润皮肤后重新测试。③测试的环境存在强的干扰电信号来源，应注意避开干扰源或做好测试的屏蔽工作。

如果是前臂截肢者，正式检测前先让患者学会做幻肢的伸指、伸腕和屈指、屈腕动作。为了帮助截肢者理解和恢复幻肢感觉，可以请截肢者用健侧手配合，同时做同样的动作。当截肢者做出了幻肢运动时，检查者可以在相应的肌肉收缩部位触到肌肉收缩的感觉。

当截肢者初步掌握了幻肢运动后，开始正式检测，观察左右两侧电表上的指针。如果背侧伸肌主动收缩时产生的肌电信号，电表指针显示大于或等于 40 微伏（μV），另一电表（记录拮抗肌的肌电信号）指针显示未达到 $20\mu V$，就算成功。在拮抗肌一侧的表针不超过 $20\mu V$ 的前提下，两个表微伏数的差距越大越好，表示主动背伸动作的肌电发放水平高，相对应的拮抗肌电发放水平低、干扰少，这样的信号控制状态对肌电假手的控制性能好。

然后用同样方法测定主动屈指、屈腕时的两个表的电压值。每种测试反复做 3 次，取平均值，记录数据。

（2）皮肤肌电信号要求和电极位置的选择

1）皮肤肌电信号要求：①有足够的肌电信号强度。②在发出该组肌电信号的同时，拮抗组肌肉所产生的肌电信号干扰小，不超过 $20\mu V$。③主动收缩肌肉产生的电信号稳定性高。

2）皮肤电极位置的选择：皮肤表面电极收集的肌电信号是一组肌群的电信号。各个残肢由于截肢部位不同，残留的肌肉情况不同，导致信号的强度也不同，可能引出最强肌电信号的部位不同，需要截肢者配合测试者应用电极按上述的测试方法在残肢上寻找肌电信号更好的部位。

3）经常应用的信号部位和方法：常用双通道的前臂肌电假肢，肌电信号多来自前臂伸肌群和屈肌群，控制开手和闭手；前臂肌电假肢通过屈肌、伸肌的肌电信号控制开手、闭手和腕关节的旋前、旋后。上臂截肢后要求的动作多，而信号来源少，故肌电假肢的装配较困难，通常应用混合控制方法。常将双通道的上臂肌电假手的电极放在残余的肱二头肌、肱三头肌部位，应用幻肢的屈肘、伸肘动作信号控制假肢的闭手和开手动作，肘关节的屈肘和伸肘动作依靠索控机构完成。目前有的肌电假手利用两组肌肉同时收缩作为转换开关信号，通过控制转换开关分别控制假手和各个关节的运动。

（3）残肢增强肌电信号的训练方法：残肢状况的好坏直接影响假手功能的发挥。对于肌电假手的功能，截肢者的残肢情况、关节活动度、肌力条件、肌电信号的状态都是十分重要的影响因素，特别是肌电信号的状态更是至关紧要。因此，在装配肌电假手前，要对截肢者进行充分的残肢训练，训练主要有以下两个方面的内容。

1）增大残肢肌力和活动范围的训练：前臂截肢者的训练内容主要是增大肩、肘关节及前臂旋转活动范围的训练和强化肌力的训练。

2）肌电信号源的训练：最好采用肌电生物反馈法训练，通过训练，反复启发、诱导和鼓励截肢者，不断增强截肢者的信心，使患者从仪表指针的摆动或指示灯的变化上，感觉到肌电发放水平在随着意识控制幻肢动作而发生相应的变化，从中悟出要领，建立起联系。其训练方法如下:①自我意识训练。闭目进行自我训练,模拟开手或闭手时幻肢的动作进行桡侧腕长伸肌或尺侧腕屈肌的收缩运动,反复进行。②将皮肤表面电极与前置放大器的指示灯相连接,利用指示灯的开或关鉴定肌电是否引出。③将皮肤表面电极与肌电测试仪相连,可以定量地测定肌电发放水平。④用皮肤表面电极直接控制假手手头,提高截肢者的训练兴趣。

(三) 残肢并发症的处理

1. 残肢皮肤破溃、感染和形成窦道　截肢术后由于残肢血液循环差,神经营养不良,假肢接受腔的摩擦和受压,残端皮肤张力过大,很容易引起皮肤破溃、感染和形成窦道。

(1)常见原因:引起残肢皮肤破溃的原因包括两方面的因素,残肢自身的因素和假肢的因素。①残肢自身的因素:残肢条件差,尤其是因外周血管疾病和糖尿病造成的截肢,残肢创面不容易愈合,容易破溃和感染;残端瘢痕增生,由于瘢痕表面凹凸不平,耐磨能力差,也很容易破溃。②假肢的原因:假肢接受腔不适配,残肢窜动、局部受压过大,均容易引起皮肤损伤和感染。

(2)处理方法:处理方法包括控制好原发疾病,如糖尿病,改善营养和全身状况。加强创面换药,进行紫外线、超短波等物理治疗。对经久不愈的窦道需进行手术扩创。对残肢瘢痕可使用硅凝胶套、避免和减少皮肤瘢痕受压或摩擦。对接受腔不适配,需修整或更换接受腔。

2. 残端骨外突、外形不良　残端骨外突多由截肢手术处理不当,或儿童截肢后骨残端的过度生长引起,较大的骨刺需手术切除。对较严重的圆锥形残肢,如果有足够的长度,可将突出的骨端切除,同时行肌肉成形术或肌肉固定术,以形成圆柱形残肢。

3. 残疾关节挛缩

(1)常见原因:①术后残肢关节挛缩多因长期置于不正确的体位,如小腿截肢术后膝关节屈曲、膝下垫枕头。②没有尽早进行关节的被动活动和主动活动。③关节没有做合理的固定,如大腿截肢术后,髋关节应置于伸直内收位。④残肢关节周围瘢痕增生挛缩。

(2)处理:截肢术后预防关节挛缩最有效的方法是术后将残肢关节置于功能位,尽早开展关节的被动和主动活动,以维持关节的活动范围。如已发生关节挛缩,应进行关节松动术,拉伸挛缩关节,改善关节活动度。严重的关节挛缩畸形需行关节松解手术,术后再进行康复治疗。

4. 残肢痛

(1)常见原因:①残肢有神经纤维瘤,由于神经残端过度生长,形成神经纤维瘤,患者可出现明显的疼痛、触痛和压痛。②残端血液循环障碍,尤其是因糖尿病和周围血管疾病引起的截肢,容易出现残肢缺血、缺氧和诱发疼痛。③残端有骨刺,压迫残端皮肤,引起疼痛。④残端有感染,引起残肢红肿、疼痛,严重时可有全身中毒症状。⑤残端瘢痕增生粘连,刺激末梢神经,引起疼痛。⑥假肢接受腔不适配,容易损伤皮肤,引起感染,出现疼痛。

(2)处理方法:残肢痛的处理方法包括消除病因、对症处理和修整接受腔等。①消除病因:包括治疗好原发病,如控制好血糖,改善残肢血液循环;抗感染治疗,消除局部炎症;手术切除神经纤维瘤、削平骨刺;抑制瘢痕增生,松解粘连。②对症处理:包括使用镇痛药物、超短波和低中频电治疗、石蜡疗法和残肢按摩等治疗方法。③修整接受腔,对于接受腔不适配引起的疼痛,应修整接受腔,缓解残肢疼痛。

5. 幻肢痛

(1)常见原因:幻肢痛又称肢幻觉痛,系指患者感到被切断的肢体仍在,且在该处发生疼痛,疼痛性质有多种,如电击样、切割样、撕裂样或烧伤样等。表现为持续性疼痛,阵发性加重,各种药物治疗往往无效。引起幻肢痛的原因尚不十分清楚,目前,大多数人认为是运动知觉、视觉和触觉等在心理和生理上的异常现象。

(2)处理方法

1)物理治疗:经皮电刺激神经疗法、超声波、低频电治疗、干扰电治疗、残肢按摩。

2)中枢性镇痛剂:阿米替林、卡马西平、神经妥乐平。

3)心理治疗:催眠、松弛、合理情绪疗法。

4)针灸治疗:针刺残肢周围穴位和阿是穴。

5)穿戴假肢:尽早穿戴假肢有减轻幻肢痛的效果。

6)手术治疗:神经瘤切除术,残肢肌肉成形修整术。

(四) 安装假肢后的康复治疗

这部分内容在本章第二、三节将详细介绍。

七、假肢处方

(一) 假肢处方的定义与书写

1. 假肢处方　截肢康复组(amputation rehabilitation team)成员在对截肢者评定后,对其所需假肢的品种、结构及有关注意事项等作出的书面处理意见称为假肢处方(prosthetic prescription,PP)。

理想的假肢处方是截肢康复组全体成员在广泛收集截肢者各方面信息的基础上,根据截肢者全面康复治疗方案的要求,结合康复机构的康复技术水平和假肢装配条件,经过反复细致的讨论,并与截肢者本人及其家属、费用支付者等进行充分沟通交流之后作出的假肢处理方案。截肢者本人参与对假肢处方的制订十分重要,不仅帮助截肢康复组全体成员全面、深入地了解截肢者的现状与需求,而且有利于截肢者了解假肢技术的局限性,配合假肢安装与训练。

2. 假肢处方的书写　康复医生是截肢康复组负责人,康复医生在充分掌握截肢者资料、广泛征求截肢康复组成员建议基础上,书写假肢处方。

(二) 假肢处方的主要内容

1. 一般情况　包括姓名、性别、年龄、身高、体重、职业、居住环境、活动能力、单位、住址及联系方式等。

2. 截肢情况　包括截肢原因、时间、截肢部位、截肢医院、残肢情况等。

3. 医学情况　写明影响假肢装配和使用的各种全身性、局部性医学情况。

4. 社会情况　写明截肢者职业、假肢费用及来源等。

5. 假肢结构、主要部件　选择骨骼式,还是壳式假肢;足型号;假手的种类型号;假肢关节的规格、型号,以及特殊部件。

6. 假肢接受腔类型、材料、悬吊方式等。

7. 必要的辅助用具　如残肢袜套、易拉宝、拐杖、助行器等。

8. 装配中特殊的医学要求和注意事项。

(三) 影响假肢处方的主要因素

假肢处方的影响因素很多,归纳起来,主要有十大影响因素:截肢部位、残肢长度、承重能力、关节功能、年龄、体重与活动水平、生活环境、职业需要、个人习惯、经济能力与维修条件。

(四) 处方格式

目前我国尚无统一的假肢处方格式。

第二节 下 肢 假 肢

行走是人最基本的运动功能,下肢假肢对于截肢者来说十分重要。因此,我们先从下肢假肢入手来了解假肢的结构、功能、康复训练和功能评估等。

下肢假肢(lower limb prosthesis)是用于弥补下肢截肢者缺失的肢体,并部分代偿其下肢缺失功能的康复辅具。下肢假肢也叫假腿,膝上假肢俗称大腿假肢,膝下假肢俗称小腿假肢。人体下肢的主要功能是承重和移动,主要动作是站、走、跑、跳,一具设计合理、与残肢适配良好的下肢假肢,在对线正确、患者经过充分康复训练的条件下,能够基本完成这些动作。为了截肢者的安全,下肢假肢在站立和步态支撑期的稳定性也很重要;另外,下肢假肢的步态应该近于正常、重量适中、外观近似健肢。

一、结构

(一)部分足假肢

部分足假肢又称"假半脚",适用于足部被部分切除的截肢者,属于特殊的小腿假肢,大体分为装饰性足趾套、鞋式、足套式、小腿式部分足假肢四种类型。这部分内容将在本节"二、选配"中详细介绍。

(二)赛姆假肢

赛姆假肢是用于塞姆截肢的特殊小腿假肢,其接受腔与用于塞姆假肢的低踝面假脚连接,这种假脚可以由厚度仅 2~3cm 的碳纤板制成,直接和接受腔相连接,不使用踝关节。常用赛姆假肢类型及结构如下(图 2-10)。

1. 传统式赛姆假肢 采用皮革制作,外加金属支条加固。外观欠佳,笨重,穿戴时需用带子系紧,金属支条不结实,接受腔易变形。

2. 开窗式赛姆假肢 使用纤维增强树脂材料制作接受腔,接受腔的内侧或者后侧开窗(或者后方设活板)。这种假肢接受腔不易变形,外观也比传统型有很大改善。

3. 双层接受腔式赛姆假肢 内层接受腔由弹性泡沫板或硅橡胶材料制作,外层接受腔多采用纤维增强树脂材料抽真空成型;不开窗,外观更好,并且耐用。

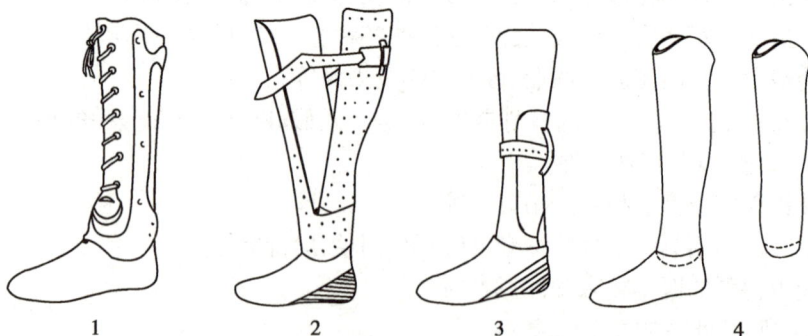

1   2   3   4

图 2-10 塞姆假肢
1~2.传统式赛姆假肢;3.开窗式赛姆假肢;4.双层接受腔式赛姆假肢

(三)小腿假肢(below knee prosthesis,BK)

小腿假肢适合于膝下胫骨截肢的截肢者,由足踝机构、接受腔和连接件等组成(图 2-11)。

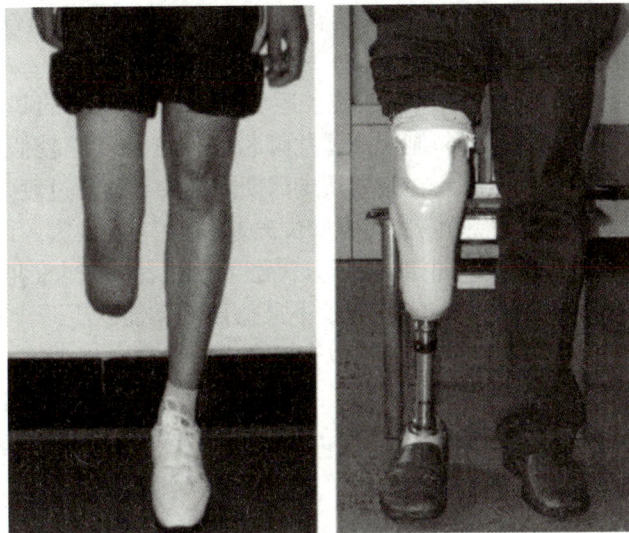

图 2-11 小腿假肢

1. 足踝机构 由假脚和假肢踝关节组成,代偿人体足踝功能的假肢组件。

(1)单轴动踝脚:其踝足机构由单轴踝关节、前后缓冲弹性体和单轴假脚组成,具有一个垂直于矢状面的踝关节运动轴,在转轴的前、后方设有橡胶或其他弹性材料制成的踝关节跖屈、背屈缓冲垫(图 2-12),用来缓冲步行中足跟、足尖触地时来自地面的冲击力。缓冲垫的硬度应根据截肢者体重选择。例如,跖屈缓冲垫(后缓冲)过硬,步行中足跟触地时的缓冲性能不好,易引起足尖摆动,膝关节突然屈曲等问题;过软则会引起截肢者站立时有后倒倾向,步行中出现拍打地面等问题。对于山区的小腿截肢者,背屈缓冲垫(前缓冲)应选稍软一些的,以减少上坡的困难。弹性体前脚掌也有背屈作用。

单轴动踝脚的优点是跖屈缓冲性能好,而且可调,缺点是只有跖屈和背屈运动,缺少脚的内翻、外翻和内旋、外旋运动。

(2)万向脚:假脚和踝关节是万向连接,其间是弹性圈,通过弹性圈的变形可以实现假脚跖屈、背屈、内翻、外翻等各个方向的运动(图 2-13),可以适应不平路面,阻力小、能耗低、感觉舒适;缺点是价格较贵,维修率高。

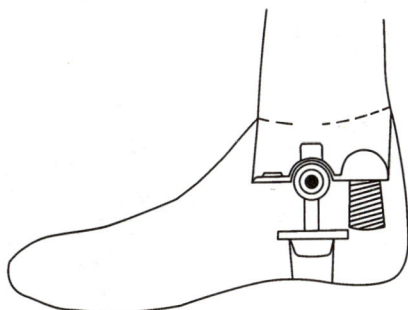

图 2-12 单轴动踝脚

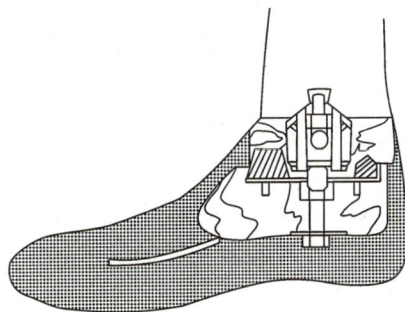

图 2-13 万向脚

(3)静踝软跟脚(solid ankle cushioned heel,SACH 脚)(图 2-14):踝关节固定,通过弹性垫跟的压缩模拟跟触地过程的跖屈运动,通过前脚掌塑胶的弹性模拟支撑期到脚尖离地过程的背屈运动。SACH 脚的发明是假脚历史上的一次革命,这项发明使踝足机构减少了活动的踝关节,因而重量减轻,故障率低,并且踝部装饰易于仿真。另外,日后发展起来的储能

笔记栏

脚等高科技假脚,大部分都是从 SACH 脚发展起来的。不过该脚也有缺点,就是其背屈幅度不如单轴脚,在走山路时耗能较高。

(4)储能脚:储能脚最初是为了适应截肢者运动需要,在静踝脚的基础上发展起来的新一代假脚,它通常用碳纤维复合材料制成高弹性脚芯(图 2-15),可以使假脚在高速运动中快速回弹到位,保证假脚的运动频率。在假脚从支撑期向脚尖离地的过渡中,身体重量使假脚背屈,弹性脚芯压缩变形并储存弹性势能;在脚尖离地过程中,弹性脚芯回弹伸直,储存的能量被释放出来,对人体的迈步产生推动力,部分代偿了截肢者所失去的小腿三头肌的蹬力。储能脚的发明是假脚发展的又一次革命,它使下肢假肢的功能跃上一个新台阶。截肢者穿戴储能脚可以在运动场上一展身手,甚至可以和健全人一争高下。

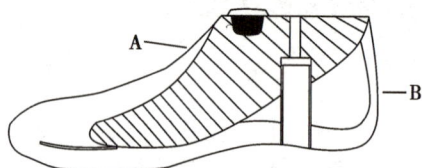

图 2-14　SACH 脚
A. 脚芯;B. 楔形弹性缓冲垫

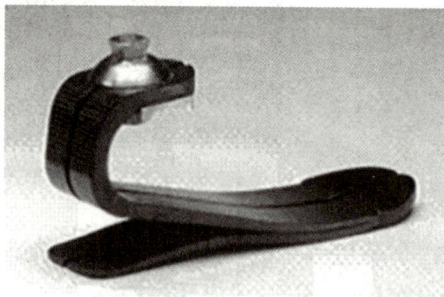

图 2-15　储能脚

弹性脚芯释放的能量总会低于储存的能量,丢失的能量消耗在弹性板本身和脚套等部件上,丢失的能量越少,储能性越高。为了提高储能性,就需要弹性脚芯消耗能量少,"刚性"强而"柔性"不足,这样的假脚在低强度运动时会使穿戴者感到很硬,不舒服。因此,要根据截肢者的运动强度来选配合适的储能脚。运动强度包括两项:一是截肢者的体重,二是冲击级别。冲击级别指下肢运动时对地面蹬力的强度,同样体重的人,健壮者走路蹬力一定比虚弱者大。

2. 小腿假肢接受腔　接受腔(socket)是残肢与假肢之间的连接界面,不但承受和传递人体对假肢的作用力,而且还起到包容残肢、悬吊和控制假肢的功能。截肢者通过下肢假肢运动时,人体所有重量都会集中在残肢上,运动时的瞬间冲击力还可能是体重的几倍,这就对接受腔提出很高的要求。第一,接受腔的设计要保证应该受力的部位受力,而有些部位(例如骨端部分)则不受力或少受力;第二,要考虑肌肉和脂肪等软组织的弹性和硬度,在内腔形状设计上采取不同的缩放量;第三,在运动中要保证残肢相对接受腔基本稳定,这就是接受腔的定位要求,如果相对位置发生较大变化,该承重部位可能没有受力,而骨端部位可能受较大的力,这时截肢者会因为残端疼痛而无法行走;第四,在运动中接受腔要保持假肢不从残肢上脱落,这是接受腔的悬吊功能。因此,接受腔的设计和制作对假肢功能的发挥起到至关重要的作用,是下肢假肢的核心部件。

传统假肢接受腔外层一般是铝板做成的腿筒,内层是皮革腿筒,末端开放,靠绑带悬吊,承重和定位功能都很差,现在已经被淘汰。现代假肢接受腔一般用纤维增强树脂或热塑板制成封闭的腔体,有些接受腔是双层的,内层为软接受腔以提高舒适度,外层为硬接受腔以承担重量。内层的软接受腔多为软泡沫板、硅胶或凝胶内衬套(图 2-16)。下面是几种小腿假肢接受腔(图 2-17)。

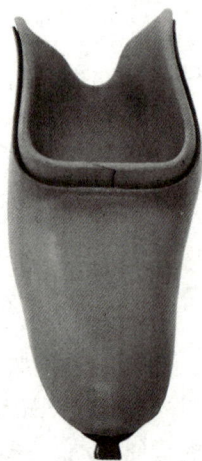

图 2-16　现代假肢接受腔

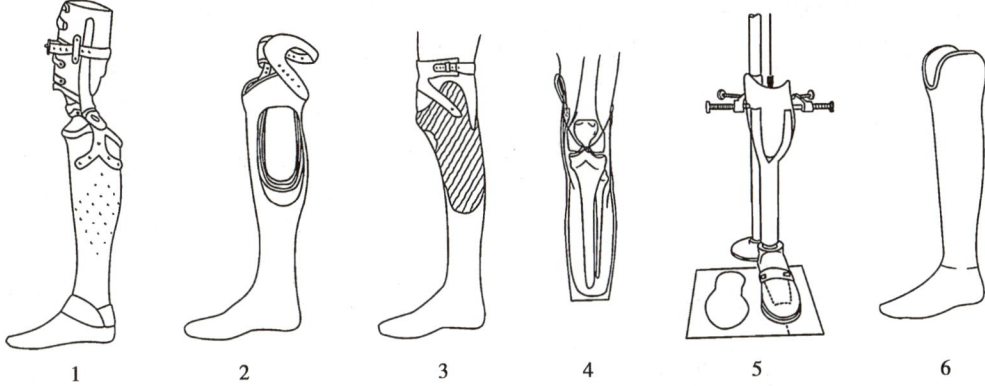

图 2-17　小腿假肢接受腔
1. 插入式接受腔；2. 髌韧带承重接受腔；3. 包髌式接受腔；4. 楔子式接受腔；
5. 全承重式接受腔；6. 双耳式接受腔

（1）插入式接受腔（plug fitting socket）：插入式接受腔为开放式传统假肢接受腔，假肢为外壳式结构，带有两侧金属膝关节铰链和皮革材质的大腿皮上鞘。

（2）髌韧带承重接受腔（patellar tendon bearing socket，PTB 接受腔）：接受腔主要承重部位是残肢的髌韧带，采用膝上环带（cuff）进行悬吊。

（3）包髌式接受腔（prosthesis tibial supra condylien socket，PTS 接受腔）：接受腔包住整个髌骨及股骨髁，主要承重部位是残肢的髌韧带，利用髌骨上部和股骨髁上部进行悬吊，省去了大腿环带，法文也称 TTES 接受腔。优点是由于残肢与接受腔接触面积大，承重和稳定性好，残肢在接受腔内的活塞运动小；缺点是屈膝 90° 时接受腔前缘会顶起裤子影响外观，从屈膝到直膝又容易夹裤子。

（4）楔子式接受腔（Kondylen Bettung Münster socket，KBM 接受腔）：接受腔内、外侧缘高至股骨内、外髁的上方，包住两髁，在内侧髁处设有一可拆卸的楔形板扣住内髁用于悬吊，取代了大腿环带的悬吊方式。

（5）全承重接受腔（total surface bearing socket，TSB 接受腔）：采用专用承重取型架，残肢在承重状态下取型，残肢与接受腔全表面接触，全面承重；接受腔的两侧面适当向上延伸，利用股骨内外髁悬吊，适用于各部位小腿截肢患者。

（6）双耳式接受腔（prosthese tibiale kegel socket，PTK 接受腔）：它是综合了 PTS 和 KBM 接受腔的特点发展起来的，外接受腔类同 KBM 接受腔，在髌骨处开槽，利用股骨内、外髁的两个耳状侧面进行悬吊，故称双耳式接受腔，也称髁部夹持式接受腔。内接受腔（内衬套）类似于 PTS。这种小腿接受腔承重合理，悬吊好，活塞作用小，穿脱方便，适用于各部位小腿截肢（包括残肢过短患者）。

硅胶残肢套的普及对全承重接受腔起到良好的推动作用，硅胶残肢套不但使残肢受压分散，提高残肢承载性，而且还有很好的定位和悬吊效果。由于硅胶材料弹性好，不会在长时间受压下变形，所以可以在残肢和接受腔内面建立缓冲层，起到分散局部压力的作用，对骨端和瘢痕部位起到良好的保护。残肢在接受腔内总会有少许活塞运动，接受腔内壁对残肢表皮形成牵拉或摩擦，硅胶套利用内外表面之间的弹性可以大大减少产生牵拉和摩擦的剪切力（图 2-18）。

3. 连接件　用于连接假肢接受腔、关节、假脚等各部件，包括各种连接管和连接头，许多接头可以调节相连接部件的空间角度。

（四）膝离断假肢

膝离断假肢是一种特殊的大腿假肢,由膝离断假肢接受腔、膝离断关节、足踝机构等组成(图 2-19)。

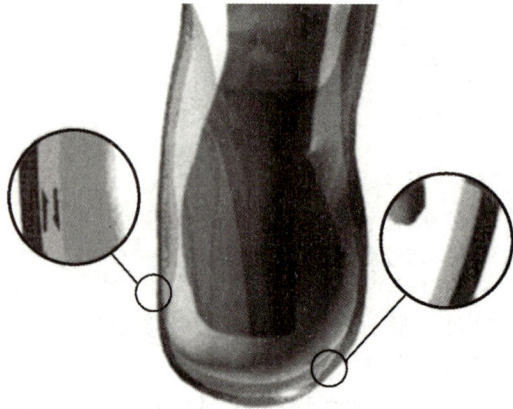

图 2-18　硅胶残肢套

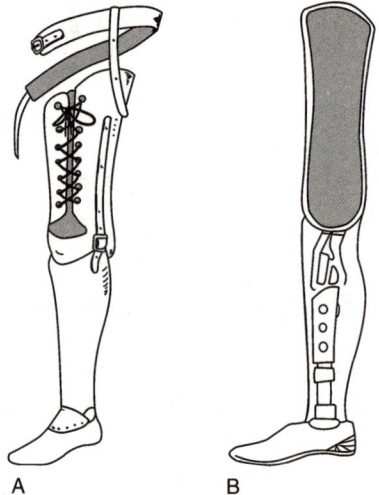

图 2-19　膝离断假肢
A. 膝离断假肢皮质接受腔;
B. 膝离断假肢双层接受腔

1. 膝离断假肢接受腔　一般采用双层接受腔,外层材料同大腿接受腔,内层由塑料泡沫模塑而成,方便锤状残肢穿脱;依靠残肢末端锤状体悬吊,不用普通大腿接受腔的真空悬吊或腰带悬吊;残肢末端能完全承重,且残肢长,对假肢有良好的控制。

2. 膝离断关节　由于接受腔和接受腔连接件占有一定空间,膝关节装配位置在膝转动中心下方,所以膝离断关节是一种特殊的连杆膝关节,如四连杆膝关节,这种关节虽然装在人体膝转动中心下方,但是其关节转动中心在假肢关节上方和人体膝转动中心一致。关节的摆动期控制和一般大腿关节相同。

（五）大腿假肢

大腿假肢在构成上和小腿假肢类似,只是多了一个膝关节组件。但是,对于这个膝关节却有很高的要求:首先要保证站立和行走支撑相的稳定;其次要有助伸功能,即能模仿股四头肌带动小腿向前摆动;最后是摆动相控制,要能够控制膝下假肢的摆动速度和频率,使其尽可能接近健侧腿。

1. 假肢膝关节　假肢膝关节按膝关节支撑期控制方式分为单轴膝关节、多轴膝关节、承重自锁膝关节、手动锁膝关节;按膝关节摆动期控制方式分为机械控制膝关节、气压控制膝关节、液压控制膝关节、智能控制膝关节。

（1）按膝关节支撑期控制方式

1）单轴膝关节:只有单个转轴的假肢膝关节。优点是具有较好的摆动相灵活性,缺点是支撑相不够稳定。比较适合活动量大,且对残肢控制力良好的年轻长残肢患者。

2）多轴膝关节:对只有一个运动轴的单轴膝关节来说,小腿转动中心不会移动。但是正常人膝关节的转动中心会随屈、伸动作而移动,即转动运动中心是复数。人们对下肢假肢的膝关节也按这种情况进行了研究,制作了多轴膝关节的产品。多轴膝关节大多利用连杆机构,设计成转动中心随膝关节屈伸角度实现大范围的上下、前后移动。这种膝关节总称为

"连杆膝关节",由四根连杆构成的膝关节称为四连杆膝关节(图2-20),连杆数为七的就称为七连杆膝关节。连杆膝关节的特征是,当膝关节伸展时,转动中心可大大高于连杆机械轴的位置。而当膝关节屈曲时,转动中心会随膝屈曲急速下降,回到通常膝轴的位置。这样在支撑初期小腿长度变化,可减少稳定膝关节所需的髋关节伸展肌力。另一方面,在摆动中期或坐在椅子上时,膝轴高度下降至正常位置,不会发生外观上的问题。但其灵活性相对来说稍差。适合于活动量中等,对假肢的功能级要求不很高,而对稳定性要求高的患者。

　　3)手动锁膝关节:是最简单的控制膝关节站立稳定性机构,一旦锁上,膝关节就保持在伸直的位置上,不能屈曲,从而保证了膝关节的稳定;当坐下时,需要用手把膝锁打开(图2-21)。适用于老年截肢患者。

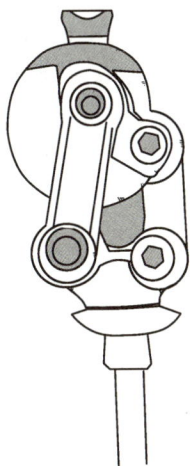

图2-20　四连杆膝关节

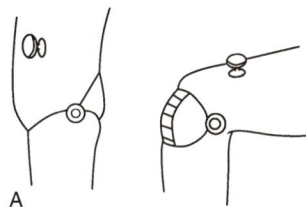

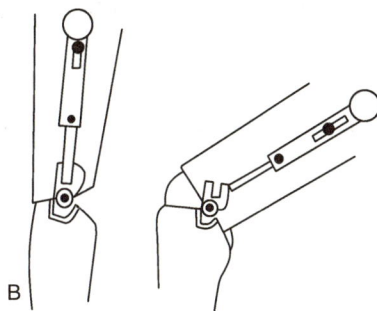

图2-21　手动锁膝关节

　　4)承重自锁膝关节:是一种常用的假肢膝关节,通过一个转动轴完成膝关节的伸展和屈曲,在站立或行走支撑相,身体重量向关节加载,关节的自锁机构在载荷作用下将关节锁定而不会弯曲,从而使使用者感到稳定和放心;当使用者开始行走的瞬间,人体重心落到另一侧,假肢膝关节载荷撤销,自锁机构解锁,膝关节又可以转动(图2-22)。适用于残肢短、肌力差、生活在山区的截肢患者。

　　(2)按膝关节摆动期控制方式

　　1)机械控制膝关节:机械控制膝关节的结构简单,价格便宜,是临床广泛使用的一类膝关节。机械控制膝关节的主要不足是"踢腿"现象,即假肢佩戴者感觉小腿总是向前踢,不像真腿,造成该现象的原因与机械控制膝关节的摆动相控制不良有关。在摆动初期,大腿前摆,小腿落后,导致膝关节内的助伸机构(通常采用弹簧助伸)随着膝关节的屈曲而发生压

图2-22　承重自锁膝关节

1.螺丝;2.金属滑动垫;3.可变内径的轴套;4.轴;5.压缩弹簧

缩变形,当弹簧被压缩至限位后开始释放回弹,从而推动小腿向前运动;在摆动后期,大腿停止,小腿在弹簧作用下继续前摆,膝关节呈伸展趋势,导致"踢腿"现象发生。

　　2)气压控制膝关节:气压控制膝关节是在膝的后方,膝轴与小腿之间装置一套带有连杆的气压活塞缸(图2-23)。缸的气路或油路中设置阀门。在步行站立中期令阀门关闭,切断气路使活塞停止运动,保证膝关节的稳定性。在摆动相,通过阻尼调节阀调整气压阻尼,

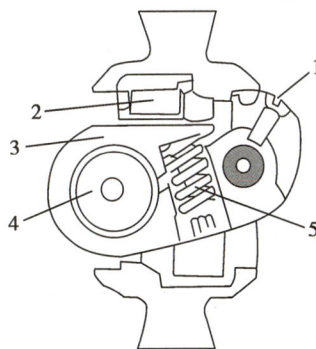

控制小腿的前后摆动速度和频率,从而让假肢佩戴者走出良好步态。气压控制膝关节的优点是结构较简单,体积小,对气温适应好,不存在漏油问题,一般不会出现"踢腿"现象;气压控制膝关节的不足是阻尼可调范围有限,不能适应跑步需要。

3)液压控制膝关节:将气压活塞缸改为液压活塞缸,气压控制膝关节就变成液压控制膝关节。由于缸内介质多用硅油,故液压控制膝关节亦称油压控制膝关节。液压控制膝关节不仅设有摆动相的屈伸可调控装置,而且设有支撑期控制装置、摆动相与支撑相的转换装置,使小腿摆动更接近生理曲线。由于液体的不可压缩性,液压控制膝关节不会快速屈曲,从而保证行走更安全。液压控制膝关节的优点是能让假肢佩戴者快走,经过系统康复训练后可以跑步,利用假肢、健肢交替迈步下楼梯或下坡。液压控制膝关节的不足是结构复杂,技术要求高,价格昂贵。

4)智能控制膝关节:采用计算机技术对假肢运动进行智能控制。通过计算机来控制气压或液压装置的阀门开关,稳定性更高,摆动更灵巧柔和,截肢者可以随心所欲地快走或慢走,有效减少了截肢者的体力消耗。目前临床使用较多的智能控制膝关节 C-leg(图 2-24)就是一种由微机控制的液压膝关节。

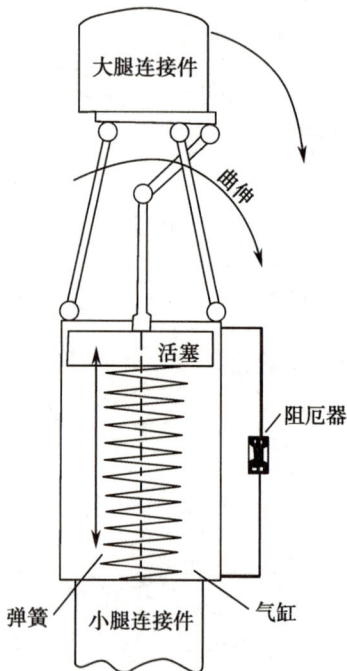

图 2-23 气压控制膝关节

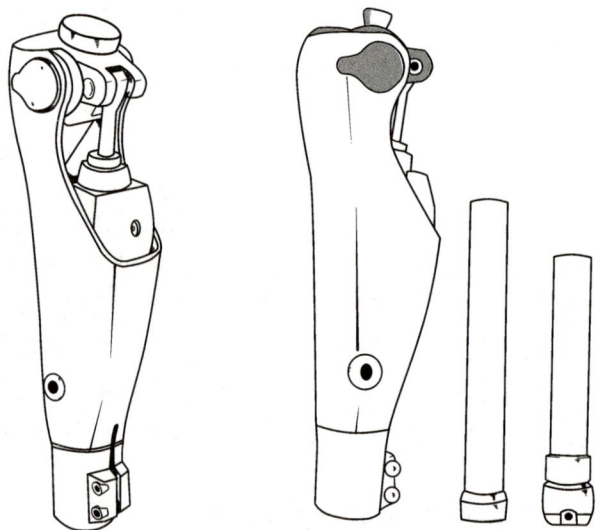

图 2-24 智能控制膝关节

2. 大腿假肢接受腔 与小腿假肢相比,大腿接受腔的制作难度大,技术要求高。随着接受腔技术和材料的不断进步,大腿假肢接受腔发展出许多类型,归纳起来主要有以下几种。

(1)插入式接受腔:使用开放插入式接受腔,采用腰吊带、金属关节铰链与腰吊带合用的方法悬吊。优点是价格便宜,容易就地维修。缺点是悬吊麻烦,给患者带来不便;动态对线调整性差;接受腔适配差,坐骨结节容易滑入接受腔形成耻骨联合下方承重,引起皮下滑囊炎、皮肤损伤等。这种接受腔已经基本淘汰。

(2)四边形接受腔:四边形接受腔(quadrilateral socket)是以坐骨承重为主的全接触接受腔,靠残肢与接受腔之间的真空悬吊,也称为吸着式接受腔(suction socket)(图 2-25)。全接

40

触既分担了坐骨承重,又具有良好的悬吊效果,目前该技术在我国被广泛采用。这种接受腔的缺点是承重时残肢外展的力量易使接受腔坐骨承重面的位置外移,特别是在屈髋位足跟着地时,接受腔坐骨承重面外移造成身体承重点落在坐骨内侧软组织上,使非承重部位受压疼痛。

(3)坐骨包容式接受腔(ischial ramal containment socket,IRC):是在四边形接受腔之后发展起来的全接触真空悬吊接受腔,通过坐骨内、后侧包容增加承重面,没有如四边形接受腔后壁上缘那样明显的坐托;接受腔外缘升高超过大转子,支撑在臀肌上,产生内收力控制残肢外展,并阻止骨盆外移,残肢定位性远远优于四边形接受腔。

四边形接受腔与坐骨包容式接受腔在口型上有较大区别(图2-26):四边形接受腔将残肢前后面压缩,在其前壁相当于股三角部位的适当压力保证坐骨结节落在后壁上缘的坐托上,这就造成接受腔口型内外径大、前后径小(内外径>前后径);坐骨包容式接受腔基本保持残肢的生理解剖截面,接受腔口型内外径小、前后径大(内外径<前后径)。

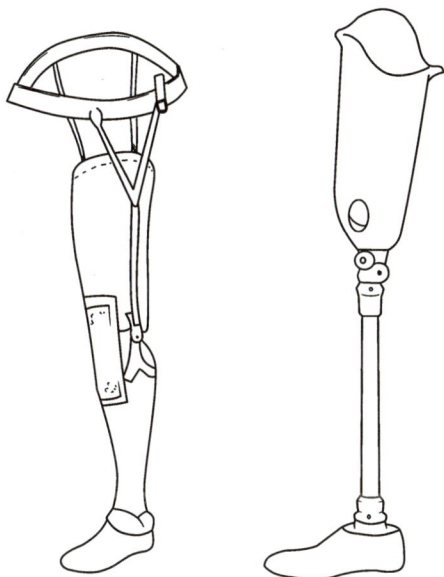

图2-25　插入式接受腔与吸着式接受腔

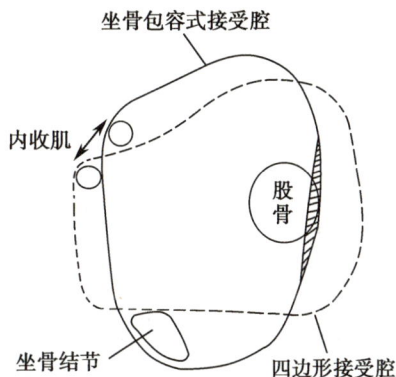

图2-26　四边形接受腔与坐骨包容式
接受腔的口型比较

(4)马罗解剖学接受腔(Marlo anatomical socket,MAS)(图2-27):它是由墨西哥一位名叫 Marlo Ortiz 的假肢制作师发明而得名,主要针对坐骨包容式接受腔的不足进行改进,如将坐骨包容式接受腔的前侧修改为坐骨承重式的前侧形状,后侧修改为更接近于坐骨结节后部的形状。马罗解剖学接受腔的优点:①不产生外展,改善步态;②其后壁缘较低,接受腔与肢体间无缝隙;③接受腔的前后壁低于坐骨水平面,使大腿活动范围不受限制。

(5)硬框式接受腔:又称 ISNY 接受腔,即冰岛 - 瑞典 - 纽约式接受腔(Icelandic-Swedish-NewYork socket,ISNY)。它是一种双层结构的接受腔,内层为软接受腔,外层为硬接受腔,外层腔的前、后、外侧壁大部分切空,仅保留能支撑体重的骨架(图2-28)。这种双层接受腔既能承重,又不妨碍肌肉收缩。

(6)硅橡胶吸着式接受腔(silicone suction socket,3S):是一种全面接触、全面承重的双层接受腔(图2-29),内层接受腔采用硅橡胶制作(预成品或定制),外层为硬接受腔,内、外层接受腔之间采用特制的插销装置连接。

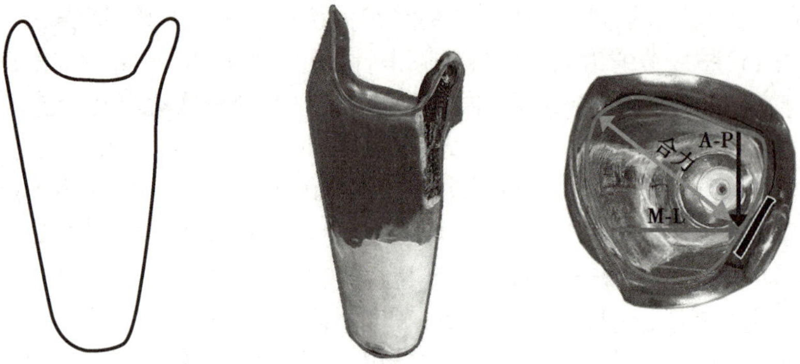

图 2-27　马罗解剖学接受腔
A-P 为前后径；M-L 为内外径

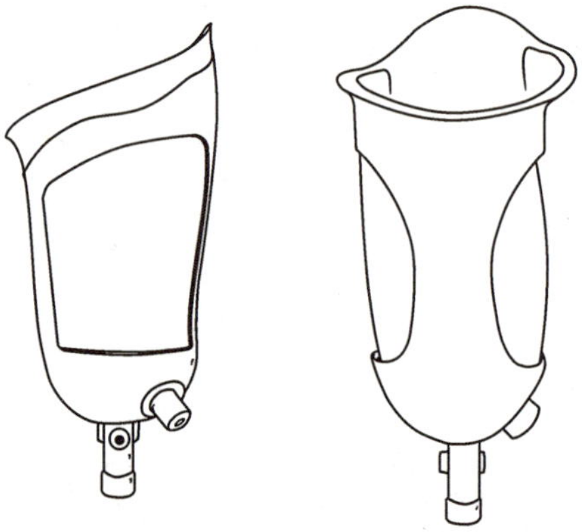

图 2-28　ISNY 接受腔

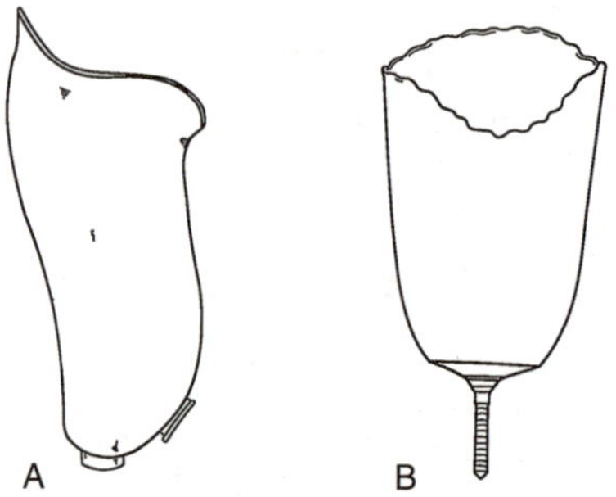

图 2-29　硅橡胶吸着式接受腔

（六）髋离断假肢

与大腿假肢相比，髋离断假肢在结构上多了一个髋关节组件。临床常用髋离断假肢类型及结构如下（图 2-30）。

1. 加拿大式髋离断假肢　是一种外壳式的髋离断假肢，采用合成树脂抽真空工艺制作接受腔，接受腔的前下方装有髋关节铰链；在接受腔底部装有髋伸展辅助弹性带，一直延伸到膝部，并有限制屈髋的作用；膝关节采用壳式结构组合件。特点：①接受腔的全接触承重性能和髂嵴上部悬吊性能好；②假肢的稳定性可通过适当的对线得到，髋关节一直处于髋轴的下前方，能保证正常步行的安全，不至于突然屈膝；③具有较宽的髋关节转动轴芯面，使接受腔和大腿间形成比较牢固的连结，有效地防止侧向弯曲；④可通过调整屈髋控制带，使足跟着地时腿呈正常角度，而不至于使骨盆向后倾斜；⑤步行时，髋关节允许接受腔和大腿之间有大约 15° 角的相对运动，以利于屈髋摆腿。

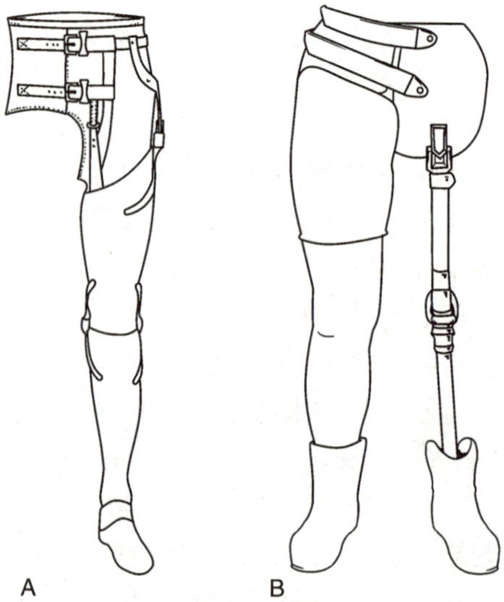

2. 骨骼式髋离断假肢　整体为内骨骼式结构，

图 2-30　髋离断假肢
A. 加拿大式；B. 骨骼式

其特点：①接受腔的口型仍为加拿大式，但改用硬、软两种树脂复合材料制作（承重部分由硬树脂制作，腰吊带部分由软树脂制作），既有较好的承重作用，又容易穿脱；②髋关节、膝关节采用标准的组件式结构，便于对线调整，且具有良好的稳定性；③髋关节固定在接受腔的前面，当患者坐位时可达最大的屈曲状态，且能避免骨盆的倾斜；④髋关节带有伸展辅助装置，并可对髋关节的运动范围加以限制；⑤外面包覆柔软的装饰套，外形美观。

二、选配

下肢假肢与截肢部位的关系见表 2-1。

表 2-1　下肢假肢与截肢的关系

下肢假肢	下肢截肢
髋离断假肢	半骨盆切除
	髋关节离断
	大腿截肢极短残肢
大腿假肢	大腿截肢
膝离断假肢	膝关节离断
小腿假肢	小腿截肢
赛姆假肢	赛姆截肢
部分足假肢	皮罗果夫截肢
	肖帕特截肢
	利斯弗朗截肢
	经跖骨截肢
	经趾骨截肢

（一）部分足假肢的选配

部分足假肢又称"假半脚"，大体分为装饰性足趾套、鞋式、足套式、小腿式部分足假肢四种类型。

1. 装饰性足趾套　又称假足趾，用于部分或全部足趾截肢的患者。经趾骨截肢患者，如果足底不疼痛，一般都能穿用普通鞋步行，采用硅橡胶或其他材料制作的假足趾，套在残足上只是进行装饰性补缺。

2. 鞋式部分足假肢（图 2-31）　又称靴形假半脚，是与矫形鞋配合使用的部分足假肢。多用于经跖骨截肢、利斯弗朗截肢（跗跖关节离断），伴有足底疼痛或足部畸形的患者，也可根据患者（特别是穿惯皮靴的患者）的要求专门定做。与普通补缺矫形鞋不同，靴形假半脚具有跗跖关节的代偿功能，而且当患者穿用这种鞋步行，难于后蹬时可在鞋底加装船型底（摇掌）或跖骨条。

3. 足套式部分足假肢（图 2-31）　又称足套式假半脚，用于经跖骨截肢、利斯弗朗截肢患者。足套式假半脚的主要作用是补缺。传统制作方法是按照石膏型用皮革制作残足接受腔，再与带底革垫的橡胶足端部和海绵（代偿跗跖关节）等材料黏合而成，在后面或侧面开口，用带子系紧固定；现在多采用树脂模塑制作，不仅重量轻，易清洁，而且外形好，便于配穿各种鞋。

4. 小腿式部分足假肢（图 2-31）　小腿式部分足假肢可分为踝足矫形器式、小腿假肢式部分足假肢，主要用于截肢后患足功能损失严重或者伴有足部畸形者，如利斯弗朗截肢、肖帕特截肢、皮罗果夫截肢患者。传统的踝足矫形器式部分足假肢为支架式，即采用皮革制作接受腔,与橡胶制作的前足部黏接为一体,再用金属支条增强,用束紧带固定在小腿部,其主要不足是重量大、易使小腿肌肉萎缩。现代的踝足矫形器式部分足假肢多采用热塑板材制作,如鞋拔式。当残肢不能承重时,则需制作小腿假肢式部分足假肢,即利用髌韧带承重,接受腔按照赛姆假肢的做法开有窗口,前足部采用聚氨酯或橡胶制的假半脚,这种部分足假肢实际上是一种特殊的小腿假肢。

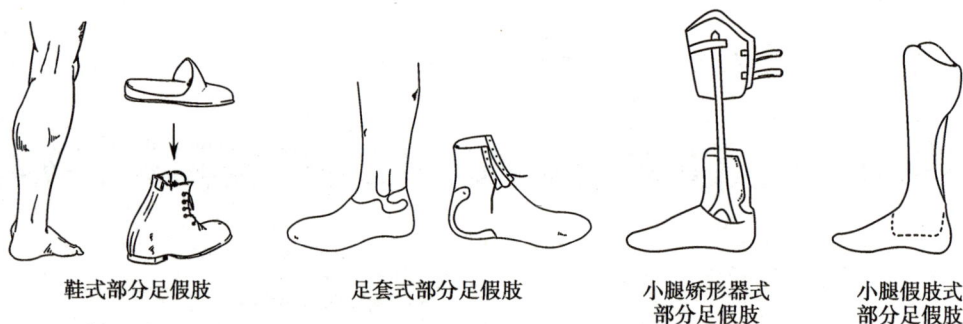

图 2-31 部分足假肢

鞋式部分足假肢　足套式部分足假肢　小腿矫形器式部分足假肢　小腿假肢式部分足假肢

(二)赛姆假肢的选配

1. 接受腔　根据是否开窗,赛姆假肢接受腔分开窗、不开窗两种类型。两种类型接受腔各有优缺点:开窗接受腔穿脱方便,不开窗接受腔坚固、耐用。

2. 足踝机构　赛姆截肢侧肢体较对侧短缩,增加了安装踝关节铰链的空间,但这种空间十分有限,只能选配低踝面功能型假脚,如 SACH 脚或者专用碳纤假脚。

(三)小腿假肢的选配

1. 根据残肢长度

(1)长残肢:控制假肢能力好,但残肢供血不好,残端缺乏肌肉覆盖,承重能力较差,密闭的接受腔底部应有软的衬垫,不得留有间隙,避免残肢末端肿胀,若经常发生肿胀的应选用开放式接受腔。

(2)中残肢:是理想部位截肢,适合选用密闭式、全面接触或全面承重接受腔。

(3)短残肢:残肢末端承重功能好,宜选用闭合式、残肢末端承重功能的接受腔。假肢的外层接受腔宜选用上缘高过两侧股骨髁和髌骨的小腿假肢,内层接受腔应向远端延长,以避免屈膝时内层接受腔从外层接受腔中脱出。某些极短残肢,末端承重功能不良或合并屈膝畸形超过 45° 者适合选用跪腿。

2. 根据活动水平

(1)低活动水平者:多为年老、多病者,适合选用轻便、安全性高、适配性好、调节方便的假肢,最好选用重量轻的静踝软跟脚、铝合金或钛合金的金属部件。

(2)中活动水平者:可选用各种类型的小腿假肢。

(3)高活动水平者:适合选用功能好、适配性好、坚固耐用的假肢,如带有储能假脚的小腿假肢。

3. 根据职业与居住环境

(1)重体力劳动者:适合选配强度高的假肢部件、带膝关节铰链和大腿上靿的小腿假肢,以增加残肢、假肢之间的支撑稳定性。

(2)山区截肢者:适合选配带动踝脚的小腿假肢,要求踝关节具有一定的跖屈和背屈缓冲性能,跖趾关节也有一定的背屈功能。

(3)运动员：根据运动项目选择,如田径运动员适合选配碳纤储能脚小腿假肢。

(四)膝离断假肢的选配

1. 膝关节离断、大腿残肢过长(距膝间隙上6cm内)和小腿残肢过短(膝间隙下4cm左右)的截肢者均可装配膝离断假肢。

2. 膝离断关节 膝离断假肢的膝关节安装位置处于正常人体膝关节位置的下方,造成膝转动中心下移,导致假腿膝上和膝下部分比例失调,所以必须使用专用的膝离断关节。

3. 假脚 膝离断假肢宜选用重量轻、后跟缓冲性能好的假脚,以减少能耗,保证膝关节的稳定性。

(五)大腿假肢的选配

1. 根据残肢末端的承重能力

(1)残肢末端没有承重能力：适合选用底部开放式的接受腔,不适合选用密闭式、全接触接受腔。

(2)残肢末端具有一定的承重能力：适合选用一般的密闭式、全接触接受腔或全面承重接受腔。

以下残肢条件不适合选配吸着式大腿假肢：①残肢过短；②皮下软组织过少的锥形残肢；③未定型的残肢；④肌肉不够发达、皮下软组织过多、静脉回流不好者。若勉强使用则易引起脱落或残肢末端软组织肿胀。

2. 根据残肢长度及是否合并关节畸形

(1)长残肢：①合并屈髋畸形,腰椎后伸功能减弱者,适合选用带手动锁的连杆膝关节,以保证步行中膝关节的稳定性；②不合并屈髋畸形者,可以选用无锁的连杆膝关节。

(2)中残肢：合并屈髋畸形者,可以通过加大接受腔的初期安装角度来改善膝关节稳定性。对于老年人,选用带锁的膝关节为宜。

(3)短残肢：适合选用坐骨包容式大腿假肢。

(4)极短残肢：适合选用髋离断假肢。

3. 根据年龄或活动量

(1)年老、体弱者：①选用重量轻的假肢部件；②选用带手锁的膝关节或承重自锁膝关节,防止步行中突然打软腿。

(2)儿童：选用骨骼式大腿假肢,方便假肢长度的调节,以满足生长发育的需要。

(3)年轻人或活动量大者：①选用单轴膝关节,具有较强的活动性；②控制方式最好选用液压控制或智能控制,这种类型假肢可根据步行快慢而自动调节小腿摆动速度。

4. 根据体重 根据体重选择合适的假脚或单轴踝关节的后缓冲弹簧。体重轻者,静踝脚选用中软后跟,动踝脚选用中软后缓冲器,否则易引起突然打软腿和足跟着地时脚尖的摆动。

5. 双大腿截肢

(1)初期,选用一对临时性的不带膝关节铰链的短桩大腿假肢,用于站立、步行训练。

(2)截肢者具有良好的平衡功能后,改为带有膝关节铰链的大腿假肢,使用双拐训练站立、步行。

(3)截肢者能熟练地控制假肢后,更换为正式的一侧为手动锁膝关节、一侧为多轴膝关节的大腿假肢。

(4)活动量大的患者,可选用双侧多轴膝关节或智能控制膝关节假肢。

(六)髋离断假肢的选配

1. 半骨盆切除、髋关节离断和大腿极短残肢截肢均适合装配髋离断假肢。

2. 髋关节组件

（1）外置伸展辅助装置的组件式髋关节：关节铰链与中心调节盘为金属件（通常用不锈钢），该类髋关节还有一种附加有手动锁，可在站立位和步行时锁定髋关节，适用于对稳定性要求高的患者，如老年人。

（2）内置伸展辅助装置的组件式髋关节：助伸弹簧装在管内，关节体为金属件（常用钛合金），与上面外置式髋关节相比较，内置式髋关节不仅体积小、强度高、外观好，而且更方便对线调节。

3. 膝关节

（1）通常采用稳定性好的连杆膝关节。

（2）截肢者年龄大和有并发症的，选用带有支撑相稳定性控制的膝关节，如承重自锁膝关节、液压控制膝关节。

（3）选用带有旋转连接盘的膝关节，可方便截肢者盘腿、自由进出轿车等狭窄空间。

（4）骨骼式髋离断假肢所选用的组件式髋关节、膝关节也适用于半骨盆切除患者。

（七）儿童假肢的选配

儿童假肢选配的三大原则：尽早装配；简单、轻便；适应生长发育。

1. **尽早装配**　以不影响正常发育为原则，儿童假肢装配是越早越好。

2. **简单、轻便**

（1）儿童假肢选配重点是考虑功能，如双前臂截肢者，可以选用带有钩状假手的前臂索控假肢，虽然没有外形，但功能比较好。

（2）儿童的柔韧性好，但肌力弱，假肢选配是结构越简单、重量越轻越好。

3. **适应生长发育**

（1）下肢假肢尽量做到残肢末端承重，以刺激残肢骨骼生长。

（2）新装配假肢比健侧肢体长 2cm，健侧肢体暂时补高 2cm，随着健肢的生长，逐渐减少补高。

（3）假肢接受腔最好每年更换一次。

（4）假肢长度至少每年调整一次。

（5）儿童骨骼具有很强的生物可塑性，若经常受到侧方应力刺激时，容易引起残肢的内外翻畸形，故假肢对线必须正确。

三、装配后的康复治疗

为了让截肢者尽快地适应假肢，使假肢成为其"身体的一部分"，需要进行系统的基本康复治疗训练。

（一）穿脱假肢的训练

1. **小腿假肢的穿脱训练**

（1）穿戴假肢：截肢者取坐位，按顺序在残肢上套上残肢袜、软接受腔（若有）和尼龙袜，屈曲残肢膝关节，将残肢插入假肢接受腔，然后站立，调整身体，检查假肢是否穿着合适。

（2）脱假肢：患者坐在椅子上，双手握住假肢往下拽，将残肢拉出即可。

2. **大腿假肢的穿脱训练**

（1）穿戴假肢：截肢者取坐位，在残肢上涂抹爽身粉，打开放在身旁假肢的接受腔阀门，站立起来，通过缠在残肢上的导入带，引导残肢插入假肢接受腔，随着导入带从排气孔拉出，残肢进入了接受腔，然后调整身体，检查穿着情况，如不合适则再来一次，直至满意为止。关键点是要掌握接受腔阀门的使用和残肢导入带的操作方法。

(2)脱假肢：患者坐在椅子上，先将接受腔阀门打开，然后双手握住假肢往下拽，将残肢从假肢接受腔内拉出。

（二）站立训练

站立训练主要是训练截肢者站立位的平衡，包括静态平衡和动态平衡。训练目的是使截肢者获取人体重心在残肢和健肢间移动时的平衡感。通常是在平行杠内进行训练，开始时双手扶杠，以后逐渐松手(图 2-32)。

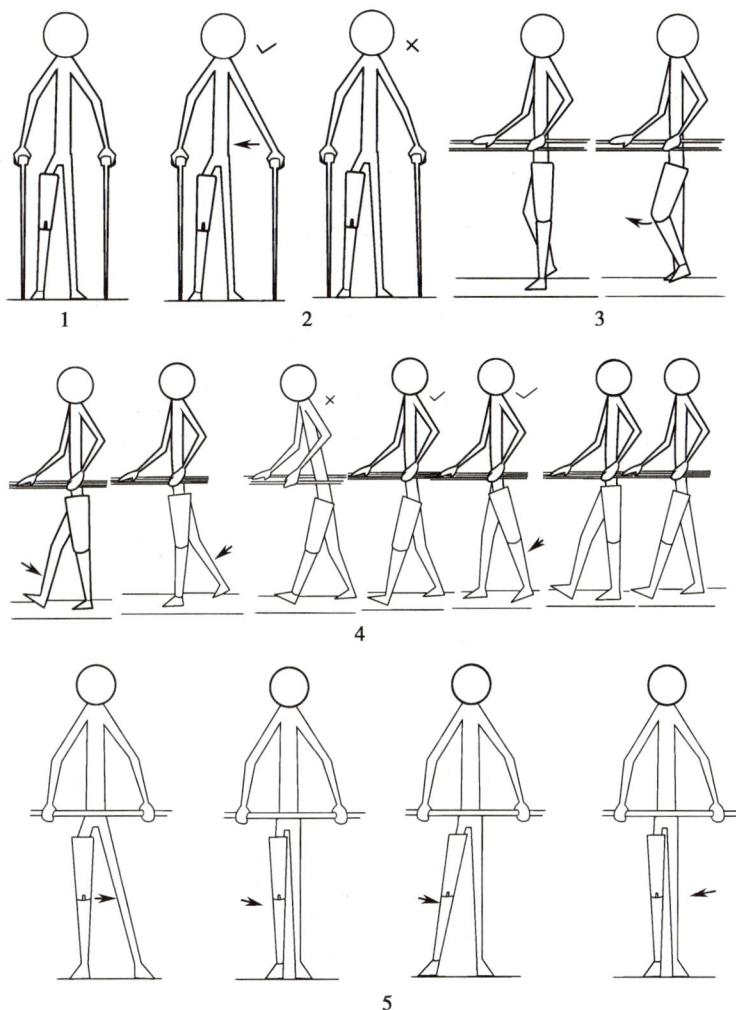

图 2-32 平行杠内站立训练

1. 平行杠内站立 双手扶着平行杠，两脚分开，双脚间隔保持 10cm 左右，双腿均等负重，挺胸抬头，体会假肢负重的感觉。

2. 重心移动训练

(1)重心侧向移动训练：重心在两腿间侧向移动，当重心移往假肢时，可轻微屈曲健肢膝关节或将健肢抬起放在前方。

(2)重心前后移动训练：健肢向前迈一步，挺胸抬头平视前方，躯干向前移动时以假脚的足跟抬起为止，躯干向后移动时以健肢脚尖抬起为止。

3. 交替屈膝训练 足跟离地、屈膝，再伸膝。

4. 前后踩脚训练

(1)将健肢脚踩向前方、踩向后方,在踩下时将重心全部前移、后移。

(2)将假肢脚踩向前方、踩向后方,在踩下时同样将重心全部前移、后移。

(3)健肢脚与假肢脚交替踩:健肢脚向前方、后各踩 3 次,然后换假肢脚向前、后各踩 3 次,反复进行。

5. 侧向移动训练

(1)使假肢脚处于内收位,健肢脚外展。

(2)将重心移向健肢,假肢脚靠拢。

(3)由健肢承重,使假肢脚外展。

(4)将重心移向假肢,健肢脚靠拢。

如此反复。

(三) 平行杠内步行训练

平行杠内的步行训练,双脚间隔保持 10cm 左右。

1. 假肢的迈步训练(图 2-33)

(1)训练重点:对于膝上截肢者来讲,训练的重点是体会用力屈曲残肢,使假肢小腿摆出,然后再伸展膝关节的感觉。

(2)训练方法:①将假肢退后一步,使假肢承重;②在假肢脚尖接触地面的状态下,将体重移向健肢侧;③向前迈出假肢,使其足跟落在健肢脚尖前方;④臀大肌用力收缩,防止膝屈曲,使膝关节保持伸展位。

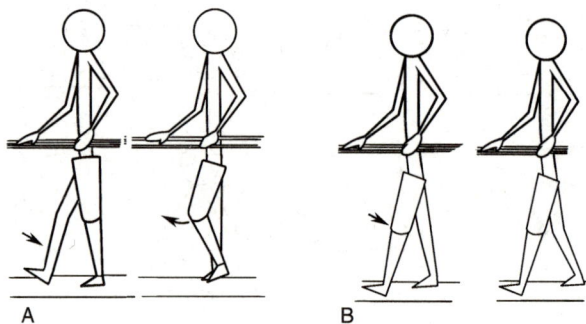

图 2-33 假肢的迈步训练

A.假脚蹬离地面时,使残肢前屈,膝关节屈曲,将小腿摆向前方;B.在假足跟着地时,使膝关节完全伸展,并以残肢向后推压接受腔后壁,以获得膝稳定

2. 健肢的迈步训练

(1)训练重点是通过大幅度地迈出健肢来伸展残肢的膝关节,并掌握假肢后蹬时的感觉。

(2)训练方法:①将健肢后退一步,使其完全承重;②将体重移至假肢侧,挺直腰迈出健肢,并尽量使迈步距离大些;③提起假肢足跟,使脚前掌部位承重,弯曲膝关节。

3. 交替迈步行走训练 完成上述单侧迈步训练后,便可在平行杠内进行步行训练。此时应注意健肢迈出的步长不要太小,保持骨盆处于水平位置,尽量减小步宽。

(四) 平行杠外的步行训练

训练目的是进一步改善步行能力,并体会为获得更顺畅步态所需要的控制技巧。对于单侧下肢截肢的患者,依靠拐杖等支撑物步行是造成不良步态的常见原因。因此,除高龄、体弱者外,尽可能在没有支撑的情况下进行训练。

（五）体位转移训练

1. 椅子坐站训练（图2-34）

（1）坐椅子训练：靠近椅子，由健肢承重；由健肢的脚尖回旋，再将假肢的脚并拢于坐姿位置；屈曲假肢膝关节，前倾上身，并以健肢承重，屈膝坐到椅子上（图2-34A）。

（2）站起训练：健肢脚挪向后方，假肢脚置前，上身前倾；用健肢承重，伸展髋关节与膝关节而站起来（图2-34B）。

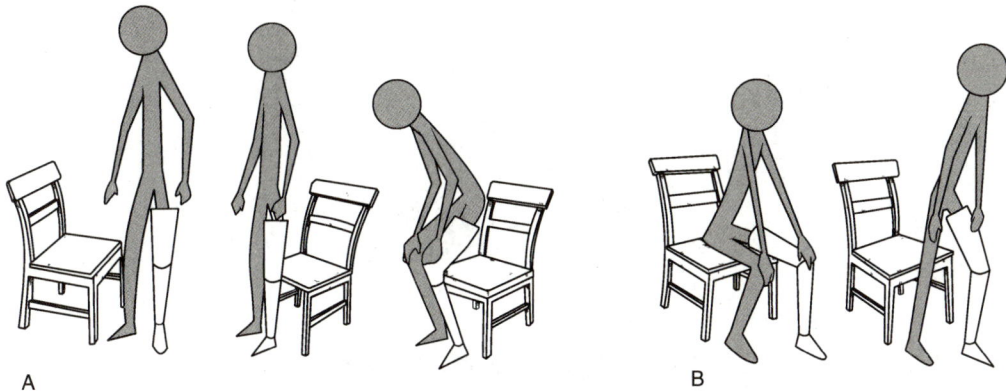

图2-34 椅子坐站训练

A.坐椅子训练；B.站起训练

2. 地板坐站训练（图2-35）

（1）地板站起训练：假腿在下，双手横向触地；屈曲健肢，双手支撑体重；手和健肢同时用力抬起身体，假腿向前站立（图2-35A）。

（2）坐地板训练：健腿支撑体重，假肢脚板置于健肢脚后半步；弯腰，随后屈髋，健肢承重，下蹲；双手下垂撑地，慢慢坐下（图2-35B）。

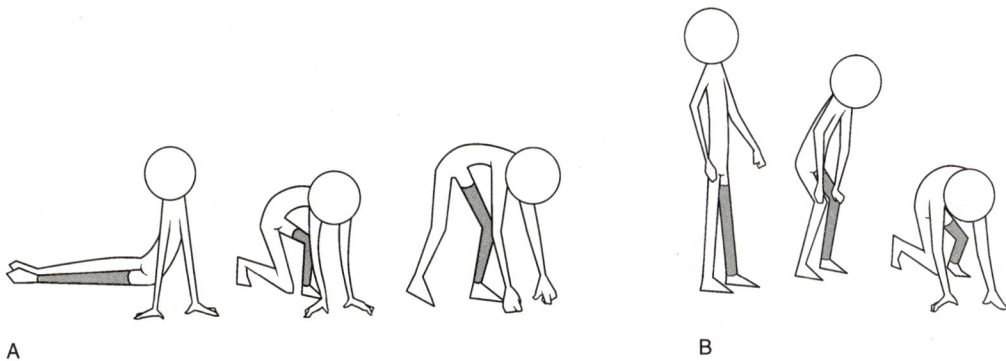

图2-35 地板坐站训练

A.地板站起训练；B.坐地板训练

（六）上下楼梯训练（图2-36）

1. 上楼梯 健脚先上，再将假肢提上去并拢，如此逐级台阶上去（图2-36A）。

2. 下楼梯 先下假肢，再下健脚与之并拢，逐级台阶下来（图2-36B），两脚交替下楼梯只在健肢肌力较强而残肢又较长的情况下才可进行。下台阶时假脚要伸出台阶边缘，假肢承重，健脚下一步，健脚着地时假肢屈膝，假脚迈下一步。

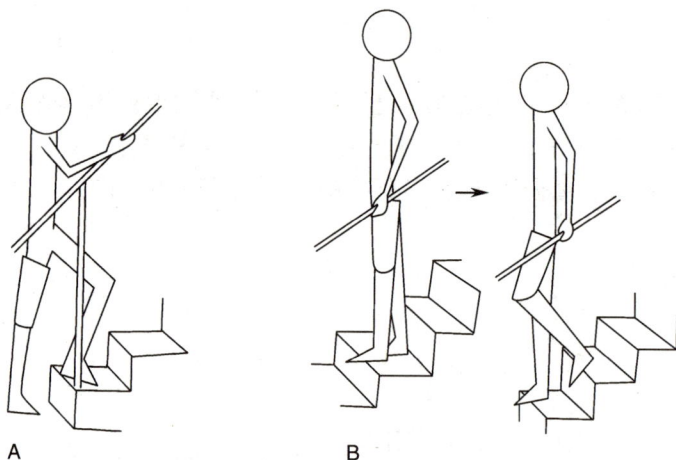

图 2-36　上下楼梯训练

A. 上楼梯训练；B. 下楼梯训练

（七）上下斜坡训练

1. 上斜坡　健肢步长要大些，残肢屈髋后假肢再迈步，躯干尽量前倾。

2. 下斜坡　假肢步长要小些，健肢快步跟下，谨防失去平衡而跌倒。

（八）越障训练

1. 向前跨越时　假肢承重，健肢先跨，然后健肢承重。身体尽量前倾，残肢屈髋带动假肢跨过障碍物。

2. 横向跨越时　健肢靠近障碍物站立，假肢承重，健肢先横跨过障碍物，然后健侧承重，以健脚为轴心，假肢向前上方抬起跨过障碍物。

（九）实景训练

通过实用训练后，截肢者完成假肢和身体的初步磨合，可以比较自如地控制假肢完成大部分日常运动。这时的截肢者就像刚领到驾照的新驾驶员，从安全出发，还应该进行实景训练。例如，在绿灯转红灯之前横过马路，在拥挤的区域行走预防跌倒，跌倒后的自救，紧张的人流中上下公共汽车、电梯等。在完成所有这些训练之后，截肢者的运动功能基本恢复，可以满怀信心地回归社会。

知识链接

卡伦训练

卡伦（computer assisted rehabilitation environment，CAREN）通过虚拟现实技术，可以模拟登山、划船等特殊工作场景，分析测试者的特殊劳动能力。让测试者在自然（生活）状态下，以最舒适的步速进行测试，同步采集肌电、力学和运动学的所有数据。改变了在传统步态分析时，需要患者按照指定轨道及需要来回反复走动的缺陷，降低了测试者在采集数据时的压力和疲劳。卡伦实现了康复评定和康复训练同步进行。确保了评定结果与实际训练的一致性和科学性（图 2-37）。

1. 康复评定

①平衡评估：伸够测试（伸展测试）、稳定时间测试、姿势稳定性、稳定的极限测试、快速屈膝测试；②步态评估：步态分析、6分钟行走测试、跨步评估。

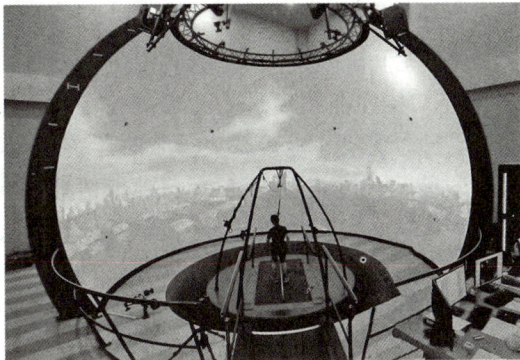

图 2-37 卡伦训练

2. 康复训练

①强调主动训练:倡导训练者在自然、放松的状态下接受训练,同时根据训练者的评定状况,采用定制的场景和制定专门的训练目标,使训练过程生动、有趣,能充分调动训练者的积极性,提高训练效果。②康复效果可持续:通过虚拟现实技术,创建逼真的生活场景,让患者在离开医院、脱离医院环境后,也能适应生活、工作环境,康复效果不会因环境改变而下降。③自动调整训练强度:卡伦可采用自适应步速模式,实现了"人走,跑台走;人跑,跑台跑"的功能,实时调节运动速度、角度以及运动轨迹。④肌力实时可见:让患者、医生、康复师直观地看到肌肉的受力状况,给康复训练、运动特训等提供直观的、最权威的数据。

四、康复评定

下肢假肢的康复评定包括临床适配性检查、下肢假肢佩戴者的整体功能评定。

(一) 下肢假肢的临床适配性检查

假肢的临床适配性检查是截肢康复中一项最基本的评价内容,目的是评估假肢、假肢和使用者的配合、截肢者穿戴假肢后功能恢复的效果是否达到截肢康复的基本要求。

1. 临床适配性检查的主要内容

(1) 界面检查:界面(interface)是指残肢、假肢的结合面。包括接受腔的悬吊、形状、边缘高度、承重部位与残肢静态、动态解剖形态吻合情况等。

(2) 假肢对线:下肢假肢对线(alignment)是指调整假肢接受腔与膝关节、踝关节、假脚之间及整个假肢与患者之间合理的空间位置关系。分接受腔对线、工作台对线、静态对线和动态对线:①接受腔对线是指在残肢取型时假肢技师寻找重心线的过程;②工作台对线是将假肢立于工作台上,检查假肢各部分的对线过程;③静态对线是假肢穿在患者身上,让患者在站立位进行的假肢对线检查和调整;④动态对线是患者穿着假肢行走时检查和调整假肢的对线。

(3) 功能检查:是指对穿戴假肢后基本功能恢复情况的检查。

2. 初检假肢 临床适配检查分初检和终检两个阶段,初检(initial check-out)是假肢初步安装、试样、调整后的检查。初检大致分为 5 个项目。

(1) 与处方对照:是否按处方要求制作,如果是复查应参照前一次的意见。

(2) 站立位检查:两脚分开保持 10cm 左右,在双腿均匀承重状态下进行以下检查。①穿用假肢后的感觉。残肢是否完全、正确地纳入接受腔内,有无不舒适感。②假肢内外侧的对线。足底的外侧、内侧与地面有无间隙,接受腔上缘的内侧或者外侧有无缝隙或者压迫感。③假肢前后侧对线。当接受腔初始屈曲角度过大时接受腔相对于假脚位置是否适合,承重时膝关节是否稳定,有无打软腿的现象。检查膝上假肢时还要注意坐骨结节是否恰好坐于接受腔的坐骨支撑面上。④假肢的长度是否正确,允许比健侧短 10mm 以内。

(3)坐位检查:①在截肢者要坐下时,残肢与接受腔是否服帖,接受腔是否有脱出现象。膝上假肢的接受腔前壁上缘有无压迫,内侧对耻骨有无压迫;接受腔坐骨承重部位对后肌群有无压迫。②坐在椅子上时,小腿部分与地面是否垂直,假脚方向是否与健侧相对称,有无翘起和内外翻现象。膝下假肢膝关节屈曲时是否 ≥ 90°,腘窝部软组织有无挤出现象,腘绳肌肌腱部位是否疼痛,残肢有无不适感。③膝上假肢患者由坐位站起时,膝、踝等机械关节是否转动自如;提起假腿时,辅助伸展装置有否妨碍膝关节完全屈曲;由坐位站立时是否出现不愉快的空气音。④从前方看膝关节的高度、从上方看大腿部的长度是否合适,允许假肢侧比健侧短 10mm 以内。

(4)步行检查:从前后及侧面观察截肢者步行,特别注意足底着地时膝关节的动作并对比左右侧的步频、步长。包括:①步行时是否有特殊不适感,残肢与接受腔之间的活塞运动是否在允许范围内,是否有不愉快的异常声响。②假脚的外旋角度是否与健侧相同,步宽、步幅是否均匀。③上、下楼梯和上、下斜坡是否顺利,能否顺利地单膝跪下。④膝上假肢检查时需注意从后方观察是否存在外展步态、躯干侧倾、画弧步态、足跟内(外)甩;从前方观察,在跟触地时假脚是否向外扭转;从侧方观察,腰椎是否过度前凸,有无假脚拍地和踮脚步态等。⑤患者自我感觉检查,关节是否夹衣服,转动是否自如,假肢的悬吊是否良好,残肢远端是否感觉疼痛等。⑥步行检查后,经视诊、触诊检查接受腔内壁和前壁上缘部分的软组织是否隆起,接受腔的外壁是否与残肢的外侧保持紧密和均匀的接触。膝上假肢还要检查步行运动时接受腔与残肢的位置关系有无改变,坐骨结节是否从坐骨支撑面上偏移。

(5)取下假肢后的检查:①检查残肢有无红肿、变色、出汗及擦伤,承重部位和免压部位是否适当,有无变红,残端有无红肿、变紫或结块,接受腔的长度与残肢的长度是否一致。②检查假肢本体是否达到处方要求,患者对假肢的外观、功能、穿着感的满意度,膝下假肢重量 ≤ 2kg,膝上假肢的重量 ≤ 3.5kg,髋离断假肢的重量 ≤ 5.5kg。

3. 终检

(1)终检定义:终检(final check-out)是假肢康复质量的最终评定。只有通过了终检的假肢才准许交付截肢者正式使用。

(2)终检项目:在初检基础上,增加了部分项目。①假肢是否达到了处方设计要求。②所使用的假肢配件是否适用于截肢者。③初检时所发现的问题是否已得到解决。④接受腔的口型、外观和软性装饰套是否圆滑、平整、无划痕。⑤假肢整体外观是否近似健肢、颜色是否近似肤色。⑥询问患者对假肢的外观、功能、穿着感是否基本满意。

(二)下肢假肢佩戴者的整体功能评定

截肢者佩戴终检合格的假肢进行训练,在经历一段时间的正规康复训练之后,需要对假肢佩戴者的整体功能进行评定,包括个体水平的活动能力评定和社会层面的参与能力评定。截肢者的活动能力评定可参照《下肢假肢基本功能评价表》(表 2-2),截肢者的参与能力评定可参照《下肢假肢社会活动能力评价表》(表 2-3)。

表2-2　下肢假肢基本功能评价表

检查项目		结果		
		膝下假肢	膝上假肢	髋部假肢
1	步行距离（一次连续）	2km 以上	1.5~2km	1~2km
2	步行速度（100m 用时）	80~110s	130~185s	—
3	上下台阶（28 阶，台阶高 15cm，宽 30cm）	上 17~19s 下 16~18s	上 29~36s 下 26~36s	—
4	步行方式	不用拐杖 （双侧截肢者则需要使用单拐或双拐，第 2、3 项不属于其硬性要求的项目）		
5	步态（直线行走）	要求：正常	要求：接近正常	—
		正常　一般　异常	接近正常　一般　异常	
6	体位转换能力（卧、坐、站）	要求：顺利	要求：基本顺利	—
		顺利　一般　不顺利	基本顺利　一般　不能	

注：①"—"为不属于硬性要求的项目；②以中年男性截肢者检测数据为例

表2-3　下肢假肢社会活动能力评价表

检查项目		结果		
		膝下假肢	膝上假肢	髋部假肢
1	每日穿戴时间	工作时间内连续穿戴		
2	跑（300m）	140~170s	—	—
3	跳跃	要求：良好	要求：良好	—
		良好　一般　不能	良好　一般　不能	
4	道路适应能力（小障碍、砂石）	要求：良好	要求：良好	—
		良好　一般　不能	良好　一般　不能	
5	上下公共汽车	要求：良好	要求：良好	能
		良好　一般　不能	良好　一般　不能	
6	骑自行车	要求：能	—	—
		能　不能		
7	驾驶小汽车	要求：能	—	—
		能　不能		
8	蹲下解手	要求：能	—	—
		能　不能		
9	洗澡	要求：能	—	—
		能　不能		
10	日常生活活动	要求：正常		
		正常　一般　异常		

注：①"—"为不属于硬性要求的项目；②以中年男性截肢者检测数据为例

第三节　上　肢　假　肢

上肢是人们从事日常生活活动和劳动的重要器官,上肢任何部位的丧失,都会给截肢者造成生理上、生活上、工作上的障碍,尤其是双侧上肢截肢。上肢假肢(upper limb prosthesis)是用于替代或代偿整体或部分缺失上肢的假肢,通常也称假手。由于人手的功能极为复杂精细,可以按照人的意志实现个别动作或协调动作,还具有各种感觉功能,以目前上肢假肢的技术水平,只能代偿上肢的很少一部分功能。对上肢假肢的装配要求:一是弥补外观上的缺陷;二是最大限度地恢复上肢主要功能,实现生活自理。

下肢假肢以代偿人体失去的运动功能为主要目的,假肢的装饰功能相对弱化;上肢假肢不但重视对上肢缺失运动功能的代偿,对于装饰美观的功能也同样重视。目前使用的下肢假肢基本以自身体力为动力,叫作自身力源假肢;上肢假肢常用电池驱动电机实现手掌或关节运动,这种靠身体以外动力实现运动的假肢叫作体外力源假肢。下肢假肢的关节和踝足机构在行走中一般是被动控制;而上肢假肢的手掌开合及关节旋转等多是主动控制,因此,上肢假肢比下肢假肢多了控制机构。下肢假肢需要承受体重和远大于体重的冲击力;而上肢假肢受力远小于下肢假肢,因此对部件的强度要求不高。

本节主要按截肢部位分类介绍上肢假肢的结构、选配、适配和评估等,另外上肢假肢还可以归纳成以下几种类型。

1. 按照动力源分类　可分为自身力源假肢、体外力源假肢和混合力源假肢。

2. 按照功能分类　可分为装饰手、机械手、肌电手、工具手。

3. 按照控制方式分类　可分为被动控制上肢假肢(如装饰手)、索控式上肢假肢、肌电控制上肢假肢。

一、结构

(一)部分手假肢

部分手假肢适用于一个或多个手指切除,以及部分掌骨切除的截肢者,属于特殊的上肢假肢。手的功能和手指有密切关联,特别是拇指承担着重要的对掌功能,因此,根据手指切除的不同情况,其所对应的假肢也有很大不同。这部分内容将在本节"二、选配"中详细介绍。

(二)腕离断假肢

腕离断假肢是一种特殊的前臂假肢。接受腔悬吊方式与普通前臂假肢不同,其全接触式接受腔利用腕关节远端的膨大部位进行悬吊,无须采用背带等悬吊装置,也不用肱骨髁上悬吊,因而不会限制手部装置的旋前及旋后运动。

1. 装饰性腕离断假肢　其外臂筒构成假肢的外形并与装饰性美容手连接,美容手套在外形、色泽上都与正常手相似,使假肢更逼真。装饰性腕离断假肢的优点是价格便宜、重量轻、操纵简单。不足是仅有十分有限的被动功能;且腕部粗大影响美观。这种假肢适用于放弃佩戴功能性假肢的腕关节离断者。

2. 索控式腕离断假肢　由机械手头、前臂接受腔和开手的牵控系统构成。借助肩背带来完成假手的抓握运动,由于残肢保留有较好的前臂旋转功能,故可用残肢直接带动假手做旋前及旋后运动。高达肘下的全接触式接受腔通过残肢远端的膨大部分就足以保证残肢的悬吊稳定性,且不妨碍其旋前、旋后运动,但必须佩戴背带控制系统来控制手部装置的功能活动。外臂筒构成假肢的外形并与手部装置相连接。索控式腕离断假肢适用于需要佩戴功能性假肢而不能佩戴肌电假肢的腕关节离断者。

3. 肌电控制腕离断假肢　依靠肌电信号来控制假手的功能活动，电极装在接受腔内。外臂筒构成假肢的外形，导线、电极和可充电电池都装在接受腔内，固定在臂筒远端上的连接盘将臂筒与电动腕手机构相连接。肌电控制腕离断假肢适用于需要装配功能性假肢，且有足够的肌电信号来控制电动手的腕关节离断者。

（三）前臂假肢

为了代偿前臂截肢者缺失肢体的功能，可为其装配一具前臂假肢。前臂假肢由腕手机构、接受腔、控制部分和连接件几部分组成（图 2-38）。

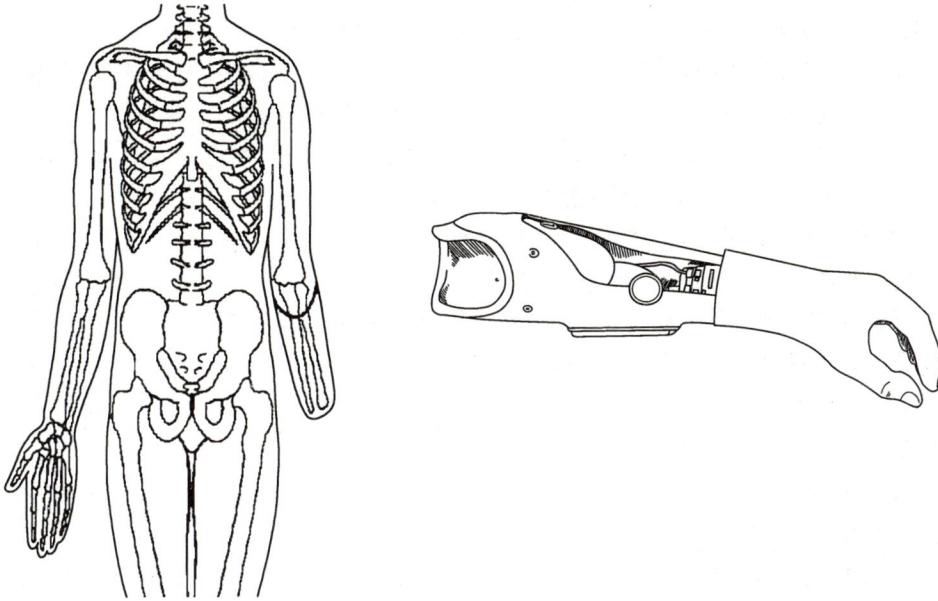

图 2-38　前臂假肢

1. 腕手机构　俗称手头，内部的机械骨架俗称手架，套在外面的装饰塑胶套俗称手皮。对于前臂假肢，腕手机构对其功能起主要作用。

有相当一部分人更看重假肢的外观，因而配置装饰假肢，也称美容假肢。这类假肢内部是金属骨架，外包海绵，最外层是硅胶加长手皮，外观十分逼真。装饰假肢不具备动作功能，一种手头靠弹簧常闭，可以被动地被健手打开；另一种手头没有弹簧装置，手指内部骨架是软金属丝，可以被动地由健手弯曲成截肢者需要的形态。

为了增加假肢的功能，人们设计了索控假肢，通过肩部关节的相对位置改变拉动绳索实现手掌开合及旋腕动作。手头有常开型和常闭型两类（图 2-39）：常闭型假肢的拇指和其他手指处于对掌闭合位，依靠弹簧提供闭合转矩，截肢者通过体位变化牵拉控制索使手张开。这类假肢机构简单，持物时不用持续用力，但截肢者不易控制握力大小。常开型假肢

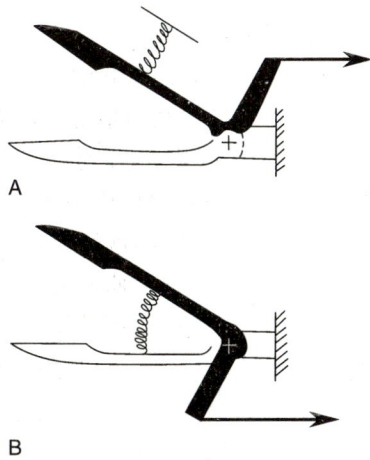

图 2-39　索控手头的类型

A. 常闭型索控手头；B. 常开型索控手头。

与常闭型相反,弹簧提供张开转矩使手头处于张开状态,截肢者通过控制绳索拉力来控制手头握力。由于其结构更复杂,并且在抓握物体时需要持续用力,能耗大,故我国截肢者很少使用。

肌电手头利用电池动力驱动电机可以实现旋腕(内、外旋)、对掌闭合及张开等动作,随着锂电池和电机技术的提高,现在的肌电手续航时间大大增加,重量也有所减轻,因此,前臂肌电手已经得到广泛使用。肌电假肢使用身体以外的电力作为动力源,称为体外力源假肢;索控手和绝大部分下肢假肢都利用自身身体的力量为动力,称为自身力源假肢。

2. 接受腔　和下肢类似,上肢假肢也需要接受腔把残肢和假肢结合在一起;不同的是,上肢接受腔对承重的要求不如下肢假肢高,更重视接受腔的定位性、悬吊性和前臂的旋转功能。另外,肌电假手的电极就安放在接受腔内。常见的前臂接受腔有以下几种形式。

(1)插入式接受腔:适用于残肢长度为前臂长度55%~80%的截肢患者。依靠较大面积的残肢与接受腔的接触面,可稳定悬吊和控制,且避免了包容肘部而妨碍残肢旋转功能的利用。

(2)全接触式接受腔:即残肢残端全面与接受腔接触。根据残肢的长度,接受腔上缘的高度就有所不同,短残肢时接受腔的上缘更高些,长残肢时接受腔的上缘更低些。

(3)明斯特式接受腔(Münster socket):明斯特式接受腔是一种肱骨髁上悬吊型接受腔,采用包容肱骨髁和尺骨鹰嘴上部的悬吊,接受腔口型尽量接近肱二头肌腱,口型成一个腱槽,可省去固定于上臂的皮围背带、环带和肘关节铰链。这种接受腔适用范围广,适用于各种前臂截肢患者,尤其适用于安装前臂肌电假手的患者。

(4)西北大学式接受腔(Northwestern University socket):美国西北大学式接受腔为明斯特式接受腔的改进型,它与明斯特式接受腔的区别在于接受腔的前臂肘弯处根据前臂残肢长度割出一定长度的口型。由于前侧开口,更适宜肘关节的屈伸动作。另外,髁部的包容性和弹性更大,更适用于中残肢、长残肢。

3. 控制部分　下肢假肢很少使用主动型控制部件,而上肢假肢的控制部分对整个假肢的功能起到重要的作用。

(1)索控系统(control cable system):索控假手的控制部分由肩部背带和控制绳索组成,肩部的内收或外展等运动会牵拉控制绳索,从而实现手头的运动。控制索功能的执行情况取决于肩胛带的活动度、残肢的条件,以及肌力的状况,接受腔要依靠背带悬吊于肩胛带上。可分为:①单项索控系统(single control cable system),是用一根绳索进行单一控制的系统,其代表性的系统是索控式前臂假肢的手部装置操纵系统。前臂假肢的牵引带没有弹性,通过控制索控制手部装置的开闭。②双重索控系统(dual control cable system),是用一根绳索起到两个控制效果的控制系统。一般用在索控式肩部和索控式上臂假肢上,用来操纵肘关节的屈曲和手部装置的开闭。③三重索控系统(triple control cable system),是采用三组单式控制索控制上肢假肢的系统。例如直接式肩胛离断假肢通过肩胛带的运动带动背带来控制,分别控制手部装置、屈肘和锁肘。④钢丝套索,即鲍登索(Bowden cable),是索控式假肢中用于传递动作的部件,由易弯曲的钢丝缆索和包覆在外部的金属软套管构成,类似于自行车线闸的带弹簧套管的钢丝套,其特点是牵引力的传递效率高。

(2)肌电控制系统:肌电假手的控制部分由感应电极、放大器、开关电路、驱动电机和电池等组成。感应电极放在残肢相应部位,可以采集残存手神经的微弱电压变化,这些肌电信号通过放大器放大后,控制开关电路,从而驱动电机实现手头运动。

4. 连接件　手头和接受腔通过连接件结合在一起,前臂的连接件以壳体连接为主,有些假手接受腔和连接件融为一体,控制部分藏于其中。

近年来,随着新技术的不断采用,不断有新型上肢假肢产品研制出来,例如美国推出了手指会动的肌电假手,假手指有和真手指同样数量的关节;还有在指尖安放压力、温度传感器的假手,号称有感觉的手,经过训练的截肢者可以拿起鸡蛋而不会把鸡蛋捏碎。

(四)肘离断假肢

在结构上,肘离断假肢与上臂假肢类似,不同的是肘离断假肢接受腔为全接触式,借助肱骨髁的膨大部分进行悬吊。

1. 装饰性肘离断假肢　接受腔可以不用肩带,其上缘在肩下,不妨碍肩关节的活动。外臂筒借助侧铰链与假肢前臂相连接,肘关节铰链可自由运动或由线闸操纵。这种假肢适用于放弃佩戴功能性假肢的肘关节离断者。

2. 索控式肘离断假肢　其腕手装置采用与前臂假肢相同的机构,前臂筒多用塑料制成,上臂接受腔用纤维增强树脂层压成型。索控式肘离断假肢适用于要求佩戴功能性假肢而不能佩戴肌电假肢的肘关节离断者。

3. 肌电控制肘离断假肢　结构上与上臂假肢类似,适用于要求佩戴功能性假肢,且有足够强的肌电信号的肘关节离断者。

肘离断假肢也可以采用混合力源配置,和上臂假肢类似。

(五)上臂假肢

对于肱骨截肢(上臂截肢)者,需要配置上臂假肢,也称上臂假手。上臂假手在结构上与前臂假手类似,但有两处不同:一是增加肘关节;二是接受腔悬吊要靠肩部和背带(图2-40)。

1. 上臂假肢接受腔　肱骨截肢后,接受腔无法像前臂假肢一样利用肱骨髁和尺骨鹰嘴的隆起悬吊,只能求助于肩部,依靠对肩关节、肩胛带的包容实现悬吊和定位,并且要加肩部背带固定。背带(harness)穿戴在肩部、胸廓等处,不但用于悬吊上肢假肢,而且将上肢、肩部、胸廓等相对位置变化转换为绳索牵引力以控制假手的动作。背带既起到悬吊和固定假肢的作用,又是索控系统的基础。

2. 假肢肘关节　正常人的肘关节是一种复合关节,主要完成屈曲与伸展动作,同时肘关节屈曲时前臂的旋转也起很大作用。在设计上肢假肢的肘关节机构时,要考虑代偿屈曲功能,使假肢前臂做屈曲动作,同时又能以最小的力使肘部固定于任意屈曲角度。

(1)装饰性假肢的肘关节(图2-41):装饰性假肢中的肘关节常用的是一种单轴式机构,有带锁和不带锁之分,每种关节又可分为组件式或塑料外壳式。

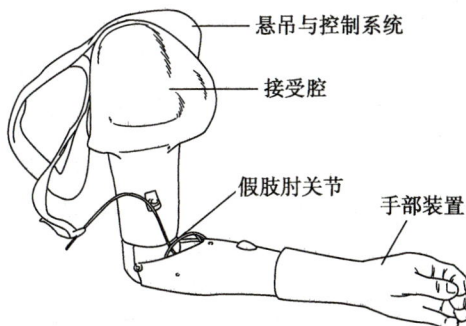

图2-40　上臂假肢

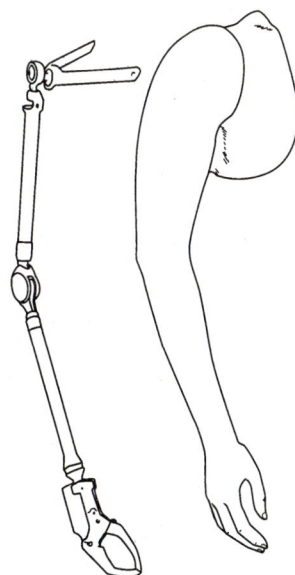

图2-41　装饰性上臂假肢

（2）索控式假肢的肘关节：索控式上肢假肢的肘关节常用类型有索控式单轴肘关节和铰链式肘关节。一般采用被动式侧面带锁的铰链，可使肘关节被动地固定在数种屈肘位上。假肢的功能活动是借助残肢的运动及肩胛带牵引索来完成，其三重控制索分别控制手部装置、屈肘和锁肘。

（3）肌电控制假肢的肘关节：利用上臂残肢肌电信号控制肘关节。

3. 混合力源上臂假肢　采用自身力源和体外力源相结合的形式，接受腔形式同索控式假肢，外臂筒包住电极和导线，电极装在接受腔内；臂筒借助单轴关节与假肢前臂相连接。肘关节铰链可自由运动或者用线闸控制；肘关节靠肩背带来驱动，屈肘和锁肘功能活动受肩带控制；而假手的功能活动由肌电系统控制；腕手装置与前臂假肢相同，且可互换。

（六）肩离断假肢

肩离断假肢较上臂假肢增加了一个肩关节，主要代偿肩部的屈曲和外展功能。

1. 肩离断假肢的接受腔和上臂接受腔类似。

2. 装饰性假肢的肩关节　普遍使用万向球式肩关节，可在任意方向活动。

3. 索控式假肢的肩关节　上述装饰性假肢的肩关节也可用于索控式假肢中，此外还用于上肢带摘除患者。主要类型有隔板式肩关节和万向球式肩关节。

二、选配

上肢假肢与截肢的关系见表 2-4。

表 2-4 上肢假肢与截肢的关系

上肢假肢	上肢截肢
肩离断假肢	肩胛带离断
	肩关节离断
上臂假肢	上臂截肢
肘离断假肢	肘关节离断
前臂假肢	前臂截肢
腕离断假肢	腕关节离断
部分手假肢	部分手切除
	截指

（一）部分手假肢的选配

1. 人的手指功能大都体现在拇指相对于示指和中指的运动中，这 3 个手指远节截肢后，只要残指皮肤感觉良好，捏取、侧取功能存在，则不必装假手指。

2. 拇指、示指或中指全部切除，应装配假手指，这不但弥补缺损，而且可以有限恢复对掌功能。其他掌部截肢只要残肢部位没有明显畸形，建议装配硅橡胶美容手指。

3. 对于第一腕掌离断合并经掌骨远侧截肢而腕关节功能良好的截肢者，可以选择掌骨截肢假肢（图 2-42），这种假肢的手部由多轴连杆系统构成，以患者的伸腕、屈腕运动为动力来完成开手、闭手动作。

（二）腕离断假肢的选配

1. 腕关节离断残肢保留了前臂良好的旋前、旋后功能，如果有可能，建议选用肌电假肢，也可选择索控假手或美容假手。

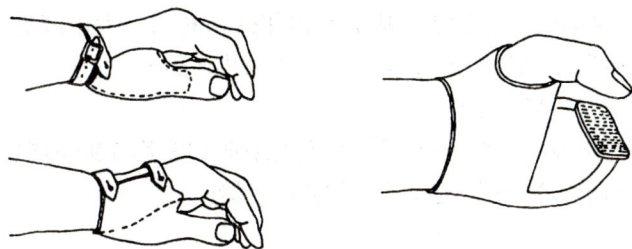

图 2-42　掌骨截肢假肢

2. 腕离断假肢与前臂假肢类似,不同之处在于腕离断假肢应比健手小一号;应尽量选择软性内接受腔,利用腕部悬吊,而不需要肱骨髁上悬吊。

3. 前臂长残肢的假肢选配参照腕关节离断。

(三) 前臂假肢的选配

对于前臂截肢的患者,肌电假手是很好的选择。经过训练的截肢者使用肌电假手可以配合健手穿衣、做饭、抽烟等,基本实现生活自理。

(四) 肘离断假肢的选配

1. 与上臂假肢类似,但是接受腔采用肱骨髁部悬吊,无须肩部悬吊。

2. 肘关节使用双侧铰链结构。

3. 前臂极短残肢的假肢选配参照肘关节离断。

(五) 上臂假肢的选配

需从事劳动的上臂截肢者,一般不宜选择没有动作功能的装饰假手。如果经济条件允许,建议选择肌电控制假手。不过,由于多了一个肘关节,重量增加较多,耗电大,体力劳动时电池消耗更大,频繁更换电池也不方便。混合力源配置也是一种不错的选择,前臂用肌电控制,肘部使用机械关节,这样可以减轻整条假手的重量,降低电池消耗,动作功能比索控假手多。如果经济条件较差,建议选择索控假手,轻便、耐用、价格便宜,还可以完成一些简单的动作,适合于劳动。

肱骨截肢丧失了腕与肘两个关节,上臂假肢的代偿功能有限,且操作烦琐、重量大、价格昂贵,所以许多人,特别是单侧截肢者会选用轻巧、漂亮的装饰假手。上臂和肩离断美容假手采用与下肢假肢类似的骨骼式结构,硅橡胶仿真手皮,内部填充海绵,有很好的视觉和触觉效果。

(六) 肩离断假肢的选配

肩关节离断和肩胛带离断截肢后,截肢者肩关节功能也随之丧失,目前虽然有这类肌电假手和机械假手,但是制作难度大、成本高、重量大、操作控制难度大,而且恢复的功能十分有限,因此,绝大多数截肢者都选择装饰假手。

上臂极短残肢的假肢选配参照肩关节离断。

(七) 双侧截肢的选配

对于上肢双侧截肢者,如果条件允许,至少装配一条肌电假手,以求尽可能多地恢复上肢的主动运动功能。

三、装配后的康复治疗

即使假手设计制作得再灵巧,如果没有患者的主观努力,或者缺乏必要的功能训练,也不能充分发挥其功能。

(一) 索控假肢的训练

上肢假肢控制训练是为了使患者能准确、熟练地控制假肢的动作。不同索控上肢假肢的控制牵引装置有所不同,但其操纵的基本方式却是相同的。为了能近乎自然地操纵上肢假肢,必须掌握好几种基本的控制动作和这些动作的协调组合。

1. 残肢和肩部的五种基本动作训练

(1)肩胛骨外移控制动作(图 2-43):这是双侧肩胛骨围绕胸廓外移(离开脊柱)的动作,常与双侧肩关节前屈动作联合用于控制假手的开手动作。

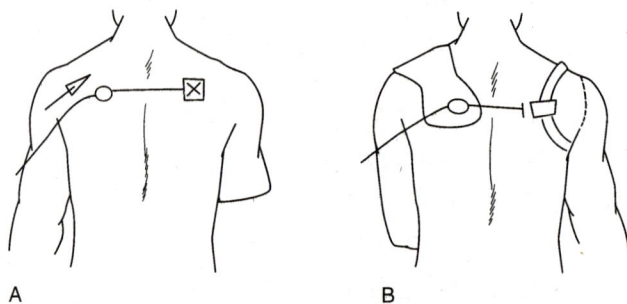

图 2-43 肩胛骨外移控制动作
A. 控制动作原理;B. 牵引索装配形式

(2)升肩控制动作(图 2-44):上臂假肢的三重控制系统中常以残肢一侧肩部升高运动作为肘关节锁的开锁动力源。在残肢侧肩部升高时,健侧肩部必须保持静止,作为牵引索一端的稳定的支点,当残肢侧提肩时才能产生相对位移。

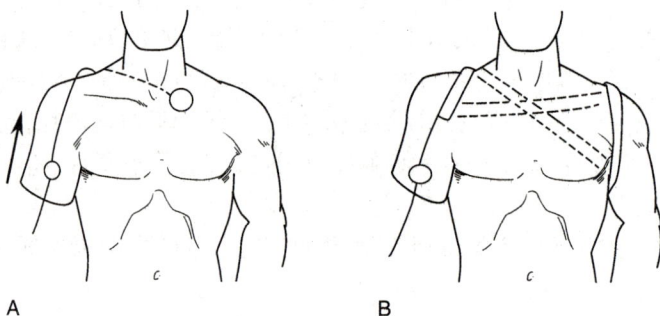

图 2-44 升肩控制动作
A. 控制动作原理;B. 牵引索装配形式

(3)肩关节前屈和后伸控制动作(图 2-45):残肢侧肩关节的前屈运动是控制上臂假肢开手(或闭手)动作的动力源,残肢侧肩关节前屈时,健侧肩部应该保持相对静止,这样才能形成控制假肢所必需的牵引位移。肩关节后伸运动实际上是一个组合动作,它是由残肢侧肩关节的后伸与同侧肩胛骨围绕胸廓的前移组合的动作。

(4)前臂旋前、旋后控制动作:前臂残肢的旋前、旋后控制动作,常用于腕离断假肢或前臂长残肢假肢的控制。对于前臂长残肢假肢者,可以通过增设一旋转机构,利用残存的旋前、旋后功能来控制前臂假肢的旋转;还可以采用一种增幅的旋转机构,通过残余的前臂旋前、旋后动作当作力源,增加前臂旋前、旋后的范围。目前已经有人利用前臂残余的旋前、旋后动作触动微动开关控制肌电假手。

熟练地掌握了上述几个基本动作后,再针对截肢者的假手控制系统进行组合动作的训练。

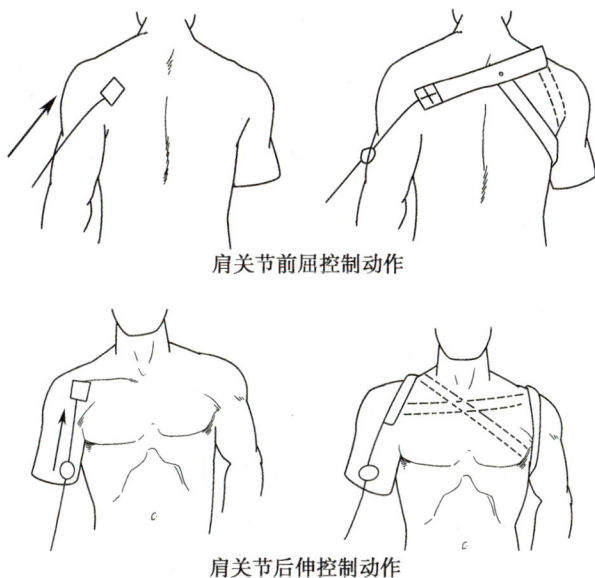

肩关节前屈控制动作

肩关节后伸控制动作

图 2-45 肩关节前屈和后伸控制动作

2. 前臂假肢的控制训练 前臂假肢控制训练的内容主要包括假肢的穿脱、屈肘和机械假手的控制,以及被动地完成腕关节的屈伸、旋转动作。

(1)前臂假肢的穿、脱训练:①单前臂截肢者穿脱假肢的方法。单侧前臂截肢者完全可以自行穿脱假肢,穿戴时先用健手将"8"字形肩吊带按试样时试好的松紧度,一端连接于肘吊带上,另一端连接在牵引带上,再将残肢伸进臂筒,健肢伸入"8"字带的套环内,接着做几个耸肩动作,使"8"字带套于健侧腋下,且使"8"字带交叉点处于背部正中,有皮上鞘的,系好上鞘的皮带即可。脱假肢时,先将"8"字带脱下,然后将残肢从臂筒内抽出。②双前臂截肢者穿脱假肢的方法。第一次穿脱假肢时,应由假肢技师或康复治疗师帮助,先将假肢的固定牵引装置按试样时调整好的松紧度连接好,然后放在便于截肢者穿戴的地方;穿戴时,截肢者背向假肢站立,双臂后伸,将两侧的残肢分别伸入左、右臂筒内,然后抬起双臂,像穿衣服一样,借助于假肢的固定牵引装置,将整个假肢悬挂在截肢者的双肩上,待检查各部分的位置适合后,系好上鞘的带子即可。解脱假肢的顺序与穿戴时相反。如果残肢的软组织较多、残肢较短小,则在穿脱假肢时亦可不解开上鞘的带子,这样会简化穿脱,使双侧截肢者更方便地自行完成假肢的穿脱。

(2)前臂假肢的屈肘训练:前臂截肢者的肘关节还具有较强的屈曲能力,因此可由残肢做屈肘运动,通过肘关节铰链带动假肢的前臂屈曲。

(3)开手训练:根据日常生活活动和工作的需要,截肢者的开手动作分为两种,一种是无须屈肘的开手,适于远体工作;另一种是屈肘开手,适于近体工作。开手训练内容包括:①无须屈肘的开手。健侧肩静止不动,作为支点,截肢侧做肩胛骨前移、肩关节前屈和沉肩运动,肘关节伸展,用"8"字形肩吊带拉动开手牵引索,假手便可张开。②屈肘开手。先屈肘,然后再按上述方法开手,此时主要是依靠肩胛骨前移、肩关节前屈和沉肩动作开手。

(4)腕关节的屈伸和旋转:索控前臂假肢腕关节的屈伸和旋转都是被动运动的,需要借助于另一只手或外界的帮助才能实现。只要向截肢者说明腕关节机构的操作方法,注意屈腕(或伸腕)时先按动其压钮,截肢者很快就可以掌握。

3. 上臂假肢的控制训练 由于上臂假肢的结构比较复杂,和前臂假肢相比,控制使用也较为困难,所以其控制训练更为重要。

(1)假肢的穿、脱训练：①单上臂截肢者穿脱假肢的方法。单上臂截肢者完全可以自行穿脱假肢。穿戴时，先用健手将假肢的固定牵引装置按试样时试好的松紧度连接好，然后将残肢伸入假肢的上臂筒内，将肩锁带置于残侧肩上，再将胸部带套在对侧腋下即可。脱假肢的顺序与穿戴时相反。如果是采用"8"字形肩吊带，则和前臂假肢的穿脱方法相同。②对于双上臂截肢或一侧上臂一侧前臂截肢的截肢者，其穿脱假肢的方法如同双前臂截肢患者的方法。开始时应由假肢技师或康复治疗师帮助穿脱，日后除了胸围带和牵引带的松紧必要时需请他人帮助调节外，一般截肢者可以自行完成穿脱假肢。

(2)三重控制索系统的使用：①屈肘。上臂残肢用力做后伸运动，拉动屈肘牵引索，假肢肘关节即可屈曲。由于上述主动屈肘动作比较费力，使用者常常是利用残肢的摆动使假肢依靠惯性力屈肘，但此法屈肘角度不易控制。屈肘时上臂残肢肩关节的后伸运动应始终在矢状面上(只可前后运动)，并且肩胛带必须保持相对静止。②锁肘。当肘关节屈曲到所需要的角度时，放松屈肘牵引索，肘关节自锁机构便自动锁住、定位。③开肘锁。使上臂假肢从屈肘位恢复到伸展位，需通过残端肩胛带的升高动作(可配合以内收)拉动松锁牵引索，打开肘关节锁，肘关节依靠前臂和手的重力恢复到伸展位。④开手。先做肩关节后伸动作，屈曲肘关节，待屈肘到一定角度，自锁定位后，再进行肩关节屈曲牵拉开手牵引索达到开手。⑤闭手。放松开手牵引索，依靠假手内的弹簧闭手、取物、持物(图2-46)。

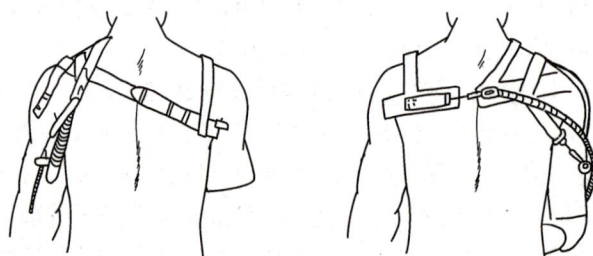

图2-46　上臂假肢的三重控制索系统

(3)双重控制索系统的使用：①屈肘。双侧肩胛骨围绕胸廓前移，肩肱关节前屈牵拉背部的牵引线进行屈肘。为了屈肘时能够省力，可以适当地外展肩肱关节。②锁肘。当屈肘达到所需要的角度时，下降肩胛带可以锁住肘关节。③开手。当肘关节被锁住后，再一次重复屈肘的动作则转换为开手。④闭手。当放松背部牵引线时假手依靠手内弹簧的弹力闭手。⑤开肘锁。再一次下降肩胛带可以打开肘锁。双重控制索系统机构简单，容易操作，但必须设置能交替开锁、闭锁的肘关节锁(图2-47)。

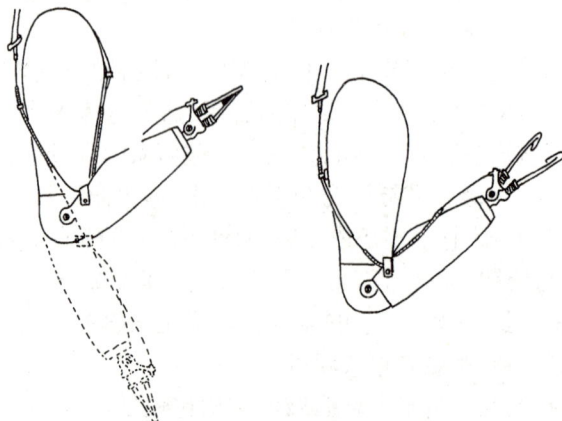

图2-47　上臂假肢的双重控制索系统

（二）肌电假肢的训练

见第一节"六、截肢后的康复治疗"。

（三）日常生活项目的训练

日常生活项目的训练不仅会使截肢者掌握一些实际使用假肢的方法，而且也是截肢者扩大假肢用途的一种过渡。日常生活项目训练内容大部分列为双臂截肢者的必修课；单臂截肢者可选择部分双手活动项目进行训练。通过这些训练，可使截肢者基本上达到日常生活的自理和从事一些简单的工作。

1. 用具要适当　如吃饭时要使用叉子或汤匙，不能使用筷子；梳头时应当使用大一点的梳子。

2. 动作要适应假肢的结构特点　如转动收音机旋钮或打开水龙头时，由于假手指难以完成扭转动作，需利用假手指的推、拨动作去实现；从衣兜内取物时，最好用右手伸进左边的兜（或用左手伸进右边的兜），不能如同健全人那样用手伸进同侧的衣兜内取物。

3. 要充分利用假手的被动装置　如打电话拨号码时，要将假手（主手）的小指和无名指被动地处于完全屈曲位；举杯喝水或穿袜子时要使假手的腕关节机构被动地处于掌屈位；而写字时，要使假手被动地处于旋前约15°、掌屈约35°，小指与无名指被动地处于完全屈曲的状态。

4. 注意双手的配合动作　如打开牙膏时，用辅助手拿住牙膏的下部，用主手拨转牙膏盖；从衣兜里取工作证时，要先用一只假手托起兜底，使工作证露出一部分后再用另一只假手拿取。

5. 必要时可借助于辅助工具　如扣衣扣（特别是衣服上边的扣）时，使用专门制作的套钩；刺绣时要用特殊绣花绷子。

6. 日常生活中要为使用假手提供方便　如将衣服扣子（尤其是内衣）改为拉锁，以简化穿衣动作；牙膏盖、肥皂盒盖不要扣得很紧，以便于打开；保温瓶的水不要装得太满，等等。

四、康复评定

（一）上肢假肢的临床适配性检查

1. 与处方对照是否按处方要求制作，如果是复查应参照前一次的意见。

2. 假肢尺寸与重量

（1）假肢尺寸：对照处方检查相应尺寸，前臂假手肘关节轴到假手拇指的长度可比健侧短1cm，上臂手肘关节轴与肱骨外上髁的位置一致，前臂残侧可比健侧短1~2cm。

（2）假肢重量：腕手假肢≤0.3kg，前臂假肢≤0.5kg，上臂假肢≤0.8kg，肩关节离断假肢≤1.4kg。

3. 抗下垂、下拉力的稳定性检查　又称假肢移动长度的检查，戴上假肢后，让假肢处于臂伸直的位置，在末端装置上加上20kg的向下垂直牵引力，测定接受腔上缘的下滑距离。评定标准：接受腔下移的位移量应小于2cm。在同样条件下，取下假肢后，残肢皮肤应当无变色现象，肩吊带也不应有损伤。

4. 抗扭转力的稳定性　将肘关节固定在90°位，在手腕处（距肘关节轴30cm处）挂上弹簧秤，用1kg的力向内侧或外侧拉动前臂部，假肢不应有明显角度变化。

5. 前臂假肢的对线检查

（1）内容：前臂假肢的对线检查主要是检查腕关节的安装位置和角度。

（2）方法：①从侧面看，残肢的中心线是通过腕关节连接盘的后缘，腕关节连接盘与水平面保持5°~10°的屈曲位；②从前面看，自肩峰引下的垂线通过腕关节连接盘的中心，腕关节连接盘应与水平面成5°~10°的内收角。

6. 上臂假肢的对线检查

(1)内容：主要检查肘关节的安装位置和角度。

(2)方法：①从侧面看，残肢的中心线是通过腕关节连接盘后缘，连接盘与水平面成 5°~10° 的前倾角；②从前面看，自肩峰引下的垂线通过连接盘中心，连接盘面内收 5°~10°。

7. 肩离断假肢的对线检查

(1)内容：主要确定肩关节的安装位置与角度。

(2)方法：①从侧面看，肩关节的中轴线与自肩峰引下的垂线呈 5°~10° 的屈曲位；②从前面看，肩关节相对于自肩峰引下的垂线内收 5°~10°；③从顶部看，肩关节相对于通过肩峰的人体中心线内旋 5°~10°。

8. 其他检查　肘关节屈曲度、操控效率检查，肌电假肢的误动作检查，指尖压力、开手距离、噪声检查等。

(二)上肢假肢的代偿功能评定

1. 单侧上肢假肢的功能评定　单侧上肢截肢者，有一侧上肢存在，在进行假肢训练的同时，应该同时帮助其训练健肢与假肢的协同功能，这时假手主要起辅助作用。上肢假肢代偿功能的评定可参照《上肢假肢的基本功能要求》(表 2-5)、《前臂索控假肢的评定》(表 2-6)和《肩离断和上臂假肢的评定》(表 2-7)。

表 2-5　上肢假肢的基本功能要求

项目	假手指	部分手假肢	前臂假肢	上臂假肢
抓住	能	—	能	能
举起、搬运	能	—	能	—
操纵	能	—	能	—
释放	能	—	能	能
拉	能	能	能	能
伸	能	能	能	能
转动或旋转	能	—	—	—

注："—" 不属于硬性要求的项目

表 2-6　前臂索控假肢的评定

检查项目	结果			标准
假肢穿上和脱下时肘的屈曲度	穿上时 脱下时		度 度	穿上和脱下假肢时，其主动屈曲度必须相同
假肢穿上和脱下时前臂的旋转度	穿上时 脱下时		度 度	穿上时的主动旋转角度必须是脱下时的 1/2
控制系统的操作效率	%			效率必须是 70% 以上
肘屈曲 90° 时钩状手和手开大率或闭合率	%			主动开大、闭合的程度必须完全达到被动开大、闭合的程度
在嘴和裤子前面纽扣两处位置，钩状手或手的开大和闭合	嘴　　　cm 裤子纽扣　cm	% %		肘屈曲 90° 时，其主动完全开、闭必须达到 70% 以上
对下垂拉力的稳定性(移动长度)	cm			位移量 ≤2cm
适合状况和接受腔压迫时的舒适程度				向接受腔施加压力，患者不应出现不舒适或疼痛感

注：效率 = 张开钩状手所需的力 ×100%/ 拉动牵引索所需的力

表 2-7　肩离断和上臂假肢的评定

检查项目	结果		标准
	上臂	肩离断	
穿上假肢时残肢的可动范围		屈曲度 伸展度 外展度 旋转度	屈曲 90°（健 180°） 伸展 30°（健 60°） 外展 90°（健 180°） 旋转 45°（健 60°）
假肢肘的屈曲范围	度	度	假肢肘的屈曲 135°
穿上假肢时，肘的主动屈曲范围	度	度	肘完全屈曲 135°
肘完全屈曲所需肩的屈曲角度	度	度	肩的屈曲角度不应超过 45°
肘屈曲（90° 以上）所需的力量	kg	kg	不应超过 4.5kg
控制系统的操作效率	%	%	效率至少要在 50%
肘屈曲 90° 时，手指钩的开大或闭合	cm %	cm %	肘屈曲 90° 时，末端装置应完全开大或闭合
在嘴和裤子前面纽扣的两处位置，手指钩的开大或闭合	嘴　cm 　　% 裤子纽扣　cm 　　%	嘴　cm 　　% 裤子纽扣　cm 　　%	末端手部装置的开大或闭合至少要达到 50%
接受腔对扭力的稳定性	度	度	距肘轴心约 30cm 的远端位置，旋转度必须抵抗约 1kg 的牵引力
对下垂拉力的稳定性	cm	cm	加 20kg 左右牵引力，接受腔离开残肢下移不大于 2cm
适合状况和接受腔压迫时的舒适程度			接受腔施加的压力不应使患者有不舒适或疼痛感

　　2. 双上肢假肢的功能评定　按照《双上肢假肢的评定》（表 2-8）对双上肢假肢进行功能评定。

表 2-8　双上肢假肢的评定

日常生活动作项目	前臂假肢		上臂假肢	
	完成次数	所需时间 /min	完成次数	所需时间 /min
穿衣服、扣衣扣	1	5	1	15
系腰带	1	1	1	3
穿袜子	1	3	1	9
系鞋带	1	3	1	3
叠被	1	1	—	—
打开水龙头	12	1	6	1
打开牙膏盖，取牙膏	1	1	1	2
打开肥皂盒	12	1	—	—
拧干湿毛巾	1	1	—	—
拿起梳子	6	1	—	—

续表

日常生活动作项目	前臂假肢		上臂假肢	
	完成次数	所需时间 /min	完成次数	所需时间 /min
拿起羹匙	3	1	3	1
拿起馒头	12	1	6	1
提暖瓶倒水	1	1	1	2
端起口杯	12	1	2	1
划火柴	2	1	1	2
旋转门把手	10	1	4	2
用钥匙开锁	1	2	—	—
拿起钢笔	4	1	1	1
打电话	1	1	—	—
开关电灯	12	1	2	1
打开收音机、电视机	12	1	6	1
从衣兜内取工作证	1	2	—	—
拾取硬币	4	1	—	—
解大便、小便	做到	不限时间	做到	不限时间

注:
(1)双上肢截肢者能争取在标准时间内完成一些必要的日常生活动作项目。
(2)在拿起、使用和放下物体时,动作应自然。
(3)在使用物体的过程中,不得出现物体松脱或其他不安全的现象。
(4)"—"不属于硬性要求的项目。

3. 上肢肌电假肢的功能评定 按照《肌电假手的基本功能评定》(表 2-9),对肌电假肢的功能进行评定。

表 2-9 肌电假手的基本功能评定

动作项目	前臂假肢	上臂假肢
开手控制速度 /(mm·s⁻¹)	≥80	
闭手控制速度 /(mm·s⁻¹)	≥80	
旋腕控制速度 /(rad·s⁻¹)	≥0.7	
最大开手距离 /mm	≥95	
指端压力 /N	≥30	
指端自锁阻力 /N	≥58.8	
旋腕角度	≥200°	
腕自锁力矩 /(N·m)	≥0.98	
屈肘速度 /(rad·s⁻¹)	—	≥0.52
屈肘角度	—	5°~135°
肘自锁力矩 /(N·m)	≥5.88	
自锁性能	任意位置	

续表

动作项目		前臂假肢	上臂假肢
开闭手、旋腕联动功能		正常	
噪声 /dB		≤45	
负载电流	开手、闭手	最大空载电流≤120mA 最大负载电流≤450mA	
	旋腕	最大空载电流≤120mA 最大负载电流≤200mA	
	屈肘	最大空载电流≤350mA 最大负载电流≤600mA	

注:"—"不属于硬性要求的

（刘夕东　陈盼盼）

复习思考题

1. 论述截肢后安装假肢前的康复评定。
2. 简述小腿假肢接受腔的分类。
3. 简述双大腿截肢膝关节选配的原则。
4. 简述上肢肌电信号训练原则。

ER-3-1

PPT 课件

第三章

矫 形 器

第一节 概 论

一、定义

矫形器(orthosis),是用于改变神经肌肉、骨骼系统结构和功能特性的体外使用装置。矫形器学(orthotics)是一门专门研究使用矫形器治疗患者功能障碍的学科。

矫形器应用于四肢、躯干等部位,通过力的作用,实现其固定、矫正、保护等作用,治疗骨骼、关节、肌肉和神经疾患并补偿其功能。矫形器在临床应用十分广泛,如骨折使用矫形器固定,利于骨折修复;先天性髋关节发育不良,使用蛙式矫形器,利于患儿股骨头或髋臼发育;常见疾病如偏瘫、脑瘫、截瘫等,都需要相应的矫形器辅助患者功能训练或代偿其部分功能。

随着康复医学和矫形器技术的发展,人们已将矫形器技术与物理治疗、作业治疗、言语治疗列为同等重要的康复治疗技术。我国卫生主管部门要求全国三级甲等医院康复科必须建立矫形器室。

二、基本功能

(一)固定功能

维持躯干和肢体关节的生物力学对线关系,限制关节的异常活动范围,在康复治疗过程中合理调整关节活动范围,促进病变愈合。如脊柱和四肢关节、骨折术后或保守治疗使用的各种矫形器。

(二)保护功能

保护躯干、肢体的关节和软组织,避免运动损伤,促进机体结构或功能恢复。如防止膝关节损伤的护膝等。

(三) 代偿功能

代偿丧失的运动功能或辅助部分运动能力。如丧失步行能力的脊髓损伤患者,可使用截瘫矫形器实现平整路面步行。

(四) 预防、矫正畸形功能

给身体部位施加一定的压力来预防或矫正畸形。如脊柱侧凸矫形器采用"三点力学"原理,矫正脊柱三维畸形,用于特发性脊柱侧弯,但矫形器的矫正功能对成年人骨性的变形无效,尤其是成年人的骨性强直畸形。

(五) 免荷功能

将部分肢体悬空,转移承重部位,减轻病损肢体所受负荷,利于关节或肢体的修复。如坐骨承重的膝踝足矫形器将身体的承重部位从股骨头转移到坐骨,从而免除股骨头的压力帮助其修复,是治疗股骨头坏死的重要手段。

(六) 补偿肢体长度功能

通过下肢矫形器或矫形鞋的作用,使双下肢恢复等长状态,改善站立姿势和行走步态,防止骨盆倾斜、脊柱旋转等并发症的发生。

一些矫形器同时具备以上两个或两个以上的基本功能,如截瘫矫形器,可以辅助脊髓损伤患者步行,可以将下肢各关节固定在正确的位置起到保护作用,也可以矫正因肌肉痉挛或肌腱挛缩引起的踝关节畸形。

三、命名和分类

(一) 命名

历史上矫形器的名称很多,曾把矫形器称为夹板(splint)、支具(brace)、矫形器械(orthopedic appliance)、矫形装置(orthopedic device)、支持物(supporter)等。矫形器名称的杂乱、命名的不统一严重妨碍了矫形器的临床应用。

1960年,美国矫形外科医师学会、美国假肢矫形器教育委员会和美国假肢矫形器学会共同制定了系统的假肢矫形器术语,经过试用修改后成为国际假肢矫形器技术的统一术语。其中,矫形器的统一命名方法为:根据矫形器所包含的关节名称,将矫形器作用于人体各关节英文名称的第一个字母连在一起,再取矫形器英文"orthosis"中的第一个字母"O",组成不同矫形器的名称,如CO代表颈部矫形器,FAO代表踝足矫形器。

目前,所有支架在外的或称为外骨骼式的装置均统一称为矫形器(orthosis)。临床上有关矫形器的名称,如矫形器械、矫形装置、支具、支架、夹板等,都应称为矫形器。我国国家标准GB/T 16432—2016/ISO 9999:2011《康复辅助器具分类和术语》规范了矫形器的相关术语。包括:统一规范使用矫形器一词;将矫形器分为上肢矫形器、下肢矫形器、脊柱矫形器三大系统;根据矫形器所应用部位的关节名称来命名不同矫形器(表3-1)。

表3-1 常用矫形器按其应用部位的关节名称命名

中文名称	英文名称	缩写
指矫形器	finger orthoses	FO
手矫形器	hand orthoses	HO
腕手矫形器	wrist-hand orthoses	WHO
腕手手指矫形器	wrist-hand-finger orthoses	WHFO
肘矫形器	elbow orthoses	EO
肘腕手矫形器	elbow-wrist-hand orthoses	EWHO

续表

中文名称	英文名称	缩写
肩矫形器	shoulder orthoses	SO
肩肘矫形器	shoulder-elbow orthoses	SEO
肩肘腕手矫形器	shoulder-elbow-wrist-hand orthosis	SEWHO
足矫形器	foot orthoses	FO
踝足矫形器	ankle-foot orthoses	AFO
膝矫形器	knee orthoses	KO
膝踝足矫形器	knee-ankle-foot orthoses	KAFO
髋矫形器	hip orthoses	HO
髋膝矫形器	hip-knee orthoses	HKO
髋膝踝足矫形器	hip-knee-ankle-foot orthoses	HKAFO
颈部矫形器	cervical orthoses	CO
颈胸矫形器	cervico-thoracic orthoses	CTO
颈胸腰骶矫形器	cervico-thoraco-lumbo-sacral orthoses	CTLSO
胸腰骶矫形器	thoraco-lumbo-sacral orthoses	TLSO
腰骶矫形器	lumbo-sacral orthoses	LSO
骶髂矫形器	sacro-iliac orthoses	SIO

(二) 分类

矫形器的种类多且繁杂,分类的方法也很多,公认比较规范的是按应用部位分类的国家标准分类法,同时在临床上还有其他很多实用和常用的分类方法。

1. 按国际和国家标准分类　矫形器分为脊柱矫形器、上肢矫形器及下肢矫形器,并按应用部位的关节进一步分类,这一分类方法可以系统地将各种矫形器归入其所属类型。但是这种分类方法属于概括性质的分类方法,不能有效指明矫形器的具体功用、活动性能等具体性质,所以在临床应用时并不能以此分类来简单地处方。如特发性脊柱侧弯,应根据患者病情给予矫形器处方,如色努型、波士顿型、大阪医大型或密尔沃基型脊柱侧凸矫形器,而不能简单地处方为胸腰骶矫形器或颈胸腰骶矫形器。

2. 按矫形器的动力源分类　矫形器可分为自身力源矫形器、体外力源矫形器。

3. 按矫形器的作用与目的分类　矫形器可分为固定型矫形器、矫正型矫形器、免荷型矫形器、功能训练型矫形器、站立矫形器、牵引矫形器、夜间用矫形器等。

4. 按矫形器的主要制作材料分类　矫形器可分为热塑板材矫形器、金属框架式矫形器、皮制矫形器、碳纤矫形器、树脂矫形器、布制矫形器等。

5. 按产品状态分类　矫形器可分为成品矫形器、订制成品矫形器、订制矫形器。

6. 按照治疗的疾病命名　某些矫形器用于治疗特定的疾病,因此矫形器的命名与该疾病联系在一起。如马蹄内翻足矫形器、脊柱侧凸矫形器、截瘫矫形器、平足垫等。

7. 按人名或地名命名　国际上,有许多矫形器是用发明者的人名或所在地名字来命名的。它们通常有特定的结构形式,适用于特定的功能障碍。如色努式脊柱矫形器、费城颈托、洛仑兹髋脱位矫形器等。

四、处方

矫形器处方是矫形器适配应用过程中的重要内容,是康复医师和矫形器技师在对患者进行全面评定和分析的基础上,由康复医师开具的矫形器选配、制作处方。

矫形器处方要求康复医师掌握熟悉矫形器的种类、结构、原理和适应证等知识;在开具处方时根据患者病情,从生物力学角度考虑肢体存在的缺陷和需要解决的问题;然后在许多可用的矫形器中,根据情况选择最适合患者的矫形器。

矫形器处方要求切合实际,要将固定范围、体位及作用力的分布等制作要求详细写明。对复杂病例或有特殊要求者应与矫形器技师共同商定处方细节。具体的矫形器处方应包括以下几个方面的内容:

(一)康复综合评定

通过评定患者的关节主动、被动活动度,韧带稳定性,肌力等级,肌张力情况,关节或骨的畸形程度,肢体长度的差异,皮肤感觉情况,平衡能力,步态分析,手功能评定,心肺功能等综合情况分析出患者主要功能障碍。

(二)矫形器的生物力学

根据患者功能障碍情况确定矫形器的生物力学。通常,矫形器需要控制人体关节生物力学运动形式有:①自由(free,F),在规定的平面上允许自由运动。②助动(assist,A),应用外力增加某一运动的范围、速度或运动的力量。③阻动(resist,R),应用外力减少某一运动的范围、速度或运动的力量。④止动(stop,S),在某一特定方向上完全限制运动。⑤固定(hold,H),使某一关节的各方向都不能运动。例如:通常脑卒中患者受肌张力异常的影响,出现踝关节跖屈、足内翻,影响其步行质量,需订制踝足矫形器。若患者已经出现主动踝背屈动作,其矫形器可设计为踝关节背屈助动、跖屈阻动的动态踝足矫形器,这样既可以矫正步行中摆动期的垂足畸形,又可以帮助加强踝背屈动作的训练。

(三)确定矫形器的装配部位及名称

根据患者功能障碍情况确定矫形器装配部位及名称。比如腓总神经损伤后造成足下垂,其部位主要是踝关节,则矫形器的名称为踝足矫形器。

(四)选择矫形器的功能部件

根据患者功能障碍情况、矫形器的生物力学功能和矫形器的名称及部位,确定矫形器的功能部件。比如 L_3 脊髓损伤伴完全性截瘫使用膝踝足矫形器进行站立训练,其膝关节部件选择带锁膝关节,踝关节选择跖屈止动踝关节。

(五)确定施力的位置和方式

比如矫正式胸腰椎矫形器,通过肋骨、腋下、骨盆传导侧方三点压力来矫正脊柱侧弯和拉伸脊柱。

(六)选择矫形器的主要材料

矫形器的主要材料有①金属:不锈钢、铝合金、钛合金等。②塑料板材:低温塑料板材在 65~80℃的水温下变软,常温下恢复其硬度,具有记忆性、透明性、一致性等特点,是制作上肢矫形器的主要材料;高温板材在大约160℃的温度下变软,常温下恢复其硬度,较低温板材具有高强度的特点,是制作脊柱和下肢矫形器的主要材料。常用的有聚乙烯和聚丙烯,玻璃纤维或碳纤维增强塑料具有更高强度。③软质泡沫塑料、硅橡胶、皮革等材料。例如膝踝足矫形器主要结构件选用金属材料如不锈钢、钛合金,还是选用塑料件如聚丙烯、聚乙烯或者碳纤维增强材料,都是处方内容。目前多采用塑料制作矫形器,其特点是轻便、美观、易加工。

（七）穿戴时间

确定患者开始每天穿戴矫形器的时间，以及穿戴矫形器的总时间。

（八）特殊事项

患者特殊的需要及其注意的方面。

（九）复查记录

患者穿戴过程中复查情况的记录。

五、制作流程

矫形器技师根据矫形器处方进行矫形器的加工设计和制作。具体工作包括选择矫形器结构形式、具体材料、关节部分的种类，以及各种附加部件；然后加工制成半成品；在试用矫形器合格后制成成品。

矫形器多根据患者病情定制，也有部分矫形器是预先成批生产制造。

（一）定制矫形器的程序

矫形器技师进行矫形器处方对照、尺寸测量、取阴型、修阳型、抽真空、工作台对线、组装矫形器半成品、试样、加工成品。抽真空技术的使用使矫形器和肢体更吻合，是矫形器发展的重大突破。低温热塑板材制作的矫形器也可直接在患者身上塑形，临床应用操作更为简便。

（二）系列化、标准化的矫形器

设计矫形器的制作标准，再成批生产制成，如医用护肩、护膝等。

（三）临床适配性检查

1. 初检　初检是对制作的矫形器进行穿戴前的初步评估，一是检查矫形器是否达到处方要求；二是患者穿戴后是否存在质量问题；三是检查矫形器穿戴是否影响患者功能活动和训练。只有通过初检，才能允许将矫形器交付患者穿戴，若不符合上述要求应进行调整和修改。初检的矫形器多为没有完成的半成品。这样做容易修改、避免浪费。

2. 终检　通常由医生、治疗师、矫形器技师等专业人员共同协作完成，其主要的评估内容包括：矫形器的效果和质量，矫形器的外观等。

六、制作矫形器的常用设备和工具

矫形器制作的设备和工具需要根据矫形器的类型和材料进行选择，目前临床上多采用塑料材料制作矫形器，塑料矫形器轻便、美观、易加工，临床应用最为广泛。热塑材料分为高温热塑板材和低温热塑板材，其中低温热塑板材具有易加温、成本低、可在身体上直接塑型、加工过程简捷、便于调整等优点，在临床上应用越来越广泛。

（一）常用设备

1. 恒温水箱　用于低温热塑板材的加温，为电热式水箱。水温 0~100℃可调，并有恒温控制系统，面板上设有电源开关、指示灯、温度表或温度调节器。水箱上面有翻盖，以保持水的温度，下部设有出水阀。恒温水箱体积一般为 650mm×500mm×100mm，水容量为 20L。

2. 平板加热器　由支架、电阻加热板、顶盖、温度控制装置等组成，根据不同材料性能调节温度，能产生 0~300℃的恒温。当聚丙烯、聚乙烯塑料板材放入平板加热器后，通过直接传导热的作用使之软化，再放置于石膏阳模上塑形。

3. 烘箱　由箱体、定时器、温度控制器、过流过热保护电路、风扇、电热装置等组成。用于假肢、矫形器石膏阴型和阳型的烘干，也可对需要加热的物体加热，同时也可用于聚丙烯、聚乙烯塑料板材加热软化后塑形。

4. 打磨机 由调速电机、无级变速、高度调节装置、打磨头连接部件和吸尘管路等组成。用于假肢、矫形器边缘的打磨、抛光和修整处理。

5. 真空泵 在假肢接受腔的制作和矫形器热塑板材成型时使用,有两套独立控制的回路,每套有三个接口,附有湿气报警装置,并可以通过视觉、听觉反馈控制负压的大小。过滤器可以更换。

6. 缝纫机 普通缝纫机或多功能电动缝纫机均可,要求能缝制 1~6 层的布料,转速不要过快。电动缝纫机具有多种功能,使用时更灵活轻便。缝纫机用于缝制辅料,如固定带、尼龙搭扣等,也用于悬吊带、软性肢托的制作。

(二)常用工具

1. 热风枪 热风枪是假肢、矫形器制作中必备的设备,它由手把、温度控制器、过流过热保护电路、风扇、发热装置、出风筒等组成。用于假肢、矫形器的局部结构修改。

2. 石膏振动锯 用于石膏阴型、假肢接受腔及矫形器板材的切割。

3. 激光对线仪 激光对线仪是假肢矫形器制作中必备的设备,它用于对假肢和矫形器的准确对线。它由可充电电池、控制开关、激光发射装置、激光散射镜片、角度调节装置等组成。

4. 金工工具 各种型号的钢钳、石膏锉、修型刀、螺丝刀、台钳、钢锤等。用于材料的加工。

5. 剪刀 是裁剪过程中的基本工具。

(1)大力剪:该剪刀手柄比较长、粗大,剪刀口为齿状,剪切性能好。

(2)尖部钝形剪:裁剪时不会伤及皮肤和材料,操作安全。

(3)弧形剪:能剪出弧线,使矫形器弯曲部位更美观,将棱角部位修剪成圆角形。

(4)缝纫剪:是裁剪布料必备的工具。

6. 绘图工具 包括尺、铅笔、圆珠笔、记号笔等。

七、使用矫形器注意事项

1. 穿戴矫形器的效果要通过长期回访观察。

2. 矫形器的副作用 使用矫形器后,可以产生较好的治疗效果,但另一方面,使用矫形器后所带来的副作用也是不能否认的。应用矫形器时往往会带来两种主要的负面效应:一是导致躯干或肢体长期处于静止状态,即制动状态;二是使躯干和肢体长时间受压,即局部机体组织持续受到压力作用。可能产生的副作用主要包括:①失用性肌萎缩和肌无力;②关节僵硬挛缩;③骨质疏松;④加重肌肉痉挛程度;⑤皮肤损伤;⑥心理依赖。

3. 矫形器使用过程中的其他注意事项 为了预防上述副作用的产生,穿戴矫形器时一定要注意以下内容:①保证矫形器的制作、装配质量;②在保证治疗效果的前提下,尽量缩短使用时间;③穿戴期间,应适时脱下矫形器针对性地开展康复训练;④定期检查肌肉、关节、皮肤等的功能状态;⑤病情进一步好转时,尽可能早地逐步减少矫形器的使用时间。

第二节 上肢矫形器

上肢矫形器(upper limb orthosis)是用于整体或部分上肢的矫形器。上肢矫形器的基本作用包括:保持肢体的功能位以预防和矫正肢体畸形;控制关节活动范围以促进肌腱修复和关节愈合；提供上肢的助力或阻力以促进和加强上肢运动功能的恢复；提供辅助性的装置以帮助患者完成功能性的活动。

上肢矫形器的种类较多，尤其是手指和腕手矫形器的应用更为广泛，近年来随着矫形外科和康复医学的发展，特别是手外科的快速发展，上肢矫形器已成为上肢功能恢复的重要手段。

一、结构

(一) 基本结构

传统上肢矫形器主要由机械关节、支条、半月箍组成。上肢矫形器的机械关节相对下肢关节种类较少，常用的关节有自由活动式和角度可调式；支条和半月箍分别起侧方和前后方固定的作用。现代上肢矫形器多用低温热塑板材制作，低温热塑板材制成的整块托板代替了支条和半月箍，起到固定肢体的作用。大多数静态矫形器整体都由低温板材塑形而成；动态矫形器由关节、托板组成。

(二) 上肢矫形器的分类

1. 按作用部位不同　常见的上肢矫形器分为指矫形器、手矫形器、腕手矫形器、腕手手指矫形器、肘矫形器、肘腕手矫形器、肩矫形器、肩肘矫形器、肩肘腕手矫形器等。

2. 按设计的角度　分为静态上肢矫形器和动态上肢矫形器。静态上肢矫形器由静态结构部分和无弹性装置组成。它的作用是休息、制动或保护一个关节或身体的某一部分，减轻疼痛，预防软组织缩短或挛缩。动态矫形器多采用活动式和角度可调式机械关节，起到保护关节在可动范围内进行运动、补偿缺失或减弱的上肢功能等作用。

3. 按使用的目的　分为制动性、限制性、活动性及矫正性。

4. 按治疗阶段不同　分为临时用、治疗用及功能代偿用。

5. 按作用力的来源不同　分为单面型（掌面、背面和侧面）和圆周型。

6. 按制作材料不同　有石膏、塑料、金属、皮革等之分。

(三) 常用上肢矫形器

1. 指矫形器

(1) 手指固定矫形器：用于固定指间关节，使其保持屈曲或伸直的状态，有利于组织修复，利用三点力作用原理，对远端指间关节(DIP)、近端指间关节(PIP)过伸或过屈手指进行矫正。用于偏瘫痉挛、上肢神经损伤、手指骨折、手指畸形、类风湿关节炎、手指肌腱术后、手指肌腱挛缩等。常用类型有：

1) 锤状指矫形器：利用三点力作用，使DIP轻微过伸，PIP轻微屈曲，适用于锤状指，急性损伤者应使用6周，慢性损伤者使用8周(图3-1)。

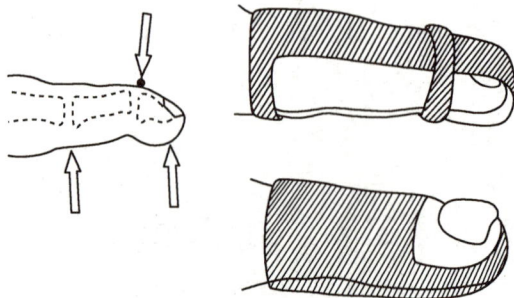

图3-1　锤状指矫形器

74

2) 鹅颈指矫形器: 通过三点力作用, 使 DIP 可运动, PIP 轻微屈, 用于掌指关节(MP)屈曲、PIP 关节过伸、DIP 关节屈曲、风湿性关节炎(图 3-2)。

3) 纽扣指矫形器: 通过三点力作用, 使 DIP 轻微屈, PIP 伸展位, 固定指间关节, 适用于风湿性关节炎引起的指间关节(IP)屈曲挛缩、"扣眼畸形" 和手指远节指损伤(图 3-3)。

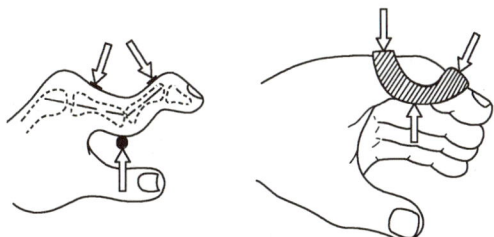

图 3-2 鹅颈指矫形器

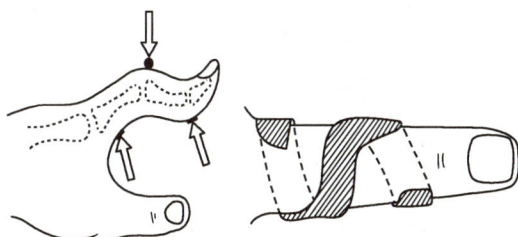

图 3-3 纽扣指矫形器

(2) 指间关节屈曲辅助矫形器或伸展辅助矫形器: 指间关节屈曲辅助矫形器或伸展辅助矫形器利用弹簧或橡皮筋向掌侧或背侧牵拉掌指关节, 适用于肌腱或神经损伤(图 3-4、图 3-5)。

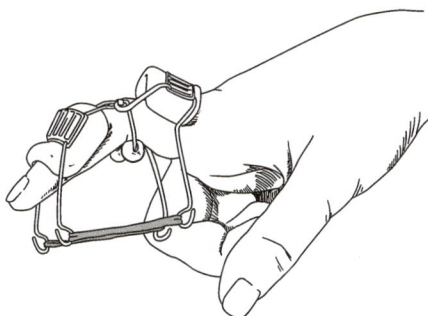

图 3-4 指间关节屈曲辅助矫形器

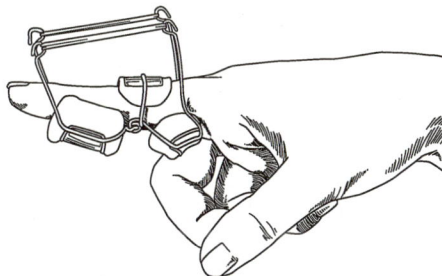

图 3-5 指间关节伸展辅助矫形器

2. 手矫形器

(1) 手固定矫形器: 用于将全部的手指固定在一定的位置, 保持手部功能。适用于偏瘫、烧伤瘢痕挛缩、掌指关节屈曲畸形等(图 3-6)。

(2) 掌指关节矫形器: 包括掌指关节屈曲辅助和伸展辅助矫形器, 其利用橡皮筋和钢丝的弹性, 矫正掌指关节的伸展或屈曲挛缩。适用于因尺神经、正中神经麻痹引起的手内肌麻痹、掌指关节过度伸展和桡神经麻痹导致的掌指屈曲畸形, 还可用于手指骨折术后肌肉萎缩、类风湿关节炎关节畸形等(图 3-7、图 3-8)。

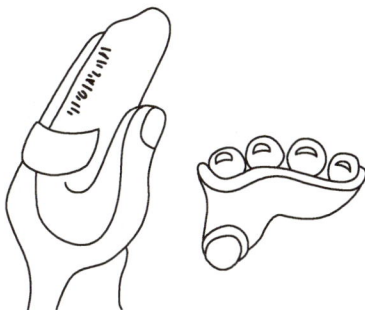

图 3-6 手固定矫形器

3. 腕手矫形器

(1) 腕背伸矫形器: 临床常用的矫形器之一, 固定腕关节于功能位(腕关节背伸 20°~30°), 允许手指活动。其长度为从远端掌横纹到前臂近 2/3 处。适用于偏瘫、脑瘫等上运动神经元疾病造成的腕部屈曲痉挛,以及神经损伤后的腕下垂,也适用于手、腕、前臂骨折术后或烧伤固定等(图3-9)。

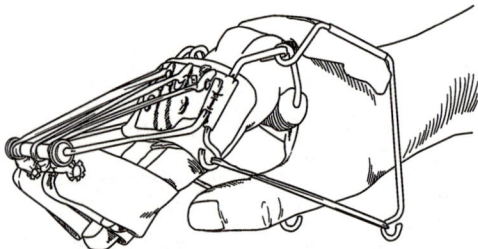

图 3-7 掌指关节屈曲辅助矫形器

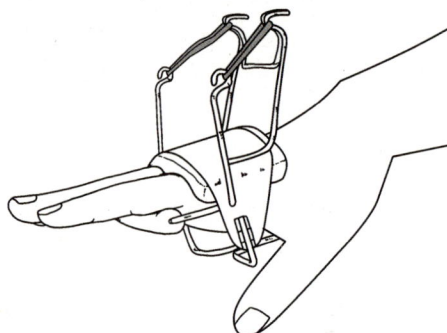

图 3-8 掌指关节伸展辅助矫形器

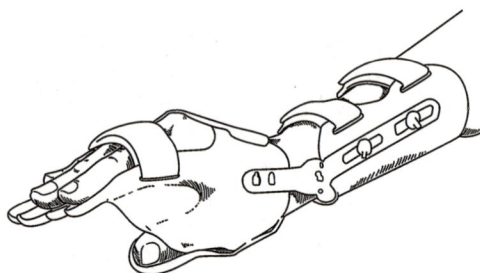

图 3-9 腕背伸矫形器

知识链接

腕背伸矫形器的临床应用

有报道认为此类矫形器制作为腕背伸>30°,掌指关节屈曲<45°,指骨间关节可稍屈曲、可伸直,手指分开,拇指外展伸直,更符合波巴氏(Bobath)的反射抑制模式,每天应用矫形器8小时,可以明显减轻痉挛。

(2)长对掌矫形器:长对掌矫形器支持拇指到指间关节处,使拇指处于外展、对掌位。用于四肢瘫、脑瘫、臂丛神经损伤造成的拇指内收等(图3-10)。此类矫形器也可制作成只支撑手掌,不同时支持腕关节的短对掌矫形器,属于掌指关节矫形器。

(3)动态腕手矫形器:动态腕手矫形器(图3-11)包括弹簧式腕伸展矫形器,弹力筋式腕伸展矫形器,以及限制腕关节活动度矫形器、屈指肌腱术后矫形器等,可用于桡神经损伤后的肌力减弱,起到增强力量,保护受伤的肌肉、肌腱及关节在安全范围内活动,代偿手指或腕关节部分功能的作用。

(4)充气矫形器:用高强度的透明塑料制成,套在痉挛的肢体上,拉上拉链,再将矫形器充气膨胀。用于偏瘫、脊髓损伤等屈肘痉挛患者(图3-12)。

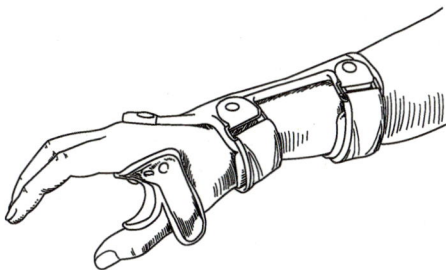

图 3-10　长对掌矫形器

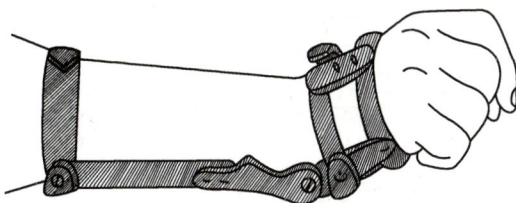

图 3-11　动态腕手矫形器

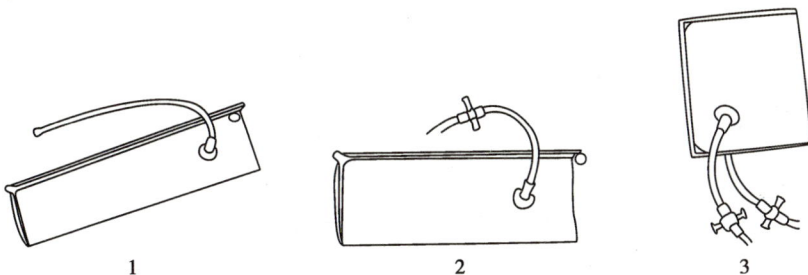

图 3-12　充气矫形器

4. 肘矫形器

(1) 静态肘矫形器：以前多用支条、环带制作，现在多用低温热塑板材制成。多用于肘关节术后、软组织损伤、肘部骨折及肘关节不稳的固定保护（图 3-13）。

(2) 定位盘锁定式肘矫形器：定位盘锁定式肘矫形器是成品矫形器，通过定位盘可以将肘关节锁定在 0°~180° 之间的任意角度，使肘关节在限定的角度范围内活动，用于矫正肘关节屈曲或伸展障碍，也可用于肘关节术后保护、肘关节不稳等情况，保证肘关节安全范围内运动（图 3-14）。

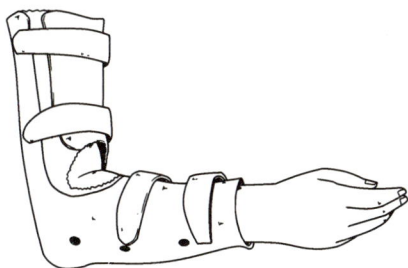

图 3-13　静态肘矫形器

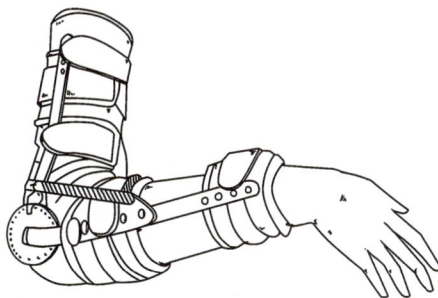

图 3-14　定位盘锁定式肘矫形器

5. 肩矫形器和肩肘腕手矫形器

(1) 前臂吊带和肩吊带：前臂吊带和肩吊带能减轻上肢对肩关节的牵拉力，当肩关节周围韧带损伤或松弛，或肌肉无力，或肌张力降低时，能给予肩关节支持和保护。适用于臂丛损伤、脊髓损伤、脊髓炎、偏瘫等疾病的肩关节半脱位的预防和治疗。肩臂的吊带多采用布料、皮革、帆布缝制而成，根据患者病情不同，有多种样式可供选择应用（图 3-15）。

(2) 护肩：护肩为软质成品矫形器，对肩关节周围提供支持、稳定、保温和缓解疼痛的作用，适用于肩关节退行性病变及周围软组织损伤引起的急、慢性疼痛和炎症（图 3-16）。

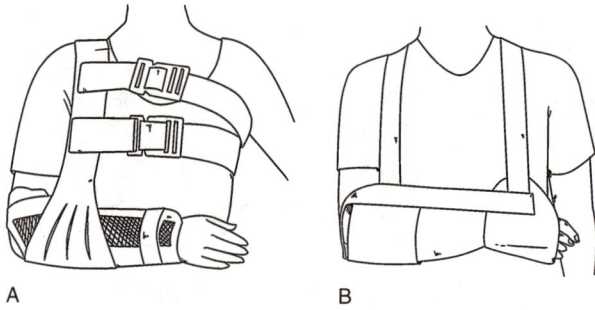

图 3-15 前臂吊带和肩吊带

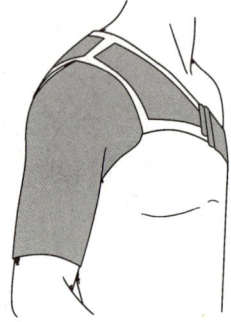

图 3-16 护肩

知识链接

软性矫形器

软性矫形器也是临床常用的矫形器,多使用软质塑料、尼龙、布料、支条等组成,多为成品。如医用的护肩、护膝、护踝、费城颈托、腰围、护踝、软性脊柱矫形器等。与普通体育护具的不同点在于其多加有软性或硬性支条,增强稳定和保护作用,包括防止侧方移动等。

(3)肩外展矫形器:多为成品矫形器。可将肩关节固定于外展位,外展角度可以根据病情调节。常用体位是固定肩关节于外展 30°~90°,前屈 15°~30°,内旋约 15°,肘关节保持在 90° 屈曲位。为了支撑上肢与矫形器的重量,需要以患侧的髂嵴和对侧肩部、胸廓作为支撑点。用于肩关节骨折术后、肩关节脱位整复后、肱骨中上段骨折、臂丛神经损伤、肩周皮肤烧伤、急性肩周炎等(图 3-17)。

(4)功能性上肢矫形器:功能性上肢矫形器是通过健侧肩及躯干的运动带动橡皮带、棘轮装置、夹持夹板组成的矫形器来牵动患侧,产生患侧代偿性肩肘屈曲、前臂旋转、手指夹持功能。主要用于全臂丛神经麻痹、上肢重症肌无力患者(图 3-18)。

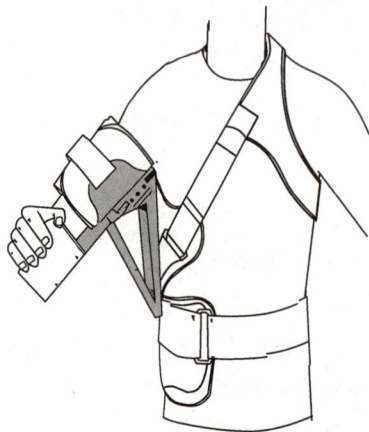

图 3-17 肩外展矫形器

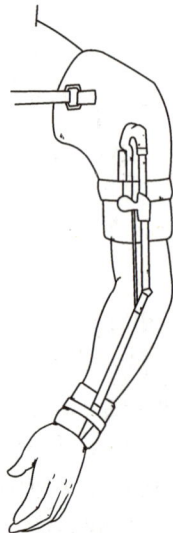

图 3-18 功能性上肢矫形器

(5)平衡式前臂矫形器:此矫形器主要安装在轮椅上,帮助上肢功能活动,它利用连动杆和两个滚动轴支撑上肢,依靠肩关节的运动使上肢产生进食等动作,帮助患者完成进食、饮水等日常生活活动。用于上肢肌无力、臂丛神经损伤。该矫形器要求使用者屈肩屈肘肌群有3级肌力、较好的协调能力及充分的上肢关节活动范围(图3-19)。

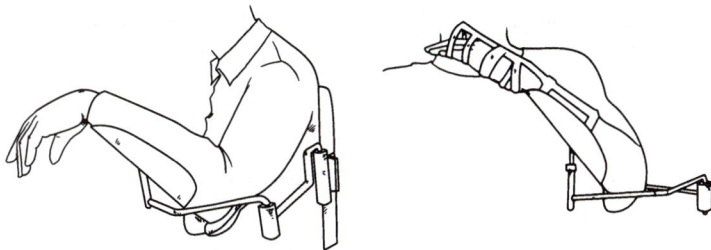

图 3-19　平衡式前臂矫形器

二、设计要求

(一)上肢矫形器的设计原则

上肢,尤其是手部,功能和病情复杂,要求上肢矫形器的设计正确、制作精良,以保证可靠的治疗作用。所以制作矫形器前,首先需通过阅读病历、X线片,向医生了解情况,询问使用矫形器的原因及具体要求,且与总体康复治疗计划相结合。

上肢矫形器处方需预先考虑的问题:①患者的依从性。②是否具备按程序穿脱矫形器的能力。③皮肤的耐受性,有无感觉过敏等。④明确使用目的,是限制性、制动性,还是供患者活动用;是采用动力性,还是静力性设计;采用单面型,还是圆周型。⑤何时使用,是白天、夜间,还是仅在功能训练时。一般说来,夜间是患者佩戴静力性矫形器以改善关节活动度的最好时机;白天患者可以佩戴动力性矫形器进行功能训练。此外,还应当考虑损伤的原因、有无进行外科处理,有无合并症,如肿胀、感觉减退、关节活动度降低、循环障碍及疼痛等。最后决定关节的活动在哪里应该受到影响;在哪里需要给予最大力量的支持;应选用什么样的材料及硬度。

(二)上肢矫形器的生物力学原理

上肢矫形器设计常用到的生物力学原理是三点压力原理和杠杆原理。

1. 三点压力原理　常用于静态上肢矫形器,临床上如骨折时用的静态上肢矫形器就多采用此原理制作。三点压力原理即三点压力系统的力作用原理,是指处于同一平面但不在同一直线的三点受力,其中一点的受力方向与另外两点的受力方向相反的情况下,根据作用力与反作用力、力的分解定律,以及杠杆平衡原理,三点力的共同作用产生固定和矫正的作用。作用在1、2、3点上的力分别是F_1、F_2、F_3,根据力学原理,当$F_1=F_2+F_3$时,可保持平衡或稳定的状态(图3-20)。

2. 杠杆原理　在动态上肢矫形器中常利用杠杆原理使用支杆对手指或手掌进行牵引,用以辅助指关节或腕关节的屈伸。前臂支撑部延伸出支杆,支杆上用橡皮筋或小弹簧牵引指关节或腕关节。为保证牵引效果,根据杠杆原理前臂支撑部应有足够的长度,牵引力方向与牵引的指骨或掌骨长轴垂直,指套安装在牵引的手指或掌指的远端(图3-21)。

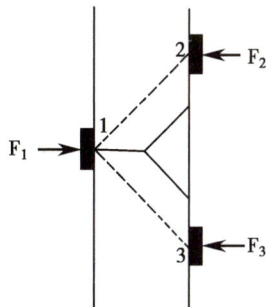

图 3-20　三点压力原理

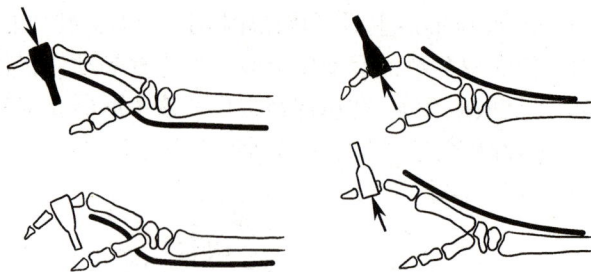

图 3-21 杠杆原理

3. 压力和拉力的角度 压力是指施加在某一部位的力量。如果矫形器是为了纠正畸形,那么所施加的压力就要略大于产生畸形的力量。但如果压力太大,易引起组织缺血,或皮肤破溃。拉力的角度与杠杆呈直角时的拉力是最有效的,动力性矫形器的牵引力线需与关节轴呈直角。对肌腱的不正确的牵拉会增加肌腱损伤的机会。

(三)上肢矫形器的设计基本要求

1. 设计方案需要符合矫形器处方的要求,且需根据患者的具体功能情况制定。

2. 在矫形器塑形过程中,要始终保持患者处于较舒适的体位。多数上肢矫形器应该保持肢体置于功能位,关节置于生理对线位或病情要求固定的关节屈伸度数。功能位是指各关节正常的可动范围受制约时,最容易发挥肢体功能的肢位。一般常用的功能位是:①肩关节外展45°(儿童可增加到60°~80°),前屈15°~30°,内旋15°位;②肘关节以固定到90°为原则;③前臂桡尺关节以固定到中立位为原则;④腕关节背伸20°~30°,尺侧偏10°,在临床上可让患者握拳,使拳和前臂在同一水平面上,同时要注意使示指纵轴线与前臂纵轴线平行;⑤手拇指处于对掌位,掌指关节(MP)、近端指间关节(PIP)、远端指间关节(DIP)各屈曲20°。

3. 最大限度地防止畸形的发生或纠正畸形。

4. 足够的压力,压力均衡,避开免压部位(骨突部位:肩峰角、尺骨鹰嘴、肱骨内/外上髁、尺骨头与尺骨茎突、桡骨下端和桡骨茎突;神经表浅部位:腋窝、桡神经沟、正中神经上臂内侧、尺神经沟)。

5. 在保证固定效果的前提下,尽量不限制非病变部位的关节活动范围。

6. 牵引力适当,牵引方向正确。配件牢固灵活,无安全隐患。

7. 材料及工艺上要求重量轻,外观美,结构精良,易于穿脱。

知识链接

避开免压部位的方法

例如制作手部矫形器的时候,在患者的腕关节缠一层纱布,定型好以后去除纱布,在矫形器对应纱布的位置处放一层海绵垫,这样做就很少会出现压痛点(手部主要是桡骨茎突和尺骨茎突)。

三、临床适配性检查

上肢矫形器的临床适配性检查包括以下内容:

(一)装配前评定

以康复治疗组的形式,在医师主导下对患者进行检查,通过阅读病历、X线片了解病因、病程、临床诊断等情况,对患者的功能障碍状态进行评定,根据上肢功能状态及总体康复治疗计划,由康复医师制定矫形器处方,矫形器技师执行医嘱。

(二)穿戴前适配性检查

1. 了解矫形器是否达到处方要求,舒适性及对线是否正确;是否能够支持、重建或促进正常协调的运动,保留肌肉正常的生理状态,预防畸形;是否能产生正确的、适当的力,保留正常的肢体位置及正常的活动轴。

2. 检查矫形器的外观美观程度、边缘处理情况。

(三)穿戴时的适配性检查

静态上肢矫形器对相应关节固定的度数是否符合要求,在规定活动度范围的活动情况;动态上肢矫形器的牵引动力是否达到关节运动的目的,是否超过关节的活动范围等;穿戴上肢矫形器后的上肢能否尽可能多地实施日常生活活动。

1. 矫形器的适配程度　矫形器穿戴后的舒适程度、皮肤及骨突出部的血液循环;有无压点(红或水疱);有无肿胀。

2. 矫形器使用训练　包括教会患者穿脱矫形器,穿上矫形器进行一些功能活动,根据不同的品种进行适当的训练,如用屈指铰链矫形器进行抓握各种不同大小和形状的物体练习,熟练掌握外部动力性矫形器的操纵。

3. 矫形器固定关节以外的其他关节没有被不必要的限制。

4. 检查矫形器的装配是否符合生物力学原理,是否达到预期的目的和效果,了解患者使用矫形器后的感觉和反应。

矫形器合格后方可交付患者使用。

🔍 知识链接

手 的 纹 路

远端指横纹、中节指横纹和掌远横纹对我们制作手部矫形器有重要的指导意义。它们分别对应的是手部 DIP、PIP 和 MP 活动度。请注意:判断掌指关节活动是否受限,对应的是掌远横纹,不是近端指横纹。所以我们必须把矫形器的远端固定在掌远横纹的近端,否则就会限制住掌指关节的活动。手的纹路的指导意义就在这里。

四、临床应用

(一)临床适应证

1. 神经系统疾病

(1)脑损伤:由外在或内在因素所造成的脑组织器质性损伤,包括脑卒中、颅脑损伤、小儿脑瘫等。这些疾病的临床表现较为相似,均会呈现复杂多样的功能障碍,其中运动功能障碍发生率最高且大多数会导致上肢运动障碍。脑损伤患者应用上肢矫形器的康复治疗目标包括:预防肌肉、韧带、肌腱等软组织的挛缩;预防和矫正畸形;促进手功能的功能恢复。本节以脑卒中患者为例,阐述上肢矫形器的临床应用。

1)软瘫期:相当于 Brunnstrom 第 I 期。上肢矫形器主要用于保护、稳定肩关节周围肌群,支撑上肢体重以预防肩关节半脱位发生,可选用护肩;用于固定手与良肢位的保持,可选用手功能位矫形器或手休息位矫形器。

2)痉挛期:相当于 Brunnstrom 第Ⅱ、Ⅲ期。上肢矫形器主要用于牵伸肘、腕和手部的痉挛屈肌,预防上肢各关节挛缩畸形,辅助上肢功能训练,可选用肘伸展矫形器、腕伸展矫形器、手部抗痉挛矫形器。

3)恢复期:相当于 Brunnstrom 第Ⅳ、Ⅴ、Ⅵ期。上肢矫形器主要用于抑制异常运动模式,矫正和预防上肢关节的挛缩和畸形,可选用动态腕手矫形器,其余选用矫形器同痉挛期。

4)后遗症期:矫形器的选用需要结合脑卒中患者遗留下来的功能障碍,选择不同的上肢矫形器来补偿或代偿患侧肢体功能。同时结合运动功能训练、作业治疗、家居环境改造及社会心理康复等。

(2)脊髓损伤:由各种内外因素损害脊髓的结构和功能,导致受损脊髓平面以下运动、感觉和自主神经功能的障碍。脊髓损伤患者应用上肢矫形器的康复目标包括:协助良肢位摆放,保持肢体功能位;补偿和代偿上肢功能;预防、矫正肢体畸形;帮助患者完成日常生活活动。

1)急性期:颈段脊髓损伤患者需要选用手功能位矫形器。通过使用矫形器保持手部良好的形态和功能,预防手部肿胀,避免过度牵伸手指屈指肌腱而影响"肌腱效应"的发挥。

2)恢复期:颈段脊髓损伤患者开始进行各种肢体功能活动训练,以最大程度发挥手部功能。此时,可根据需要选择白天佩戴腕背伸矫形器,夜晚佩戴手功能位矫形器。

3)后遗症期:根据颈段脊髓损伤平面的不同,造成的上肢运动障碍程度不同,需选合适的矫形器帮助患者改善功能。例如,C_5 平面损伤患者可根据"肌腱效应"结合使用带弹簧的手矫形器代偿抓放的运动功能;C_4 平面损伤患者可使用平衡式前臂矫形器安装在其轮椅上,用以帮助其提高日常生活活动能力;C_4 平面以上脊髓损伤患者需使用环境控制装置或口控操作式轮椅。

(3)周围神经损伤:由外界直接或间接力作用于周围神经干或其分支而发生的损伤。周围神经损伤常导致运动障碍和感觉障碍,对于不可逆的完全性损伤,可选用静态矫形器防止肌肉肌腱挛缩、关节变形,也可选用能部分代偿其运动功能的功能性矫形器;对于不完全性损伤,可采用助动的矫形器进行功能训练。临床上,上肢周围神经损伤的常见类型为臂丛神经损伤(分为腋神经损伤、肌皮神经损伤)、正中神经损伤、桡神经损伤和尺神经损伤等。

1)腋神经损伤:早期应用肩外展矫形器固定肩关节于外展位。将肩外展角度固定于60°~90°,并水平内收 15°~30° 位。主要目的是预防及矫正肩关节挛缩,减轻神经牵拉。

2)肌皮神经损伤:主要是屈肘功能受限且需要预防和矫正肘关节伸直挛缩。临床上最常用的是将肘关节固定于屈曲 90° 位的屈肘矫形器。

如臂丛神经完全性损伤可选择电动矫形器代偿其运动功能,也可使用维持手臂外展、外旋的机械矫形器。

3)正中神经损伤:早期为保护受损神经,降低受损神经的张力,需要让腕关节固定于屈曲 20° 位,可选用腕屈曲矫形器;如正中神经低位型损伤,需要固定拇指于功能位,促进神经愈合,可选用短对掌矫形器;如正中神经高位型损伤,需限制腕关节活动及固定拇指于功能位,促进神经恢复,可选用长对掌腕手矫形器;如为减轻正中神经受压,预防或治疗腕管综合征,需固定腕关节于背伸位 20°,可选用腕休息位矫形器。

4)桡神经损伤:引起前臂伸肌瘫痪,其运动障碍代表性表现为"垂腕""垂指"。桡神经损伤后第 1~3 周,可选用腕功能位矫形器固定腕关节于背伸 20° 位;术后第 2~6 周,保持腕关节背伸,避免对伸肌过度牵拉,可选用腕伸展动态伸指矫形器;术后 7 周,为促进伸腕伸指功能,协助功能训练,可选用动态腕指伸展矫形器;低位桡神经损伤,临床表现只有"垂指"者,可选用动态伸指矫形器。桡神经损伤因患者局部感觉障碍,应注意观察矫形器有无局部压力过大伤及皮肤等情况。

5)尺神经损伤:其运动障碍的临床主要表现为"爪形手"。高位尺神经损伤早期可选用腕关节屈曲矫形器和屈肘矫形器;低位尺神经损伤早期,为预防"爪形手"畸形,需固定第4、第5指掌指关节于屈曲位,可选用静态尺神经损伤矫形器;尺神经损伤中后期,为促进神经恢复,代偿和补偿蚓状肌功能,可选用动态尺神经损伤矫形器。

2. 骨关节系统疾病

(1)骨折:在骨折初期或手术后早期,骨折愈合需要良好的复位固定、充足的血供和有利的力学环境,多采用静态矫形器固定和保护骨折部位,矫形器多用低温热塑板材制成,尤其要注意需根据病情确定正确的关节固定角度。上肢骨折后的固定时间一般较下肢略短,也需重视手部早期功能锻炼,因此根据骨折愈合情况,需尽早将静态矫形器更换为动态矫形器,如可逐渐增加关节活动范围的装有可调角度的关节矫形器。下面以上肢不同部位骨折为例,列举骨折早、中期选用不同的上肢矫形器。

1)肱骨近端骨折和肱骨干骨折:需要将肩关节固定在中立位,可选用肱骨固定矫形器结合三角巾一同使用。

2)肱骨髁上骨折:伸展型复位后可选用肘关节屈曲矫形器(肘关节固定于屈曲90°);屈曲型复位后可选用双片式伸展矫形器(肘关节固定于伸直位)。

3)尺骨、桡骨骨折:如骨折发生在前臂上1/3,前臂需固定于旋前位,肘关节屈曲90°位,可选用长臂管形矫形器;如骨折发生在前臂中或远1/3,前臂需固定于中立位,可选短臂筒形矫形器;如骨折发生在尺骨中段,可选用尺骨固定矫形器。

4)Colles骨折:可选用Colles骨折矫形器。

5)腕骨骨折:需将腕关节固定于背伸位或休息位,可选长手套型矫形器。

6)掌骨骨折:可根据骨折部位的不同,选择不同类型的矫形器。如第1掌骨头骨折可选择拇掌指关节矫形器;拇掌指关节中段骨折可选择拇掌指关节中段矫形器;稳定型第1掌骨基底骨折可选择第1掌骨底矫形器;非稳定型第1掌骨基底骨折可选择腕手矫形器;第2~5掌骨头骨折可选择掌骨头矫形器。

7)指骨骨折:分为远节指骨骨折、中节指骨骨折、近节指骨骨折。远节指骨骨折可选用远端指间关节伸展位矫形器;非稳定型中节指骨骨折可选用近端指间关节伸展位矫形器;稳定型中节指骨骨折可选用伙伴式矫形器;拇指近节指骨骨折选择的矫形器同第1掌骨头骨折;第2~5指近节指骨骨折可选择掌指关节屈曲位矫形器。

(2)手外伤:包括骨与关节的损伤、周围神经损伤和肌腱韧带的损伤。其中骨与关节损伤后的矫形器选用,请查阅前文"(1)骨折"。神经损伤后的矫形器选用,在前文神经系统疾病的周围神经损伤中已有描述。下文仅介绍手外伤后肌腱损伤后的矫形器选用。

手部肌腱损伤后如果不及时处理容易出现肌腱粘连、挛缩、关节活动受限,但早期活动不当又容易导致肌腱的再次断裂,所以应及早开始行限制性被动功能锻炼,活动强度可逐渐增强,并增加主动运动,其活动强度也逐渐增强。第3周开始以主动运动为主,辅以被动运动。一般应将伤手固定于功能位,否则将会影响手的功能恢复。屈肌肌腱修复术后将手固定于屈曲位3周后可改用动态上肢矫形器,进行限制角度的轻量主动活动;伸肌肌腱修复后将手固定于伸直位6周,第3周开始,白天可用动态上肢矫形器进行限制角度的轻量主动活动,晚上继续佩戴静态矫形器固定。

1)屈指肌腱损伤:常用的是屈指肌腱修复矫形器、主动屈曲MP被动伸展IP矫形器、腕背伸矫形器、手指伸展矫形器。

2)伸指肌腱损伤：常用的是动态伸指肌腱修复矫形器、主动屈曲 MP 助动伸展 IP 矫形器、腕伸展矫形器和屈指矫形器。

(3)骨关节炎：以类风湿关节炎为例,它是一种结缔组织疾病,患者的手指小关节及腕关节普遍有红、肿、热、痛,且可能已出现畸形,通过配置矫形器,来制动关节,减少或限制关节活动从而缓解关节疼痛,延缓或减轻关节畸形。类风湿关节炎分为活动期与稳定期。活动期主要以药物控制炎症发展为主,上肢矫形器可选用手休息位矫形器,对受累关节制动、缓解疼痛、减轻关节畸形;稳定期可根据不同的关节畸形选用不同的矫形器,如拇指固定矫形器、桡侧固定矫形器、尺侧固定矫形器、鹅颈指矫形器、纽扣指矫形器等。类风湿关节炎除了药物治疗和佩戴矫形器,为避免关节僵硬和挛缩应积极配合康复治疗,进行功能训练。

3. 烧伤 烧伤后皮肤的瘢痕严重挛缩可以导致关节畸形,影响肢体的活动范围。因此早期治疗需使用矫形器将受累的关节固定在功能位,预防挛缩畸形;创面愈合后改用动态矫形器,辅助康复训练。最常用的上肢矫形器治疗的烧伤部位有腋下烧伤、肘部烧伤、前臂烧伤、腕部烧伤及手部烧伤等。

(1)上肢烧伤

1)腋下烧伤：为防止因瘢痕挛缩导致肩外展受限,肩关节需外展 90°,水平内收 10°,可选用肩外展矫形器。

2)肘部烧伤：如伸侧烧伤,为预防和矫正肘关节伸直挛缩,需固定肘关节屈曲 90°,可选用屈肘矫形器或渐进性屈肘矫形器;如屈侧烧伤,为预防和纠正肘关节屈曲挛缩,可选用伸肘矫形器;如肘部屈伸两侧均有烧伤,关节活动度均受限,可选用肘部屈伸矫形器。

3)前臂及腕部烧伤：如伸腕伸肘、腕关节屈曲挛缩受限,可选用腕背伸矫形器,将腕关节固定在背伸位。

(2)手烧伤

1)烧伤早期：预防因瘢痕挛缩和 / 或侧副韧带挛缩造成掌指关节过伸、指间关节屈曲畸形,需把腕关节背伸 30° 且掌指关节屈曲 45°~70°,同时指间关节伸直,拇指对掌位,可使用腕手矫形器。

2)手背烧伤：预防因手背瘢痕挛缩导致掌指关节屈曲受限。矫形器需固定腕关节背伸 30° 或达不到这个角度时取最大伸展位且掌指关节屈曲位。可选用渐进性屈指矫形器、渐进性对掌矫形器。

3)虎口烧伤：预防因虎口瘢痕挛缩导致拇指不能外展。可选用拇指外展矫形器,要求拇指尽量充分外展。

4)指蹼处烧伤：预防因指蹼处瘢痕挛缩或增生造成分指障碍。可选用分指矫形器。

5)手指屈侧烧伤：预防因手指屈侧瘢痕挛缩或增生造成伸指障碍。可选用伸指矫形器。

6)手指背侧烧伤：预防因手指背侧瘢痕挛缩或增生造成屈指障碍。可选用指间关节屈曲矫形器。

(二) 维护与保养

1. 保持干燥、清洁,防潮防锈。

2. 在关节部位经常涂抹润滑油。

3. 发现松动、破损等及时处理。

4. 防止重物的挤压,避免接触到锐器。

5. 不要在高温下烘烤,不用高浓度洗涤剂清洗,不接触化学物品。

（三）随访

1. 早期患者每周进行随访调整。

2. 对需长期使用矫形器的患者,应根据不同情况定期随访,以了解矫形器使用效果及病情变化,需要时应对矫形器做修改调整。

第三节　下肢矫形器

下肢矫形器(lower limb orthosis)是目前矫形器中应用最多的一类,是用于整体或部分下肢的矫形器。应用下肢矫形器的主要目的是:稳定关节,改善下肢的运动功能;保护下肢的骨与关节,减少疼痛,促进病变痊愈;预防和矫正畸形;改善步态、减免肢体承重;促进骨折愈合和早期功能恢复、巩固手术疗效;用于因年龄过小,暂时不宜手术的患者;作为术前治疗措施;补偿肢体长度等。

目前国际分类通常将矫形鞋与矫形鞋垫归于下肢矫形器范畴,该项技术越来越专业化,临床作用和疗效更加确切,因此近年来对其操作技术的要求也更加严格。尤其是矫形鞋垫,其在治疗上的独特性使其作为矫形器一个分支类型,越来越得到大众的关注和重视。矫形鞋垫的主要作用是保持足部正常生理结构;调整或转移足部压力;减轻足部疼痛;保持下肢站立和行走时的姿势平衡,改善步态等。

一、结构

（一）主要结构

下肢矫形器由铰链(髋铰链、膝铰链、踝铰链)、支条、半月箍、骨盆箍、膝压垫、足托、足板、固定带及其附件组成(图 3-22)。

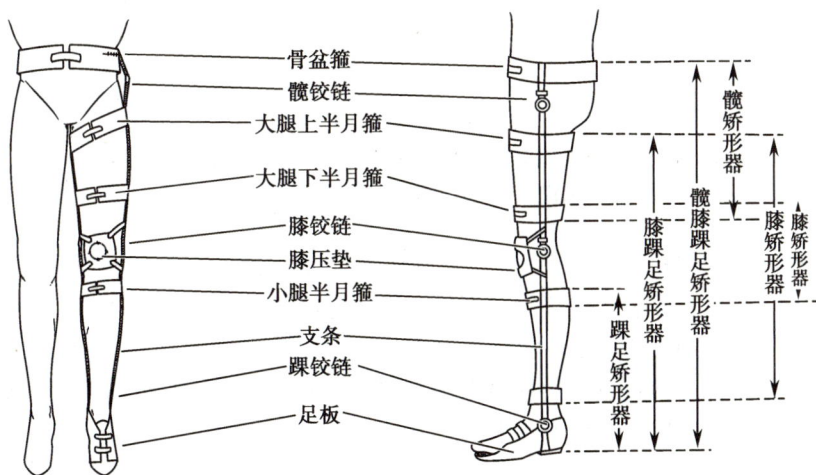

图 3-22　下肢矫形器的构成

1. 铰链　铰链主要有髋铰链、膝铰链和踝铰链,各种铰链都包括不同的类型,可满足不同功能障碍患者下肢矫形器装配的需求。

(1)髋铰链:髋铰链主要包括单轴髋铰链、双轴髋铰链、带环锁髋铰链等,材料多为不锈钢、铝合金、钛合金。单轴髋铰链允许髋关节屈、伸活动,限制内收、外展、内旋和外旋,多用于髋关节内收、内旋患者;双轴髋铰链在双轴方向交叉呈 90°,控制髋关节的旋转动作,允许髋关节屈、伸、内收及外展,多用于强直痉挛性脑瘫等疾病引起的髋关节内收、内旋患者;带环锁髋铰链在环锁锁闭时可限制髋关节的屈、伸、内收、外展、内旋、外旋动作,环锁打开时允许髋关节屈曲,多用于髋关节术后的固定(图3-23)。

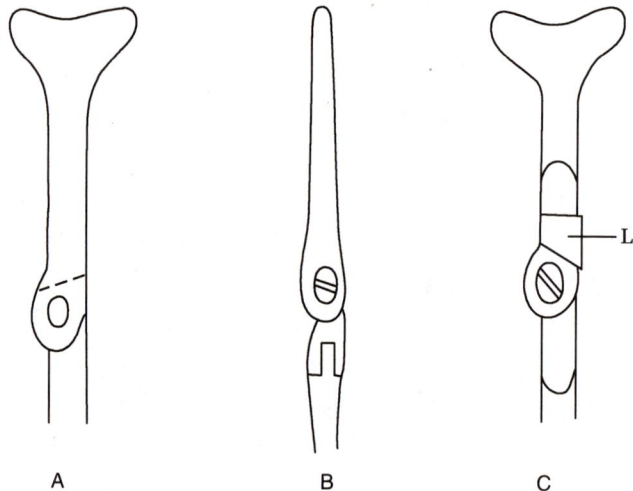

图 3-23 髋铰链
A. 单轴髋铰链;B. 双轴髋铰链;C. 带环锁髋铰链

(2)膝铰链:膝铰链材料多为不锈钢、铝合金、钛合金,常用的有以下几种(图3-24)。

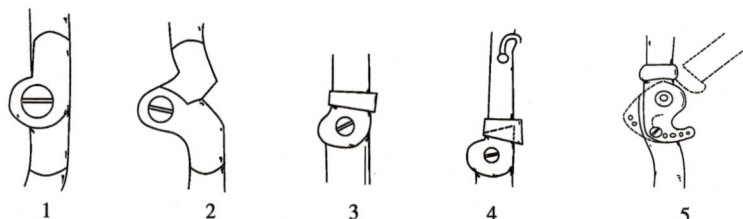

图 3-24 膝关节的种类
1. 单轴自由活动膝铰链;2. 轴心后置膝铰链;3. 单轴带环锁膝铰链;
4. 棘爪锁膝铰链;5. 角度可调的单轴膝铰链

1)单轴自由活动膝铰链:应用该铰链可自由屈伸(0°~140°)膝关节,限制其侧方运动,同时不允许膝过伸。主要用于膝关节侧向不稳定或膝过伸的患者。

2)轴心后置膝铰链:膝关节可自由屈伸(0°~140°),关节轴心相对于支条纵轴偏后1~2cm,可以在步行站立相,膝铰链伸直时保持其关节的稳定性,摆动相有屈膝动作。适用于股四头肌肌力无法满足步行功能要求的患者。

3)单轴带锁膝铰链:锁闭后膝关节始终保持伸直状态,开锁后可自由屈伸。主要用于股四头肌无力的患者。常用的锁有两种:①环锁,又称箍锁,一般在外侧铰链加锁,使用方便,对合并有屈膝畸形或腘绳肌痉挛者宜用双侧环锁,否则矫形器易发生扭转变形;②棘爪锁,又称瑞士锁,膝铰链伸直时可自动锁住。

4)角度可调的单轴膝铰链:可调到不同的屈曲角度,并在此位置锁定。关节锁定后不能运动,解锁后可自由屈伸。主要用于膝关节屈曲挛缩的患者。

(3)踝铰链:踝铰链材料多为塑料、不锈钢、铝合金或钛合金,常用的有以下几种。

1）自由活动式踝铰链：自由活动式踝铰链仅限制足的内、外翻活动，允许踝关节的跖屈及背屈。常用于限制足内、外翻畸形的患者。

2）助动踝铰链（图 3-25）：助动踝铰链对踝关节背屈助动或者跖屈背屈双向助动，并限制足的内、外翻，常用于周围神经损伤后或偏瘫恢复期足下垂的患者。

3）止动踝铰链：止动踝铰链对踝关节跖屈背屈单向或双向止动并限制足内、外翻，常用于下肢骨与关节损伤等需固定踝关节的患者。

4）阻动踝铰链：阻动踝铰链对踝关节跖屈背屈单向或双向阻动并限制足内、外翻，常用于下肢痉挛的患者。

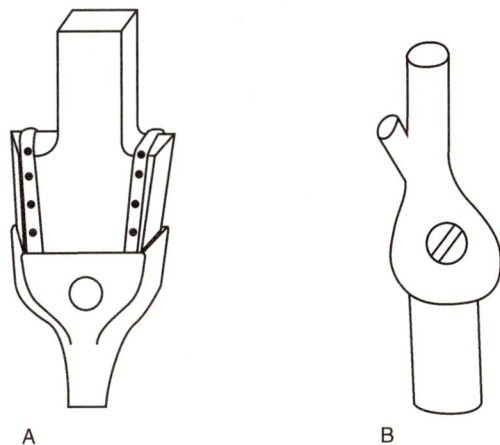

图 3-25 助动踝铰链
A. 踝关节背屈助动踝铰链；B. 跖屈背屈双向助动踝铰链

2. 其他组件 指支条、骨盆箍、半月箍、膝压垫、足板、足套/足托、固定带等。在带有铰链式关节、金属支条及半月箍的传统下肢矫形器基础上，可根据患者不同的功能需要，选择增加臀部压垫、扭转带、丁字带、足套/足托、步行足蹬等组件。

（1）支条：支条常用金属条杆制成，除了承受矫形器所受的外力外，也承担对变形的矫正及预防作用，同时还作为安装铰链等其他组件的整体部件。

（2）骨盆箍：骨盆箍多用于髋膝踝足矫形器、髋矫形器等，起到固定及保持骨盆的作用，是环绕于两侧髂嵴和两股骨大转子之间的金属条带。

（3）半月箍：半月箍指围绕下肢前侧或后侧半周的呈半圆筒状的板条部件。将矫形器固定于肢体，同时起着固定支条位置、提高矫形器强度的作用。

（4）膝压垫：膝压垫安装在矫形器的支条上，从前向后施压以固定髌骨。

（5）足板：足板是支撑足底部的板状部件，多为金属制作，用于足镫或双耳架与踝铰链连接。

（6）足套/足托：足套和足托是包覆足矫形器的一部分，由塑料板材或皮革制成。主要作用为对足底进行支撑、对足底的负荷进行重新分配、矫正足部畸形、增高等作用。

（二）常用下肢矫形器

1. 足矫形器

（1）矫形鞋

1）矫正矫形鞋：矫正矫形鞋是一种特制的或改制的皮鞋。其特点是要求能良好地托起足的纵弓，鞋的主跟、腰窝部分加硬，并根据足部畸形情况，进行鞋外部或内部的调整，以矫正足的内、外翻畸形，适用于足内翻、足下垂、弓形足等。

2）补缺矫形鞋：补缺矫形鞋鞋内放置海绵补缺垫，弥补缺损并托起足弓。适用于跖骨远侧 1/2 及其远端部位的截肢者。补缺矫形鞋内底、大底间改用通长、加硬的钢板，鞋后跟前缘向前延长至跖骨残端之后，这样既可以减少残足末端承重，改善足底承重功能，又能防止鞋的变形（图 3-26）。

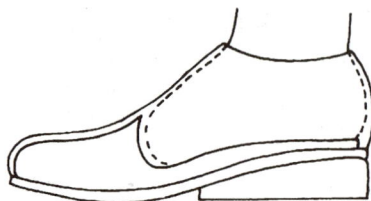

图 3-26　补缺矫形鞋

3）补高矫形鞋：补高矫形鞋用于补偿下肢高度，改善下肢长度对称性的矫形鞋。由于正常人腰椎对下肢不等长有一定的代偿功能，因此一侧下肢缩短 1cm 以内可以不予补高。缩短 1cm 以上的患者，长期步行和站立后可引起骨盆倾斜、脊柱侧凸、跛行、易于疲劳和腰痛，需要补高。常用的补高方法有：补高 1~7cm，需定制内补高鞋；补高 7~14cm，需定制内外补高鞋；补高 14cm 以上，需定制补超高假鞋（图 3-27）。

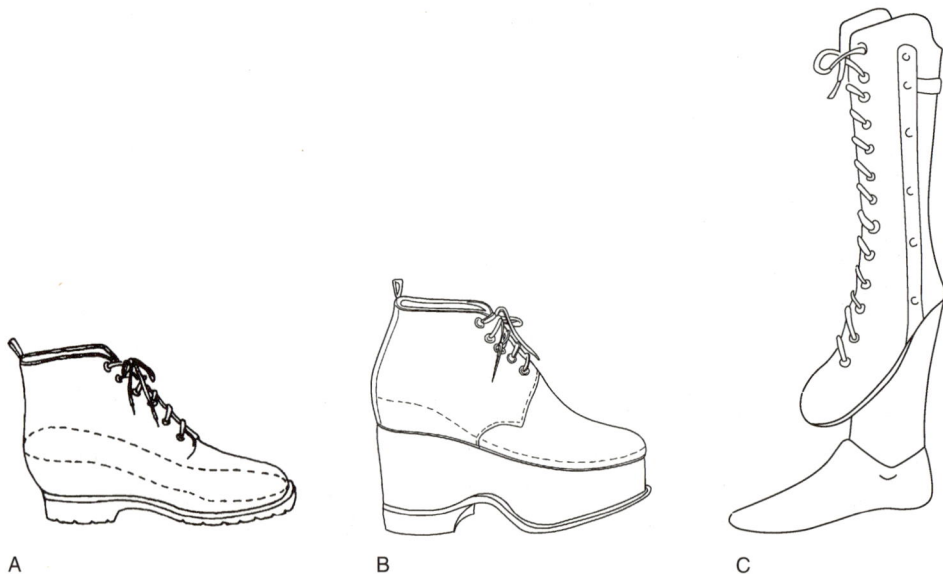

图 3-27　补高矫形鞋
A. 内补高鞋；B. 内外补高鞋；C. 补超高假鞋

（2）矫形鞋垫：包括平足垫、足跟垫、全足垫、横弓垫等。

1）平足垫：用硅胶或泡沫制作的，用以托起纵弓的足垫。足垫将足弓垫起，减轻足底负重压力。

2）足跟垫：足跟垫是用硅胶或泡沫制成的鞋垫，放于鞋内足跟部位。用于减轻足底筋膜炎或跟骨骨刺引起的足跟部疼痛。

3）全足垫：全足垫由硅胶、热塑性泡沫或高温热塑板材制成，为足底提供全面性的承托，以平衡足底负荷，常用于足底筋膜炎和扁平足等（图 3-28）。

4）横弓垫：横弓垫是用橡胶或泡沫制成的，用以托起横弓的足垫。用于减轻跖骨远侧压力（图 3-29）。

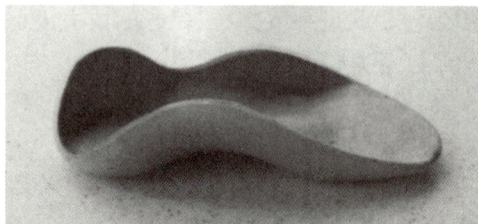

图 3-28　全足垫

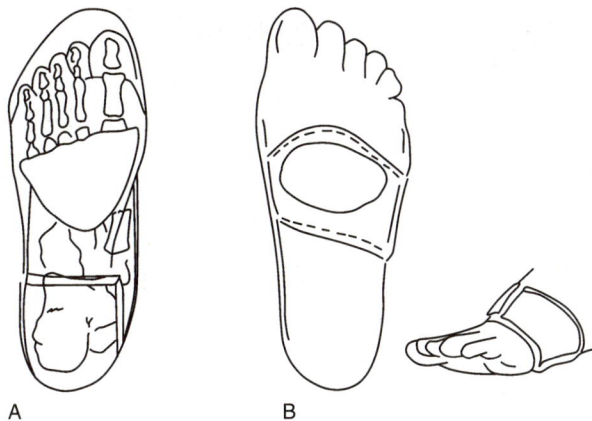

图 3-29　横弓垫

5)分趾垫:分趾垫由硅胶材质制成,有一定弹性,将其夹在姆趾和第 2 足趾之间,使姆趾恢复并保持正常功能位,常用于预防姆外翻、重叠脚趾、姆趾畸形等(图 3-30)。

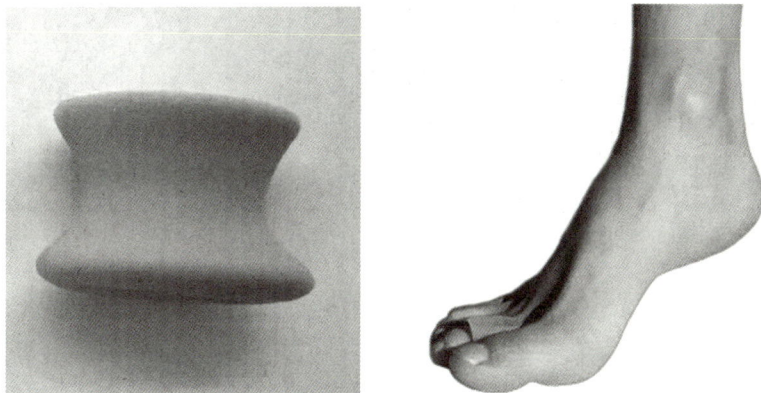

图 3-30　分趾垫

6)3D 雕刻矫形鞋垫:由 EVA 材质制成,通过三维扫描对足部进行建模,根据足部情况设计合适的鞋垫数据,使用数控雕刻机床在整块 EVA 板上雕刻出鞋垫。常用于足底筋膜炎、足内翻、足外翻和扁平足等。

7)3D 打印矫形鞋垫:多由 TPU 材质制成,通过三维扫描对足部进行建模,根据足部情况设计合适的鞋垫数据(以上步骤和 3D 雕刻鞋垫相同),使用 3D 鞋垫打印机打印出鞋垫。常用于足底筋膜炎、足内翻、足外翻和扁平足等。

(3)其他足矫形器

1)姆外翻矫形器:姆外翻矫形器由防菌织物、弹性粘带或者塑料制成,矫正姆趾外翻,不限制第一跖趾关节在矢状面的活动范围,常用于姆外翻、重叠脚趾、指畸形引起的关节炎、囊肿等(图 3-31)。

2)UCBL 矫形器:该矫形器由热塑材料制成,可以维持足跟正确位置及规范踝关节活动,避免后足活动度过大及其导致的足弓塌陷和前足旋前,常用于后足关节炎、胫后肌腱炎等(图 3-32)。

2. 踝足矫形器　踝足矫形器(AFO),用于稳定踝关节功能,控制下肢肌张力,辅助足下垂、足内翻、足外翻患者的行走,以及矫正其畸形。

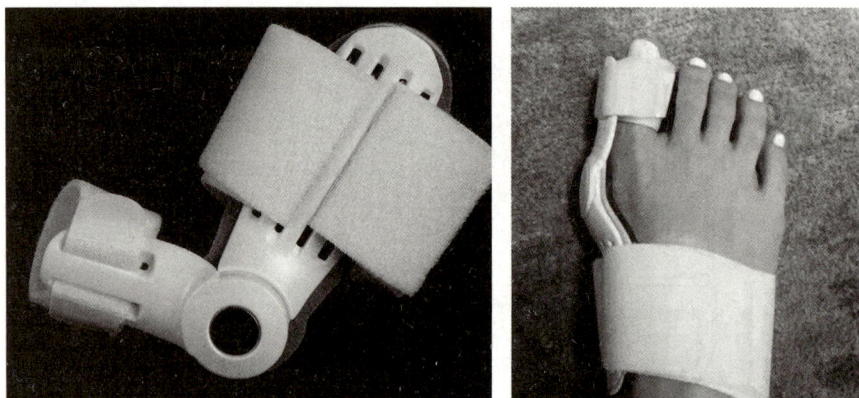

图 3-31　踇外翻矫形器

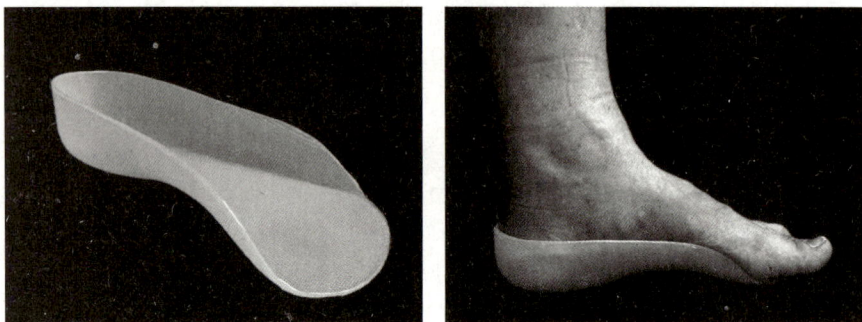

图 3-32　UCBL 矫形器

（1）由金属支条、铰链组成的 AFO：最适合于偏瘫时的严重痉挛性足内翻下垂畸形和腓总神经麻痹的垂足。由金属支条、半月箍、环带、踝铰链、足镫、鞋或足套构成（图 3-33）。

（2）热塑材料 AFO：可加踝铰链，根据其形状可分为后侧弹性材料 AFO、改进型后侧弹性材料 AFO、螺旋形 AFO 及 KU 式塑料 AFO。后侧弹性材料 AFO 踝后部窄、具有弹性、限制跖屈，适用于背屈无力，跖屈有力、无痉挛的患者；改进型后侧弹性材料 AFO 在后侧弹性材料 AFO 基础上后侧、足托加宽；螺旋形 AFO 除矫正垂足外，还可矫正内旋和内翻；KU 式塑料 AFO：将塑料放在小腿前面，以保持踝背屈状态，用于偏瘫痉挛期的患者，其优点是重量轻、美观、塑形好、穿戴和使用方便（图 3-34）。

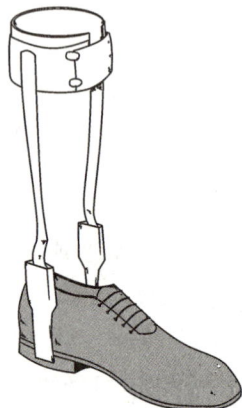

图 3-33　金属支条式 AFO

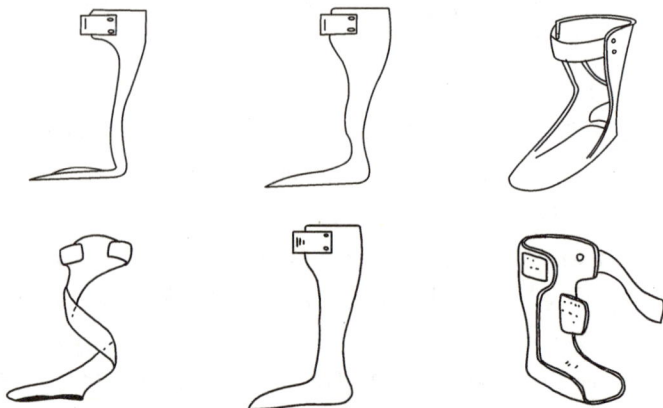

图 3-34　热塑材料 AFO

（3）碳纤式 AFO：碳纤式踝足矫形器用碳纤材料制作，重量轻，具有形变储能的特点，步行时借地面的反作用力把碳纤结构屈曲，然后借助碳纤结构恢复原状时的力量辅助步行，可以有效地改善患者的步态。多适用于足下垂、踝关节不稳、轻度足内翻畸形患者。

（4）免荷式 AFO：免荷式 AFO 又称为髌韧带承重式踝足矫形器（patellar tendon bearing AFO，PTB AFO），用髌韧带支撑体重，使接受腔以下的小腿和足部免荷。按免荷的程度不同分为全免荷式和部分免荷式，可以免除小腿下 1/2 部位、踝关节及足部的承重，保护胫骨 1/2以下部位、踝关节及足部病变部位。多适用于胫骨中下段、踝关节及足部骨折的骨不愈合或骨延迟愈合；距骨、跟骨缺血性坏死、跟骨骨髓炎、坐骨神经损伤合并足底感觉障碍、血液性疾病引起的足部皮肤溃疡，以及其他不适合手术的慢性足部疼痛（图 3-35）。

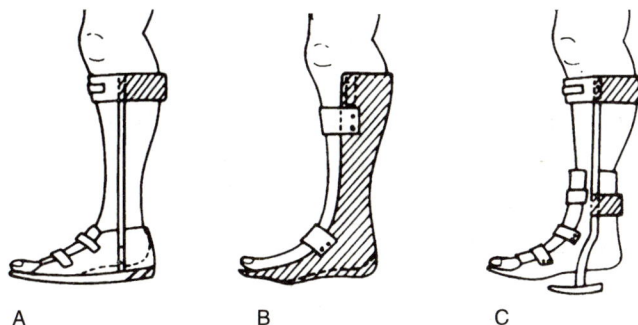

图 3-35　免荷式 AFO
A. 支条式；B. 塑料式；C. 带足蹬支条式

3. 膝矫形器（KO）　下肢矫形器中，其构造只涉及大腿部到小腿部，能控制膝关节活动的矫形器，称为膝关节矫形器，亦称膝矫形器。用于膝关节骨折、关节炎、韧带损伤、半月板损伤、肌无力、挛缩、不稳定等各种病症，可开具膝关节矫形器处方进行配置。膝关节矫形器的种类和设计多种多样。常用的有用于膝关节挛缩、不稳定、韧带损伤等病症的膝关节矫形器（图 3-36）。

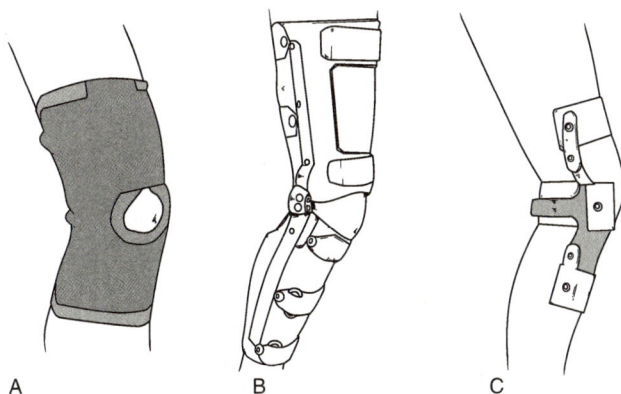

图 3-36　膝关节矫形器
A. 软式膝关节矫形器；B. 传统式膝关节矫形器；C. 瑞典式膝关节矫形器

（1）软式 KO：是一类用特殊的内衬泡沫材料和高弹性织物制成的膝矫形器。其特点是内衬的泡沫材料具有良好保温性能，有助于治疗膝部炎症、缓解疼痛；另外，高弹性织物制品质地较软，穿着舒适。应用时可根据膝关节的稳定性增加膝关节铰链。适用于膝关节软组织炎症、侧副韧带损伤、交叉韧带损伤等。

(2)塑料 KO：无膝关节铰链，用热塑材料制成，用于防止膝关节过伸和侧方不稳定。适用于膝内翻、膝外翻、膝过伸。

(3)框架型 KO：结构简单，由两边支条、上下皮箍和髌骨垫组成，无铰链。用于股四头肌无力时的临时固定。

(4)传统式 KO：相当于金属 KAFO 的中间部分，有铰链。

(5)瑞典式 KO：用金属条制成，控制侧方异常活动的能力较差，专用于膝关节过伸。腘窝部的皮带可调节，用三点固定法使膝关节保持在伸直或微屈状态。

4. 膝踝足矫形器（KAFO） 在下肢矫形器中，具有自大腿到足部构造的可控制膝关节和踝关节动作的矫形器称为膝踝足矫形器。按主要制造材料可分为金属支条式 KAFO，塑料式 KAFO 和塑料金属混合式 KAFO。

(1)金属支条式 KAFO：金属支条式 KAFO 又称为长下肢矫形器，是由 AFO 加上膝关节铰链和大腿部分的支条、皮箍组成的。主要作用为改善膝关节在支撑时的稳定性，控制膝关节的屈曲；控制膝关节内翻、外翻及过伸畸形；踝部可以根据踝足畸形控制的需要选用合适的踝关节铰链。多适用于脑卒中、脊髓损伤、肌肉营养不良、脊柱裂等原因引起的下肢肌肉无力，以及膝关节外翻、内翻、过伸畸形等膝踝足部畸形。

(2)塑料式 KAFO：塑料式 KAFO 由塑料制成，较为轻便，并能更好地控制压力分布，结构是在 KO 的基础上向下延长到足部，把踝部、足部都包括在内，具有踝背屈、跖屈的止动功能，可限制距下关节内翻、外翻，同时有稳定膝关节内外侧的作用。步行中保持支撑期稳定，摆动期不影响屈膝。目前的品种较少，应用也不广泛。多适用于脊髓损伤、肌肉营养不良、脊柱裂等原因引起的下肢肌肉广泛无力，膝踝关节不稳及膝关节过伸。

(3)塑料金属混合式 KAFO：现在普遍应用的是这种矫形器，塑料用聚丙烯材料，膝关节大多用棘爪锁，踝关节用背屈助动踝关节，需用石膏绷带对患者的下肢进行取型，经模塑成型制成。可限制膝关节的屈曲、膝内外翻及膝过伸畸形，提高膝关节的稳定性，改善步行功能。多适用于脊髓损伤、偏瘫、小儿麻痹后遗症、脊柱裂等原因引起的下肢肌肉广泛无力，以及各种原因导致的膝关节内外翻、膝过伸畸形（图 3-37）。

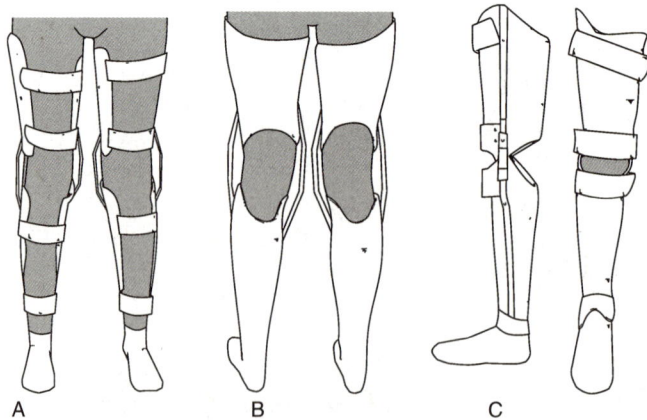

图 3-37 膝踝足矫形器
A. 正面；B. 背面；C. 侧面

(4)免荷式 KAFO：免荷式 KAFO 又称为坐骨承重式矫形器（ischial weight bearing orthosis）。其大腿的上部设有类似大腿假肢的接受腔或坐骨承重环，坐骨承重环一般由热塑板材制成,承托坐骨结节位置,以承接身体重量,不经下肢,而从双侧支条传导至矫形器远端支撑点,再传到地上。主要作用是使站立、步行中的体重通过坐骨结节传至矫形器,再传至地面,减轻髋关节和下肢的承重。多适用于髋关节骨折、股骨头无菌性缺血性坏死等。

5. 髋膝踝足矫形器(HKAFO) 是在金属 KAFO 的基础上增加髋关节铰链、铰链锁、骨盆带而成,可以控制髋关节的运动,比如能限制髋关节的内旋、外旋和内收、外展,防止髋关节屈曲挛缩和不随意运动。临床常用于辅助截瘫患者(T_{10} 以下的低位截瘫)站立和行走,矫治中枢性瘫痪导致的髋关节挛缩畸形(图 3-38)。多适用于小儿麻痹后遗症、脊髓损伤、脊柱裂、肌肉营养不良等神经肌肉疾病引起的下肢瘫痪。另外,带骨盆带、无锁双轴髋关节铰链的 HKAFO 适宜于某些下肢肌肉广泛迟缓型麻痹者。

6. 髋矫形器(HO) 用于固定和控制髋关节的屈曲、伸展、内收、外展等运动的矫形器叫髋矫形器。由腰椎部到大腿部的构件组成,固定范围包括整个骨盆和大腿部分。常见类型有髋固定矫形器、髋内收外展控制矫形器、先天性髋关节脱位矫形器(图 3-39)。

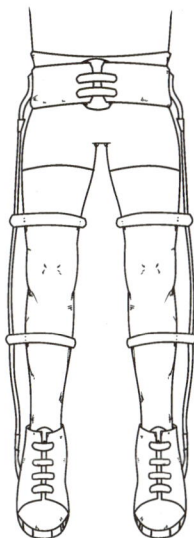

图 3-38 髋膝踝
足矫形器

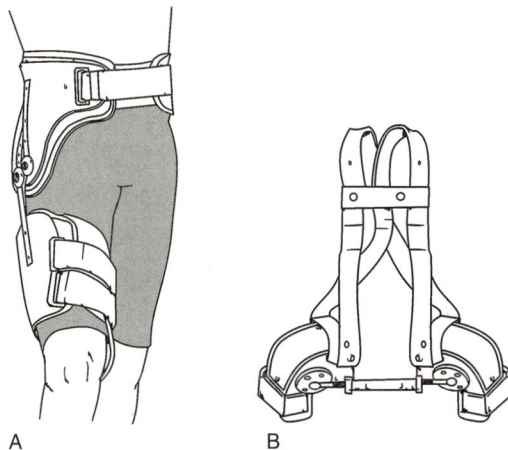

图 3-39 髋关节矫形器
A. 髋固定矫形器;B. 蛙式髋外展矫形器

(1)髋固定矫形器:髋固定矫形器由骨盆带或骨盆架与髋关节金属铰链、金属支条、大腿箍和腿套组成。根据所选的骨盆固定装置、髋铰链的不同,HO 对髋关节起不同的作用,主要是控制髋关节于伸展、外展位,限制髋关节的屈曲和内收活动。多适用于全髋置换术后等。

(2)髋内收外展控制矫形器:髋内收外展控制矫形器也称髋活动支具,由模塑塑料骨盆座、双侧髋铰链、双侧大腿箍与环带构成。主要作用是允许髋关节屈曲、伸展活动,控制髋关节的内收和旋转活动,限制内收的程度是可调的。多适用于下肢痉挛型的脑瘫、先天性髋关节脱位青少年型患者。

(3)先天性髋关节脱位矫形器:先天性髋关节脱位矫形器包括理门巴格尔型髋矫形器;温·罗森型髋矫形器;蛙式髋外展矫形器等,适用于婴幼儿(3 岁以前)先天性髋关节脱位。

7. 截瘫步行矫形器

(1)往复式截瘫步行器:往复式截瘫步行器(reciprocating gait orthosis,RGO)是一种能帮助截瘫患者独立地交替迈步行走的 HKAFO。这种往复式截瘫步行器是由一对髋关节、两根钢索和附在金属骨盆腔箍上的两个膝踝足矫形器、胸部支条及固定带构成。行走时，使用者(需使用双肘拐)首先将身体重心移至一侧，然后将骨盆后倾，钢索即牵拉该侧的下肢向前迈步。用同样的方法可迈出另一条腿。通过上述动作的不断重复，即可实现截瘫患者的功能性步行。躯体前移期主要是依靠背阔肌的力量和手杖的支撑和牵拉力量使肢体向前方运动，因而手臂的力量对行走也是至关重要的。早期手臂力量小，患者易疲劳，但随着力量的增强和行走姿态的改善，患者的耐力和行走距离都会大大提高。往复式截瘫步行器主要适用于胸4至腰2平面的脊髓损伤、小儿脑瘫、多发性硬化症、肌营养不良患者的独立性步行(图 3-40)。

(2)改进型往复式截瘫步行器：近年来英国在 RGO 的基础上改进后，推出改进型 RGO，称为 ARGO，其特点是只用一条带套管的牵引索连接双侧髋铰链，这种将两条牵引索改为一条的方法，在减少了摩擦阻力的同时提高了传动效率；另外，其膝部结构还增加了膝髋关节助伸气压装置。这种改进使 ARGO 不仅在步行中有助动功能，而且在患者站立及坐立转移过程中也有助动功能。与 RGO 相比，使用 ARGO 患者在步行时步速加快，步幅略大，双足支撑期缩短。多适用于胸4至腰2平面的脊髓损伤患者。

(3)互动截瘫行走器：互动截瘫行走器(walkabout)与钟摆的工作原理类似，当患者重心转移时，利用装在膝踝足矫形器内侧的互动式铰链(铰链的移动中心)装置，实现瘫痪肢体的被动前后移动。当患者的躯干将重心向右侧倾斜，左腿在 walkabout 的带动下离开地面，重心前移使悬空的左腿在重心的作用下依靠互动式铰链装置跟着重心前移，并在惯性的作用下向前摆动左腿，完成迈出左下肢的动作。walkabout 由两部分组成：①互动式铰链装置，是 walkabout 的重要部分，通过运用重力势能的转换提供交替迈步的动力；②膝踝足矫形器，用于支撑双下肢，为稳定站立平衡提供必要条件和保证。walkabout 最具有特色的是互动式铰链装置，其安放在会阴部下方，连接双侧 KAFO 的内侧支条，限制下肢只能在矢状面运动，在行走过程中有效避免了双下肢间的缠、磕、碰等交叉现象。多适用于胸10平面以下脊髓损伤患者(图 3-41)。

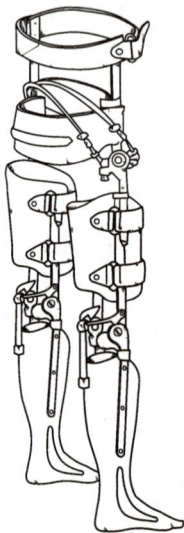

图 3-40　往复式截瘫步行器

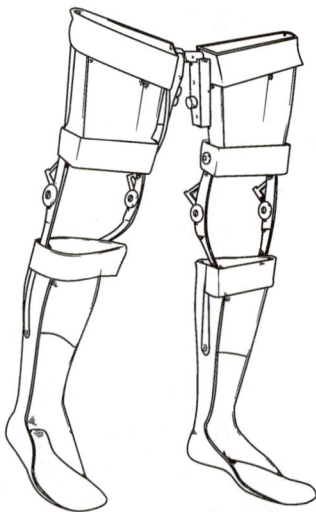

图 3-41　walkabout 矫形器

(4)向心型往复式截瘫步行器：向心型往复式截瘫步行器(isocentric reciprocal gait orthosis，IRGO)是 RGO 的一种改进型，又称摇杆式 RGO。交替连动两侧的髋铰链，伸展一侧的髋铰链会使另一侧的髋铰链做屈曲运动。其特点在于用连接两侧髋铰链的连杆装置代替 RGO 的双钢索发挥助动功能,这种连杆装置的设计要比 RGO 耐用。另外,IRGO 的髋铰链有一种特殊结构,可以使矫形器的大腿部分快速拆离,有利于脊髓损伤患者导尿时穿脱 IRGO。为了便于患者穿戴,IRGO 的 AFO 部分通常做成外置式。多适用于胸 4 至腰 2 平面的脊髓损伤患者。

二、设计要求

(一) 设计原理

下肢矫形器的基本功能是通过外力以稳定关节,改善步态、减免肢体承重,控制或矫正畸形,补偿降低或丧失的肌力,持续牵拉以控制肌张力,保护受伤肢体,帮助无力的肢体运动等。因此设计原理有固定、减轻承重、矫正、补偿、保护五种功能。

(二) 设计基本要求

1. 需符合矫形器处方的要求 矫形器的具体设计方案必须与矫形器处方对患者功能的需要相吻合,每种疾患所致功能障碍的表现形式都有所不同,而处方的功能要求是根据患者的具体功能情况制定的,因此设计方案需要符合矫形器处方的要求。

2. 需将局部功能需要与患者整体需求统一 下肢矫形器的设计,应将病患局部作为身体整体的一部分,从脊柱、髋、膝、踝足部关节间在功能活动中的关系,以及肌肉静态和动态下的相互关联作用,综合考虑矫形器生物力学目标、施力位置和方式、矫形器节段、材料及功能部件选择等,更为科学地制订下肢矫形器设计方案。

3. 半月箍、环带、膝压垫的置放与 KAFO 三点作用力原则 半月箍由金属板制成,连接着两侧金属支条,形成受力的框架结构。环带(或半环带)、膝压垫既是矫形器的固定带,也是稳定膝关节的作用力带。神经肌肉疾病患者使用 KAFO 的主要目的是稳定膝关节,避免无力的膝关节在承重时突然弯曲。稳定膝关节需要三种力量。①位于膝前中部的作用力:一些研究结果表明作用力越是接近膝关节轴心,作用力就越大,需维持膝关节稳定的力就越小,如膝关节屈曲畸形越严重,站立位承重时维持膝关节稳定所需要的作用力也越大;②位于大腿后上部的反作用力:为了取得尽量长的杠杆臂,大腿箍尽量往上置放,但不能引起坐骨结节和耻骨联合处的不舒适;③下部反作用力:作用点位于鞋处。

4. 关节之间的相互位置

(1) 对线:根据生物力学原理,以肢体的承重线为参考线,确定矫形器关节之间的空间位置关系。

(2) 对线原则:髋关节、膝关节、踝关节、滚动边相互平行且与地面平行,与前进方向垂直;同时根据矫形器要达到的目的,确定各机械关节、滚动边的最佳位置。

5. 其他方面的要求 合格的下肢矫形器设计方案不仅要达到上述要求,还应安全可靠、透气性能好、结构简单、轻便耐用、穿戴方便、易于保持清洁卫生和外观良好、使用时产生声响小、便于维修保养、价格低廉等。

三、临床适配性检查

(一) 装配前评定

1. 以康复治疗组的形式,在医师主导下对患者进行检查,了解伤病的原因、病程,对临床诊断、临床检查报告等进行分析。

2. 以康复治疗组的形式,在医师主导下对患者的功能障碍状态进行评定,了解下肢生物力学评定、下肢形态学评定、下肢运动功能评定和日常生活能力评定情况等。

3. 根据下肢功能状态及总体康复治疗计划,制定下肢矫形器处方。下肢矫形器处方是针对下肢的问题由医师提出矫形器治疗的具体方案,即矫形器技师在矫形器装配中执行医嘱的依据。

4. 装配前需要进行或完成的手术、药物、康复治疗等。

(二) 穿戴时适配性检查

穿戴时适配性检查一般要先检查矫形器是否符合处方要求;患者能否没有困难地穿上矫形器;配合矫形器使用的鞋大小是否合适,鞋底和鞋跟在地上是否放平等。然后再根据不同体位进行分别检查。

1. 站立位的检查

(1) AFO 的检查主要包括:金属踝铰链轴心位置与解剖学踝关节轴心位置是否大致相符;鞋底、鞋内附加物(垫片、横条、鞋垫)和 T 字形矫正带会不会引起很大的不适、疼痛,内外翻矫正带的矫正力是否足够;鞋和足托的前部有无利于滚动的前翘,因为足托的前部呈前翘状不仅有利于滚动,而且在推离期通过地面反作用力,可以促进髋、膝的前屈;金属支条或塑料壳的部分与腿的轮廓是否相符;儿童用金属矫形器的支条是否可以延长;腓骨小头部位有无受压;如果使用 PTB AFO,应检查足跟是否减轻了承重;患者能否稳定站立。

(2) KAFO 和 HKAFO 的检查主要包括:膝关节锁是否可靠,开合是否容易;金属支条或塑料壳的形状与大腿、小腿轮廓是否相符;内侧金属支条的上端与会阴部位是否有足够间隙;外侧金属支条应位于大粗隆之下,比内侧金属支条高 2~3cm;内侧金属支条与大腿、小腿内侧是否有足够间隙;患者能否稳定地站立,有无容易向前、向后及侧方倾斜,或感觉膝关节被推向前或向后,如有则表明矢状面的对线不正确,需要调整。儿童的 KAFO 所用金属支条长度是否可调;膝上箍和膝下箍离膝铰链轴心距离是否相等。免荷式 KAFO 四边形接受腔上口的后缘是否近似与地面相平;坐骨结节是否落于坐骨平台上;内收肌部位是否受压;会阴部位是否受压。HKAFO 大小腿部分与 KAFO 的检查相同,髋铰链中心是否位于大粗隆最突起处前 1cm,上 2cm;骨盆带与骨盆部位轮廓是否相符;髋、膝、踝铰链与膝生理关节之间是否有足够的间隙。

2. 步行中的检查 患者在平路上步行的满意程度,应注意观察以下异常步态:①躯干侧屈、前屈、后伸;②髋关节提髋步行;③下肢内旋或外旋、下肢向外划弧圈、步行中双足跟间距过宽或是剪式步态;④膝关节过伸、屈曲、膝内翻或膝外翻;⑤足内缘或外缘着地、足的后蹬力不够;⑥跳跃式步行;⑦步行节奏不齐;⑧发出特殊的响声。

3. 坐位时的检查 ①膝屈曲 105° 时患者能否轻松地坐着;②膝铰链轴心是否与解剖膝关节轴心大致相符;③鞋底、鞋跟在地面上能否放平;④有无因为坐起而引起膝关节在矫形器内发生明显的向上、下、前、后的移动等现象。

4. 脱下后的检查 仔细观察矫形器脱下后有无皮肤压迫症状;在没有任何限制下观察膝、踝关节活动范围;当踝铰链跖屈、背屈时,踝关节装置是否起作用;患者对矫形器重量、功能、舒适、外观等方面的满意程度。

四、临床应用

下肢矫形器在临床上的应用十分广泛,近年来,随着社会对康复医学的逐渐认可和重视,康复技术得到长足的发展,加之新材料、新工艺的研究及应用,使下肢矫形器增加了更多新的功能和种类。

(一) 临床适应证

1. 神经系统伤病

(1) 脑外伤、脑卒中:运动功能障碍是脑外伤、脑卒中主要的功能障碍之一,下肢在不同阶段会表现出牵张反射减弱或亢进、肌力低下、肌张力不协调、关节主被动活动度异常、不自主运动、平衡及步行能力障碍等。针对患者功能障碍的主要特点,可选择装配踝足矫形器、膝踝足矫形器、膝矫形器等。急性卧床阶段,可装配踝足矫形器,维持踝足及膝关节于功能位;痉挛出现时,可配置踝足矫形器预防小腿三头肌、胫后肌肌肉延展性降低或张力增高,避免踝关节出现跖屈、内翻挛缩。急性期过后,应用膝踝足矫形器可以使患者尽快进行站立和行走训练,促进患肢功能的恢复,防止因肌力不平衡引起的膝过伸和足跖屈、内翻畸形等。患者开始步行时,根据下肢的运动控制能力,并结合膝矫形器及踝足矫形器的功能特点,预防或治疗膝过伸及足跖屈、足内翻等情况。

(2)脊髓损伤:下肢矫形器是脊髓损伤患者重建站立及行走功能时最常用及最有效的辅助器具之一。应用时需根据脊髓损伤平面配用不同的矫形器。腰4、5平面损伤的患者,应用踝足矫形器即可达到社区内功能性步行;腰1、2、3平面损伤的患者,应用双侧膝踝足矫形器或 walkabout 等步行矫形器,配合扶拐来实现家庭内功能性步行;胸4至胸12平面损伤的患者,可应用带髋关节的各种有助动功能的步行矫形器,配合扶拐或助行器达到治疗性步行的目标。另外,脊髓损伤患者早期卧床阶段,应用踝足矫形器维持正常的关节活动度。

2. 骨关节疾病

(1)骨折、股骨头坏死:胫、腓骨中段以下及踝关节、足部的骨折,可应用踝足矫形器、足矫形器、髌韧带承重式踝足矫形器;胫骨中段以上、膝和股骨部位的骨折,可应用膝矫形器、膝踝足矫形器等;股骨头坏死或股骨头病变的患者,可应用坐骨承重式膝踝足矫形器,通过固定、负重或免荷,以促进股骨头血运重建、骨折愈合及功能改善。一般线性骨折可在骨折后直接使用矫形器,其他骨折术后或石膏固定4~6周后,可更换矫形器在固定的前提下进行功能锻炼。

(2)关节损伤:关节损伤使用矫形器的作用是稳定关节,减少疼痛,改善骨的对线和承重功能,预防和矫正畸形。膝踝关节损伤常造成交叉韧带、半月板、内外侧副韧带等的损伤,术前、术后或保守治疗时常应用踝足矫形器、膝矫形器或免荷式踝足矫形器,其目的是加强膝、踝足部关节的稳定性,促进水肿的消退、炎症的控制,通过免荷或早期负重改善功能活动。

3. 儿童疾患

(1)小儿脑瘫:患儿因下肢肌痉挛、肌力不平衡、关节活动度受限、不自主运动、平衡协调障碍等影响患者的站立及行走功能,而矫形器在小儿脑瘫中的主要作用在于控制肌张力、代偿站立及行走能力。膝踝足矫形器、髋膝踝足矫形器或步行矫形器用于避免骨折、预防膝关节屈曲挛缩、控制肌痉挛及恢复步行功能等;踝足矫形器常用于踝足关节不稳、足内外翻、尖足等;矫形鞋及鞋垫用于平足症和后足内翻,改善站立行走时姿势;髋外展矫形器用于有剪刀步态的脑瘫患儿以抑制内收肌群的痉挛,防止和治疗继发性髋关节脱位。

(2)髋关节发育不良:由于婴幼儿髋臼或股骨头发育不良,所以造成先天性髋关节脱位,矫形器应用的目的是使髋关节保持在屈曲、外展的位置,使股骨头进入并保持在髋臼之内。1岁以内多用理门巴格尔型、温·罗森型髋矫形器,1~3岁多用蛙式髋外展矫形器,能够步行的少儿多用坐骨承重膝踝足矫形器。

(3)膝内、外翻:即常讲的O形腿、X形腿,在骨发育成熟前利用侧方三点力学原理制作的 KAFO 可以对该畸形进行矫正,年龄越小,矫正效果越好。

(4)先天性马蹄内翻足:对于因严重畸形需要行手术治疗者,术后通过佩戴踝足矫形器巩固疗效。对2岁以内、可以手法矫正的患儿,可应用轻便的塑料踝足矫形器或丹尼斯 - 布朗足板,同时配合手法进行治疗。

(5)先天性胫骨假关节:常出现胫骨向前成角畸形、假性关节形成、病理性骨折等。多应用髌韧带承重式踝足矫形器,使患肢负重的同时保护了病变部位,防止畸形进一步发展,同时通过矫形器补高以调整双下肢长度,减少因跛行出现的代偿性脊柱侧凸、关节变形、骨盆倾斜等并发症。

(6)其他疾病:小儿麻痹后遗症,应用矫形器的作用是防止畸形、矫正畸形、代偿瘫痪的肌肉、稳定关节及高度的补偿等,根据功能要求不同选择不同矫形器。儿童股骨头骨骺炎,应用矫形器的作用是使患侧下肢完全免荷,保护病变股骨头的同时保证了患儿的行走需要,为股骨头的血运重建及修复提供有利条件,多应用坐骨承重式膝踝足矫形器。矫形器在儿科康复中的应用日益增多,大量儿科疾病矫形器应用的临床研究正在进行,矫形器在儿科康复领域中的地位将越来越重要。

4. 烧伤瘢痕　烧伤瘢痕是导致烧伤患者肢体运动功能障碍的主要原因之一,下肢的烧伤常因瘢痕导致髋、膝、踝足部关节的挛缩、畸形等。烧伤的早期,常用足矫形器、踝足矫形器、膝踝足矫形器等下肢矫形器,将肢体维持在功能位或保护位,防止或减轻关节挛缩畸形。

5. 足部疾病　足部疾病指足横弓塌陷、纵弓塌陷、高弓足、足部畸形、后跟骨刺或疼痛、下肢短缩、足内外翻、趾痛症、足部皮肤损伤、溃疡、足底筋膜炎等。各种硅胶矫形鞋垫或矫形鞋是目前比较常用的治疗方法。

(二) 注意事项

1. 穿脱方法　详细告知患者及家属正确的矫形器穿脱方法,应用时严格按照程序进行,做到安全、便利地穿脱矫形器。

2. 穿戴时间　根据治疗需要确定矫形器的穿戴时间,有的患者需要持续穿戴;有的只需要在工作或治疗时穿戴;有的需要穿戴数周,有的则需长期穿戴;还有的患者白天穿戴、夜间无须穿戴。

3. 注意观察　矫形器压力过大时会影响肢体的血液循环,因此要随时观察皮肤颜色有无异常、肢体有无肿胀,特别是在初装的前2天尤其应该注意。若有异常情况,应及时调整或松解矫形器。矫形器不适合时要随时更换,治疗过程中不需要应用矫形器时也应及时停用。

4. 矫形器维护　保持矫形器干燥、清洁,防潮防锈;在矫形器关节部位定期涂抹润滑油;不用高浓度洗涤剂清洗,不接触化学物品;避免矫形器受到挤压和高温下烘烤;避免矫形器接触锐器;发现关节松动、破损等及时处理。

第四节　脊柱矫形器

人体脊柱可被视为一个可以弯曲的弹性杆状物,人体站立时脊柱的稳定性主要取决于脊柱的内在稳定因素和外在稳定因素。其内在稳定因素包括脊柱的结构因素和脊椎间的各种韧带;外在因素——脊椎周围的肌肉是维持人体站立、运动中脊柱稳定性的重要因素。当脊柱因某些疾病或损伤不能维持其稳定性时,可以应用脊柱矫形器作为一种外在稳定因素增加脊柱的稳定性。

脊柱矫形器(spinal orthosis)是用于脊柱固定、脊柱免荷和脊柱畸形矫正的体外使用装置。主要用于通过限制脊柱运动,辅助稳定病变的关节,减轻局部疼痛,减少椎体承重,促进病变愈合;支持麻痹的脊柱肌肉;预防和矫正脊柱畸形。同时,通过打破脊柱稳定性,建立新的平衡,达到矫治作用。

一、结构

(一) 基本结构

1. 软性脊柱矫形器　以软性材料为主体制成的脊柱矫形器,多由皮革、弹性材料、弹性铝合金支条组成。

2. 支条脊柱矫形器　以金属支条为主要支撑件或框架制成的脊柱矫形器,其基本型是倒 "T" 字形(图 3-42),其基本结构可分为:

(1)骨盆箍:横绕于髂前上棘与大转子之间的金属条带叫作骨盆箍或骨盆围条,是脊柱矫形器的重要部件。依靠骨盆箍使矫形器稳定地固定在骨盆上,即使躯干运动时矫形器也不会移动;同时还起到承受体重的作用。安装骨盆箍的位置称为骨盆环位。骨盆箍有下延到骶骨两侧下方、支撑体重更充分的蝶形和在髂嵴上再加一条环箍的双重骨盆箍等形式。

(2)支条:脊柱矫形器中纵向安装的条带称为支条,垂直地安装在骨盆箍中央的支条,称为后支撑条,通常为了避开脊柱的棘突而采用两根。安装在骨盆两侧的支条,称为侧支撑条。按其高度又分为腰骶椎支条、胸腰骶椎支条(图 3-43)。

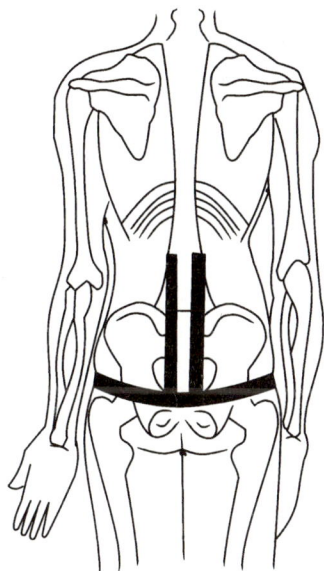

图 3-42　脊柱矫形器的基本型

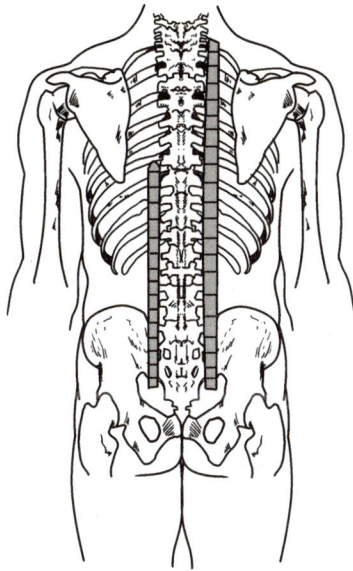

图 3-43　支条(腰骶椎支条和胸腰骶椎支条)

(3)条带:胸椎条带安装在第 9 至第 10 胸椎的位置、肩胛下角的下方约 2.5cm 处。肩胛条水平的安放在肩胛骨下 1/3 位置,其长为两端分别距腋下线约 5cm。肩胛条上装有腋窝带。侧支条在两外侧连接着胸椎条与骨盆箍。

(4)其他:腹托是用布或网状尼龙布制成的覆盖在腹部上的软垫。其下端位于耻骨上缘向上 1cm 处,其上端到腹部上缘。

(二) 脊柱矫形器的分类方式

1. 按部位分类。

2. 按材质分类。

3. 按功能分类。

4. 其他分类。

（三）常用脊柱矫形器的结构

1. 颈部矫形器

（1）成品颈部矫形器

1）软性围领：以聚氨酯泡沫为主体制成，外包棉布套，用尼龙搭扣黏合固定和调节松紧（图3-44）。矫形器为成品，有不同型号选择。随时装配，不用调整。它通过与皮肤的接触形成一种运动感觉的提示，当患者颈部运动时，提醒患者轻度控制颈椎屈伸，适用于保护颈部，以及颈部软组织损伤如落枕、颈部肌劳损患者。

2）硬性围领：多由聚乙烯塑料板制成，边缘镶有塑料海绵，后面用尼龙搭扣黏合固定（图3-45）。矫形器为成品，有不同型号选择。随时装配，不用调整。对颈椎屈伸有少部分控制作用，适用于严重的颈部软组织损伤和颈椎病患者。

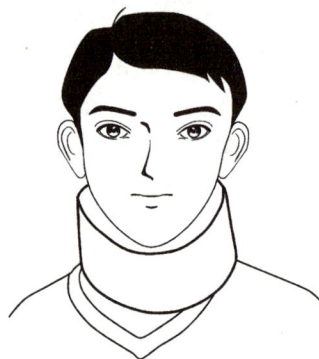

图3-44 软性围领

3）费城颈托：费城颈托（Philadelphia collar）通常是用聚乙烯泡沫和硬质塑料制成，分为前后两片，在两侧由尼龙搭扣黏合固定（图3-46）。有的前片带气管插管开口孔，适用于有气管插管的患者。矫形器为成品，有不同型号选择。随时装配，少有调整。矫形器对颈椎屈伸可基本控制，适用于外伤急救、颈椎病、稳定的颈椎骨折和颈椎骨折脱位术后患者，慎用于颈椎不稳定骨折患者的固定。

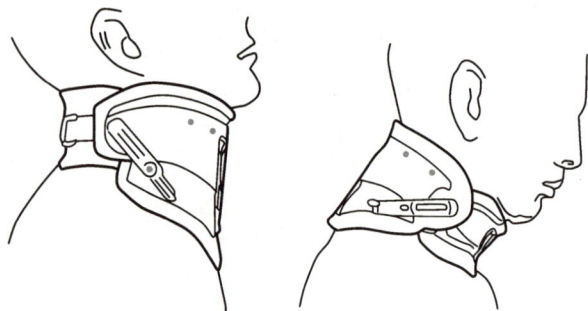

图3-45 硬性围领

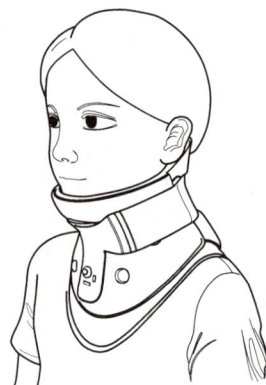

图3-46 费城颈托

（2）定制颈部矫形器

1）钢丝颈托：根据患者颈部形状和测量数据，由钢丝制作，外衬软性材料和布料（图3-47）。该矫形器限制颈部屈曲运动，适用于预防和治疗颈部烧伤后、整形术后的瘢痕挛缩和颈部畸形。

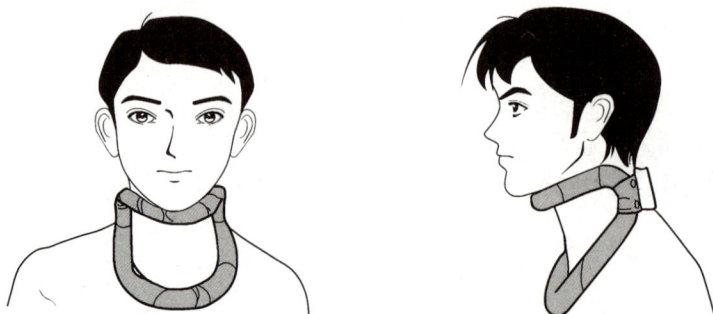

图3-47 钢丝颈托

2) 塑性颈部矫形器：用高（低）温板材在石膏阳型（患者颈部）模塑成形制成（图 3-48）。该矫形器控制颈部屈伸、侧屈、旋转，适用于颈椎骨折、脱位、颈椎韧带损伤、颈部严重扭伤、颈椎骨折术后，慎用于开放性颈椎损伤的患者。

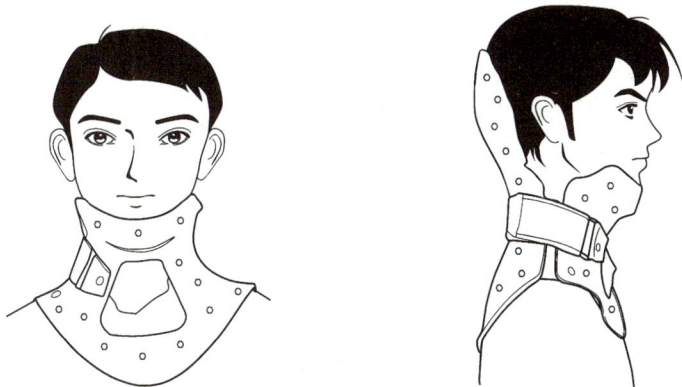

图 3-48 塑性颈部矫形器

2. 颈胸矫形器

（1）屈伸旋转控制式颈胸矫形器：又称胸骨 - 枕骨 - 下颌骨固定器（sternal occipital mandibular immobilizer，SOMI）或索米矫形器。前面由单金属杆和控制下颌关节运动的塑料托组成，后面由控制头部运动的塑料枕托组成（图 3-49）。适用于颈椎稳定性骨折、颈椎骨折或脱位术后、颈椎关节炎等患者，慎用于颈椎不稳定骨折的患者。

（2）屈伸侧屈旋转控制式颈胸矫形器：屈伸侧屈旋转控制式颈胸矫形器（flexion-extension-lateral-rotation）的前面和侧面由双、三或四杆金属杆及控制下颌关节运动的塑料托组成，后面由控制头部运动的塑料枕托组成；或全部由聚乙烯高温板材制成（图 3-50）。控制颈椎的屈伸、侧屈和旋转。适用于颈椎、上段胸椎的骨折、脱位、韧带损伤，以及颈椎、上段胸椎骨折术后的患者，慎用于颈部皮肤、枕部、下颌不能承受压力的患者。

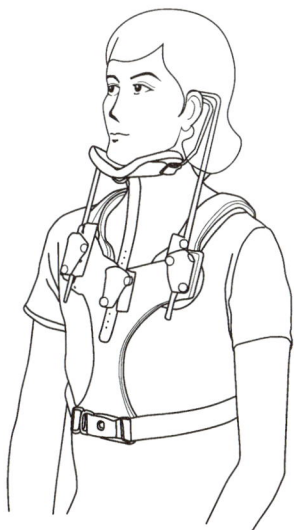

图 3-49 屈伸旋转控制式
颈胸矫形器

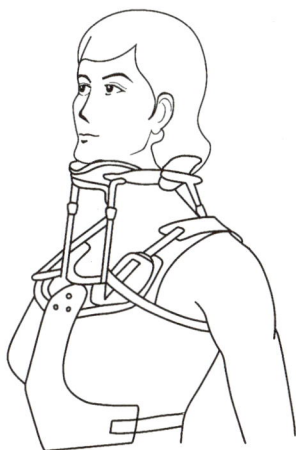

图 3-50 屈伸侧屈旋转控
制式颈胸矫形器

101

（3）哈罗式颈胸矫形器：哈罗式颈胸矫形器（halo cervical thoracic orthosis），又称哈罗式支架。分为上下两部分，上部为一个带四个不锈钢顶尖螺丝的颅骨环固定颅骨，下部为一个热塑性塑料板模塑的胸托板和背托板，中间以四根带螺杆的立杆相连，这些杆的长度均可调（图 3-51）。适用于颈椎不稳定骨折，尤其是 C_1~C_3 椎不稳定骨折患者；上段颈椎肿瘤、结核术后患者。慎用于颈椎骨折合并颅骨骨折的患者。

3. 颈胸腰骶矫形器

（1）固定性颈胸腰骶矫形器：由铝合金支条制成或高温板材模塑而成（图 3-52）。该矫形器控制颈胸腰骶椎的屈伸、侧屈、旋转，适用于脊柱多段骨折的患者，慎用于呼吸障碍的患者。

（2）矫正性颈胸腰骶矫形器：适用于脊柱多段侧凸、后凸患者，如密尔沃基式脊柱侧凸矫形器，在本节脊柱侧凸矫形器中阐述。

图 3-51　哈罗式颈胸矫形器

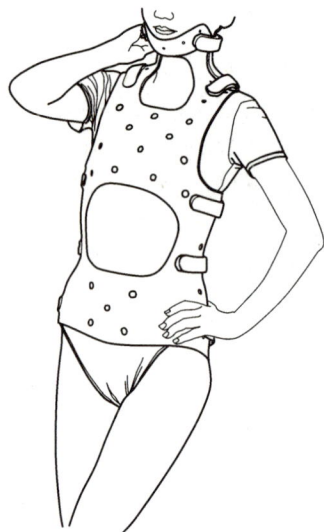

4. 骶髂矫形器

（1）骶髂带：为软性式固定带，多由帆布制成，置于髂嵴与大转子之间，环绕骨盆（图 3-53）。适用于产后耻骨联合分离患者。

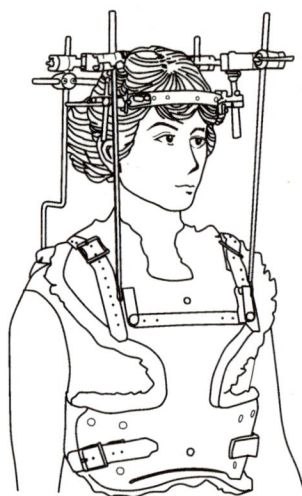

图 3-52　固定性颈胸腰骶矫形器

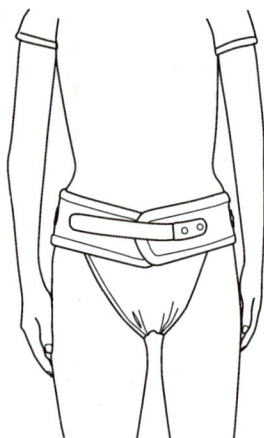

图 3-53　骶髂带

（2）软性骶髂矫形器：俗称骶髂围腰，是一种软性的固定矫形器，由帆布或弹力布制成，比骶髂带宽，围在骨盆的外面，前上缘、后上缘位于髂嵴水平，前下缘位于耻骨联合，后下缘位于臀部最隆起的部位（图 3-54）。适用于产后或外伤后的骶髂关节分离、骶髂关节劳损和腰痛。

（3）塑性骶髂矫形器：用高（低）温板材在石膏阳型（患者身上）模塑成形制成（图 3-55）。适用于骶髂关节骨折、脱位需较强固定的患者。

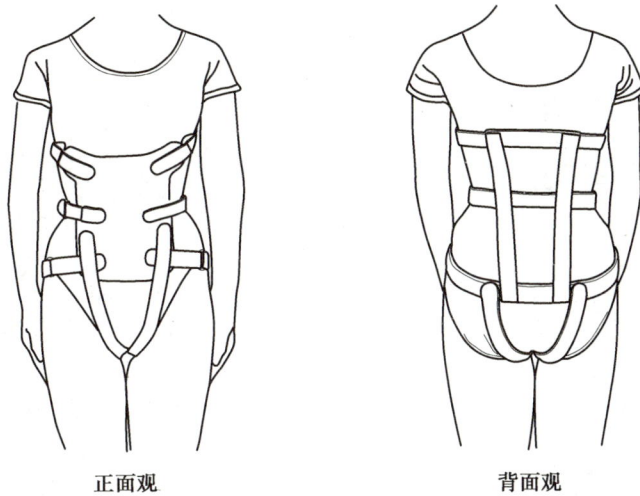

正面观　　　　　　　　　　　背面观

图 3-54　软性骶髂矫形器

5. 腰骶矫形器　腰骶矫形器是用于治疗腰部疾患的具有代表性的脊柱矫形器。该矫形器具有较好的限制腰椎屈伸、侧屈或旋转运动的功能,利用腹压支撑体重,减少腰椎承重作用。常用的有软性、屈伸控制式、屈伸侧屈控制式、后伸侧屈控制式、屈伸侧屈旋转控制式腰骶矫形器。

(1)软性腰骶矫形器:俗称围腰(corset),它原本是一种美容用品,用于妇女改善姿态使用,后来逐渐用于医疗和保健领域。围腰一般是由弹性布料、帆布或皮革制成,临床上品种较多,如弹力围腰、布围腰和皮围腰(图 3-56)。作用原理是利用内加金属条增强的布带束紧,给骨和软组织施加一定的压力,提高腹腔压力,借以减轻脊椎及其周围肌肉的体重负担,并限制脊柱的运动,从而达到消除疼痛的目的。适用于腰椎间盘突出症、腰肌劳损、腰扭伤、椎体Ⅰ度滑脱等患者,慎用于严重呼吸障碍的患者。

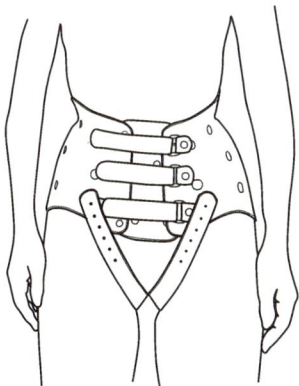

图 3-55　塑性骶髂矫形器

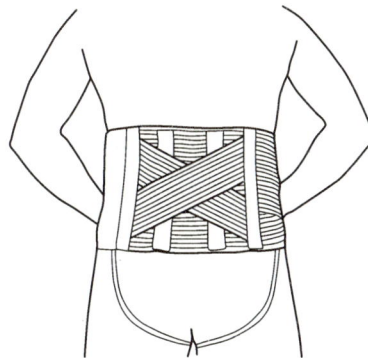

图 3-56　软性腰骶矫形器

(2)屈伸控制式腰骶矫形器:屈伸控制式腰骶矫形器(flexion-extension LSO)又称椅背式矫形器(chair back brace)。由骨盆围条、后支撑条、腹托等组成,两根后支撑条分别与胸带和骨盆围条相连(图 3-57)。它通过前后三点力学原理和提高腹内压限制腰椎前屈和后伸。适用于腰椎间盘突出症、腰痛、轻度腰椎压缩性骨折、腰椎滑脱等患者,慎用于腰椎不稳定骨折患者。

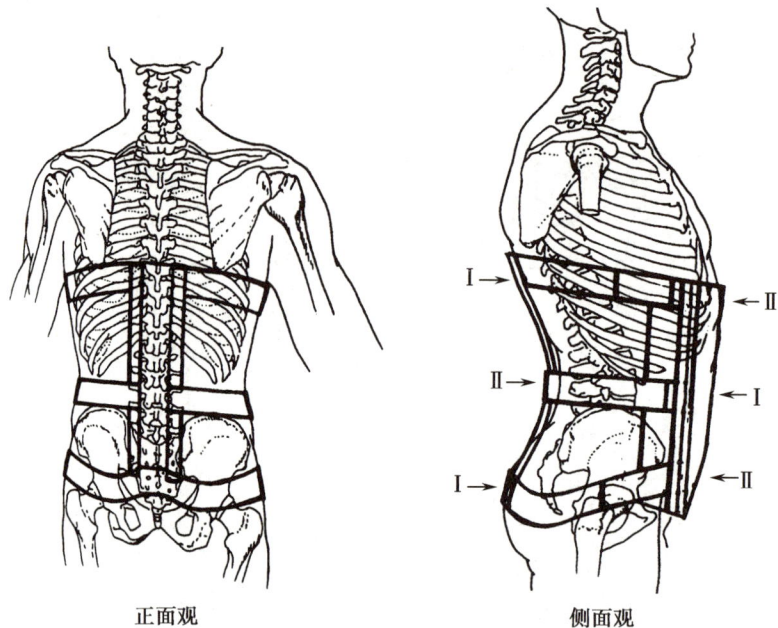

正面观   侧面观

图 3-57　屈伸控制式腰骶矫形器

(3)屈伸侧屈控制式腰骶矫形器:屈伸侧屈控制式腰骶矫形器(flexion-extension-lateral LSO),又称奈特式腰骶矫形器(Knight LSO),由骨盆围条、后支撑条、侧支撑条、腹托等组成(图 3-58)。由于它增加了侧支撑条,所以不仅可以控制腰椎的屈伸,还能控制腰椎侧屈。适用于腰椎间盘突出症、腰椎结核、轻中度腰椎压缩性骨折、腰椎滑脱等患者,慎用于腰椎不稳定骨折患者。

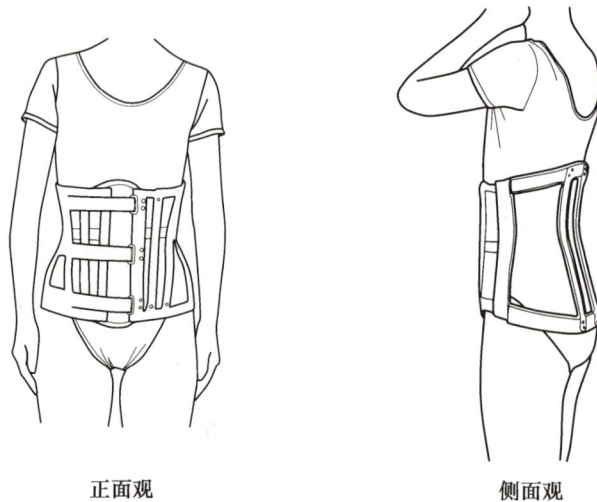

正面观   侧面观

图 3-58　屈伸侧屈控制式腰骶矫形器

(4)后伸侧屈控制式腰骶矫形器:后伸侧屈控制式腰骶矫形器(extension-lateral LSO),又称威廉斯式腰骶矫形器(Williams LSO),由骨盆围条、侧支撑条、腹托组成(图 3-59)。由于无后支撑条,允许腰部屈曲活动。适用于腰椎峡部裂、腰椎滑脱、腰椎前凸、腰椎间盘突出症等患者,禁用于任何需要限制脊柱屈曲的患者。

正面观　　　　　　　　　背面观

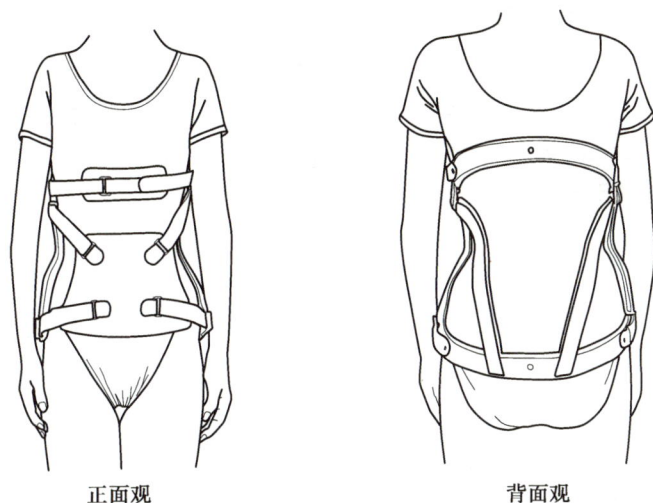

图 3-59　后伸侧屈控制式腰骶矫形器

(5)屈伸侧屈旋转控制式腰骶矫形器:屈伸侧屈旋转控制式腰骶矫形器(flexion-extension-lateral-rotation LSO)通常是用高温热塑板材在患者石膏阳型上模塑成形(图 3-60)。与腰骶部全面接触,控制腰部屈伸、侧屈、旋转。适用于腰骶部骨折及骨折术后、腰椎间盘突出症术后、腰椎滑脱等患者,禁用于腰骶部不能承受压力的患者。

6. 胸腰骶矫形器　胸腰骶矫形器是一种有代表性的支撑胸腰椎或上部腰椎的脊柱矫形器,由骨盆围条、后支撑条、侧支撑条、胸围条、肩胛围条、腋带、腹托等组合而成,可控制胸椎屈伸、侧屈或旋转,常用的有软性、屈伸控制式、前屈控制式、屈伸侧屈控制式、屈伸侧屈旋转控制式胸腰骶矫形器。

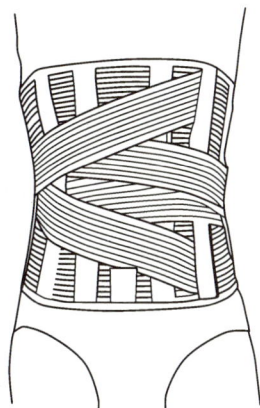

(1)胸廓肋骨固定带:由皮革或弹力材料制成,它用于包容整个胸廓。对于男性,矫形器包裹所有肋骨、腋窝、剑突;对于女性则通过乳房下界进行包裹,以避免压迫乳腺组织。该矫形器通过对胸廓施加环形压力来限制肋骨的扩张。适用于肋骨骨折或移位的患者,慎用于多发肋骨骨折。

(2)软性胸腰骶矫形器:在软性腰骶矫形器的基础上改进而成,增加了固定范围,包住了整个躯干(图 3-61)。它对胸椎、腰椎提供屈伸、侧屈控制,增加腹压,减轻胸腰椎的承重。适用于老年性骨质疏松继发的轻度脊柱后凸畸形患者、胸腰部软组织损伤和疾病引起疼痛的患者,慎用于呼吸障碍的患者。

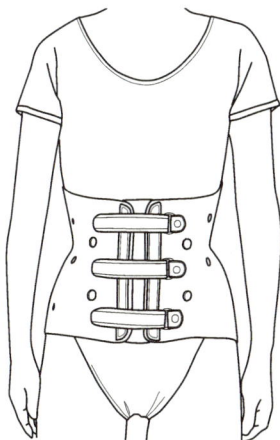

图 3-60　屈伸侧屈旋转控制式腰骶矫形器　　　　图 3-61　软性胸腰骶矫形器

(3)屈伸控制式胸腰骶矫形器:屈伸控制式胸腰骶矫形器(flexion-extension TLSO),又称泰勒式胸腰骶矫形器(Taylor brace TLSO),由骨盆围条、后支撑条、胸围条、肩胛围条、腹托等构成(图 3-62)。该矫形器给胸腰椎提供 2 个前后三点力作用,以控制胸腰椎屈伸。适用于老年骨质疏松,以预防和治疗压缩性骨折导致的胸椎后凸的患者,也用于脊柱结核患者。慎用于胸椎不稳定骨折患者。

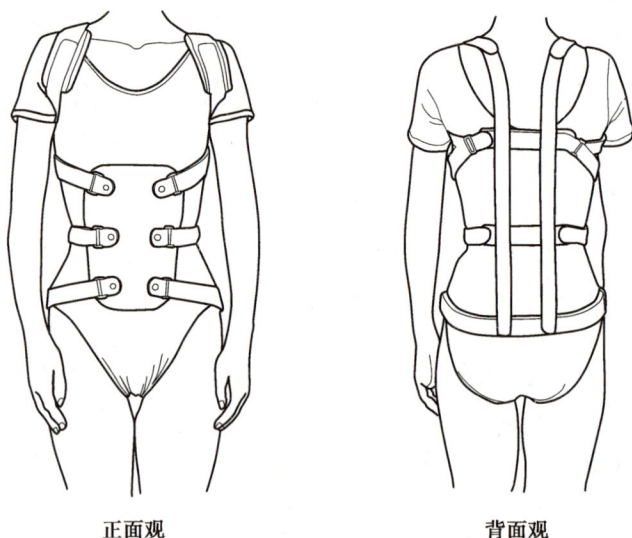

正面观　　　　　　　　　背面观

图 3-62　屈伸控制式胸腰骶矫形器

(4)前屈控制式胸腰骶矫形器:前屈控制式胸腰骶矫形器(flexion TLSO)又称朱厄特式胸腰骶矫形器(Juwett TLSO),由胸骨垫与耻骨上垫和背部垫组成(图 3-63)。胸骨垫与耻骨上垫产生的向后力和由背部垫产生的向前力构成的典型的前后三点力限制脊柱前屈,达到使胸椎过伸展的目的。适用于胸腰椎压缩性骨折、胸腰椎结核,青少年脊柱后凸畸形的患者;慎用于胸腰椎不稳定骨折患者,或需要限制脊柱过伸的疾患,如腰椎滑脱的患者。

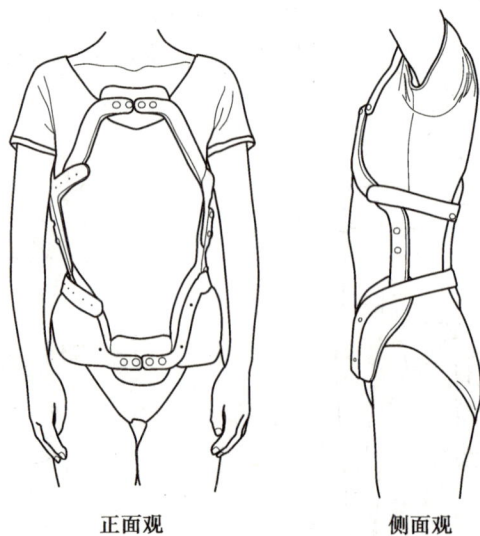

正面观　　　　　　　　　侧面观

图 3-63　前屈控制式胸腰骶矫形器

(5)屈伸侧屈控制式胸腰骶矫形器：屈伸侧屈控制式胸腰骶矫形器（flexion-extension-lateral TLSO），又称奈特 - 泰勒式胸腰骶矫形器（Knight-Taylor TLSO），由骨盆围条、后支撑条、侧支撑条、胸围条、肩胛围条、腹托等构成（图3-64）。由于在泰勒式胸腰骶矫形器的基础上增加了侧支撑条，所以该矫形器不仅控制脊柱屈伸，还控制脊柱的侧屈。适用于胸腰椎稳定性骨折患者，慎用于胸腰椎不稳定骨折患者。

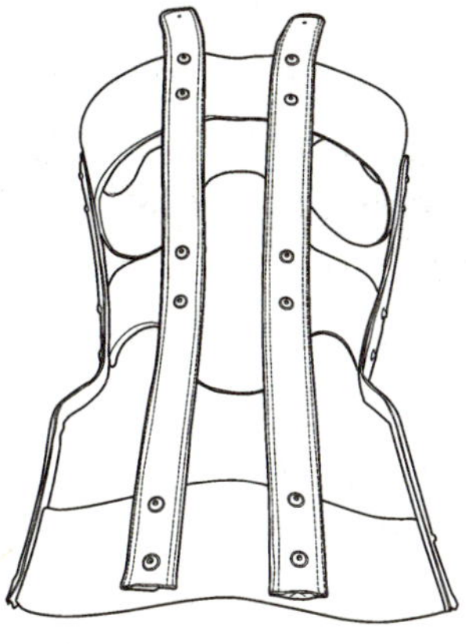

(6)屈伸侧屈旋转控制式胸腰骶矫形器：屈伸侧屈旋转控制式胸腰骶矫形器（flexion-extension-lateral-rotation TLSO）通常是用高温热塑板材在患者石膏阳型上模塑成形（图3-65）。它与胸腰骶部全面接触，控制胸腰部屈伸、侧屈、旋转。适用于胸腰部骨折及骨折脱位术后、腰椎间盘突出症术后患者，慎用于胸腰部皮肤不能承受压力的患者。

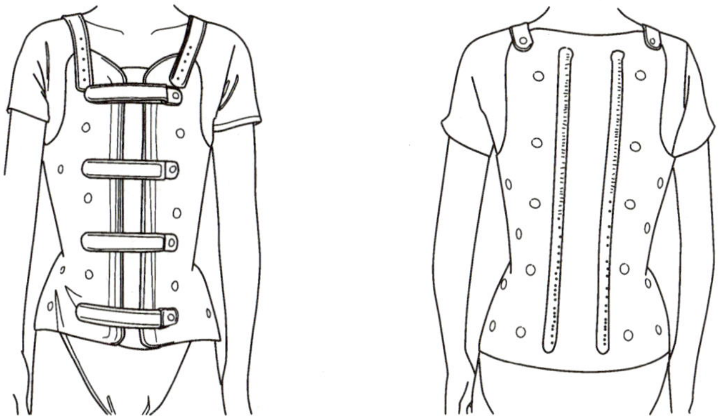

图 3-64　屈伸侧屈控制式胸腰骶矫形器

正面观　　　　　　　　背面观

图 3-65　屈伸侧屈旋转控制式胸腰骶矫形器

7. 脊柱侧凸矫形器　脊柱侧凸矫形器主要利用侧方三点力学原理矫正脊柱侧凸（图3-66）。常用脊柱侧凸矫形器有以下几种。

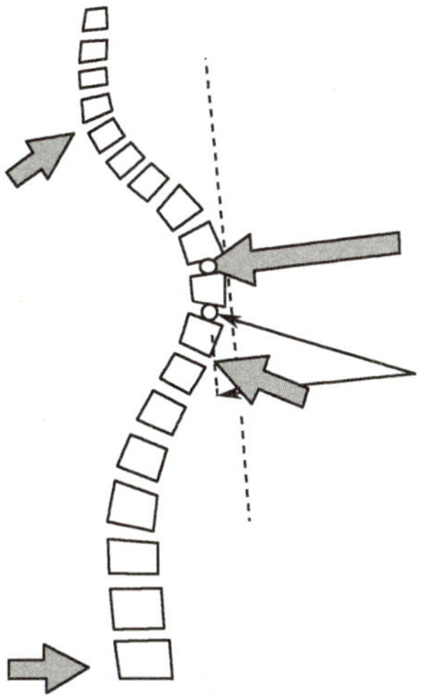

(1)腋下型脊柱侧凸矫形器：腋下型脊柱侧凸矫形器是一种主要用塑料制成的胸腰骶矫形器，有多种样式。近年国内多用色努式、波士顿式和大阪医大式脊柱侧凸矫形器，其基本原理都是利用三点力学原理矫正畸形，都要求用X线检验腋下托、胸托、腰托的安装位置，特别是胸托的上缘不得超过侧凸顶锥部位的肋骨；保证矫形器与胸廓凹部有足够的间隙；腹托能有效地增加腹压，适当减少腰椎前凸。腋下型矫形器具有重量轻，易于清洁，穿脱方便，还允许患儿参加一些活动等优点。

1)色努式脊柱侧凸矫形器（Cheneau scoliosis orthosis）：由法国色努博士开发，在近30年得到广泛应用，国内近年多采用这类脊柱侧凸矫形器。其结构特点为：全为塑料制成，前侧开口，轻便、简洁，具有系列的针对脊柱侧凸弯曲和扭转的三维压力垫和较大的释放空间

图 3-66　脊柱侧方三点力学原理

（图 3-67）。适用于顶椎在 T_6 以下,弯曲度（Cobb 角）为 20°~50°,处于发育期的中度特发性脊柱侧凸的患者。

2）波士顿式脊柱侧凸矫形器（Boston scoliosis orthosis）：由波士顿儿童医院的教授开发,结构特点为具有较大的腹部压力、斜位压垫矫正脊柱扭转、侧方三点压力矫正侧凸（图 3-68）。适用于顶椎在 T_9 以下,Cobb 角为 20°~50°,处于发育期的中度特发性脊柱侧凸的患者。

3）大阪医大式脊柱侧凸矫形器（Osaka medical college,OMC）：由大阪医科大学矫形器技术人员开发,结构特点为基于波士顿矫形器形式,在胸椎弯曲凹侧的上部安装胸椎压垫、拉带和金属支条,矫正上段胸椎侧凸（图 3-69）。适用于顶椎在 T_8 以下,Cobb 角为 20°~50°,处于发育期的中度特发性脊柱侧凸者。

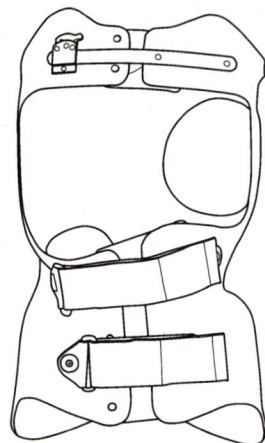

图 3-67 色努式脊柱侧凸矫形器

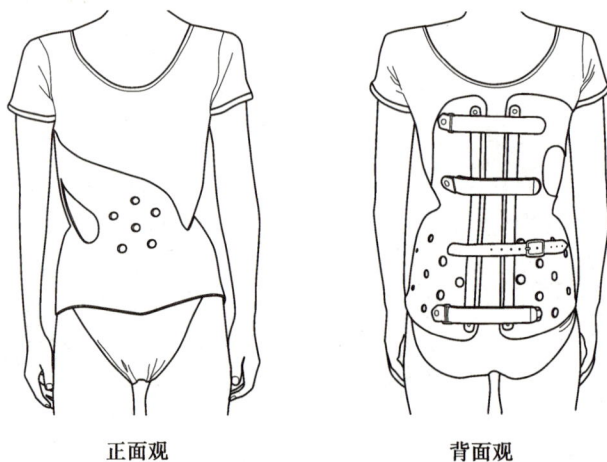

正面观　　　　　　　　背面观

图 3-68 波士顿式脊柱侧凸矫形器

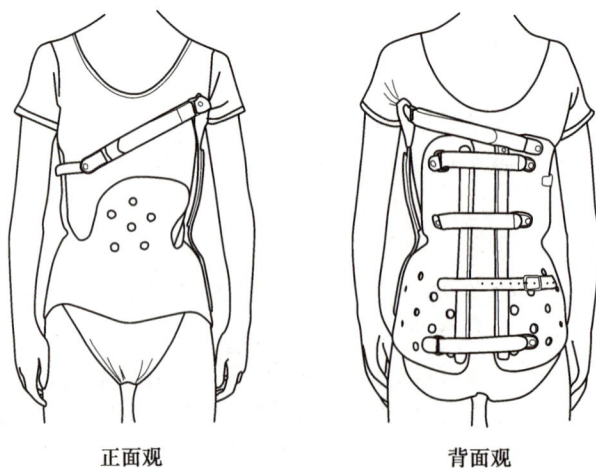

正面观　　　　　　　　背面观

图 3-69 大阪医大式脊柱侧凸矫形器

（2）密尔沃基式脊柱侧凸矫形器（Milwaukee scoliosis orthosis）：由美国密尔沃基市的 Blount 和 Meo 开发的,属于一种颈胸腰骶矫形器,结构特点是由颈环、骨盆托、前后金属支条与侧方压力垫等构成(图3-70)。站立位患者用力伸直脊柱,保持喉托位于下颌下方一横指部位,促使患者加强腰背肌的主动收缩来改善脊柱畸形,另外,患者也由枕托和侧方压力垫得到矫形力量,特别是当患者佩戴矫形器仰卧时,可以得到较好的被动牵引矫形效果,适用于顶椎在 T_6 以上,Cobb 角为 20°~50°,处于发育期的中度特发性脊柱侧凸者。

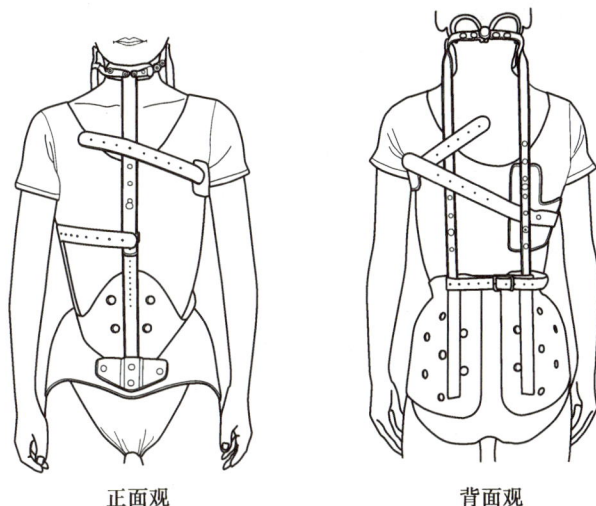

正面观　　　　　背面观

图 3-70　密尔沃基式脊柱侧凸矫形器

思政元素

医 者 仁 心

　　"医者仁心",是我国古代医学界信奉的行医信念,当今它仍是医学的本质特征。我国传统医学所要求的"医者仁心"这一思想是无论身处何处,从医者第一要求便是"仁心",需要时刻抱有对生命的尊重和敬畏。面对脊柱侧弯,我们竭尽所能,面对患者,医者仁心是对我们最基本的要求。作为矫形器从业人员,勇于攀登医学的巅峰,打开那些被折叠的人生。拯救生命是仁心、鼓励帮助是仁心、尊重患者是仁心。患者会忘记你曾经说过什么、做过什么,但永远不会忘记你带给他们的"仁心"之感。医者仁心踔厉行、人文关怀方行远,医务从业工作者在职业工作中应尽量做到"总是去安慰",以"仁心"塑仁术,浇筑医学路上最美丽的风景。

二、设计要求

(一)设计原理

　　脊柱矫形器是因人而异的产品,设计时应按诊断结果来决定该矫形器的使用目的是固定、免荷作用(固定、免荷性),还是矫治畸形(矫治性),再进行相应的结构设计,可以采用软性、支条或塑性三种类型。

　　固定、免荷性脊柱矫形器要对伤病部位提供稳定的固定力或一定的免荷作用,完全固定作用的脊柱矫形器要限制脊柱在矢状面、额状面和水平面的运动,部分固定的脊柱矫形器设计时,要限制脊柱的部分运动;矫治性矫形器要对畸形部位提供正确的矫治力,设计时力的大小、方向及作用点的位置要准确,以达到矫治的要求。

(二)设计基本要求

设计脊柱矫形器的基本要求有:支撑体重;限制脊柱的运动;矫正或维持脊柱的生理对线。

1. 支撑体重 也称为免荷,免荷的方法有以下几种。

(1)在疾患的上部承受体重,并通过支条传递到下部承重的方法:多用于颈椎和胸椎重度伤残时,起到免荷与固定并用的作用。

(2)三点压力系统:前后三点压力用于胸腰椎压缩性骨折,通过使脊柱过伸展,将加在椎体上的力转移到椎弓和椎体关节,从而达到免荷的目的;侧方三点压力通过肋骨传导至脊柱,矫正脊柱侧凸。

(3)提高腹腔压力:提高腹腔压力以减轻脊椎负担的方法是目前作为腰椎免荷最有效的一种方法,虽然使用硬性矫形器要比软性矫形器对腹压的效果大,但同时也会更大范围地限制脊柱的运动。

2. 限制脊柱运动

(1)三点力作用:脊柱矫形器通过三点力学原理控制脊柱在不同平面(矢状面、额状面和水平面)的运动,包括自由(free)、辅助(assist)、阻止(resist)、停止(stop)、维持(hold)等。

(2)心理暗示作用:通过穿戴矫形器时所提供的限制活动的感觉,提醒患者时刻控制脊柱的运动,这是所有矫形器共有的作用。

3. 维持脊柱的生理对线及矫正

(1)被动矫正:矫形器通过侧方三点力,并经肋骨传导至脊柱,矫正脊柱侧凸。

(2)主动矫正:患者穿戴矫形器后,主动采取"离垫"动作,减轻侧方压力的刺激。

三、临床适配性检查

(一)装配前的评定

1. 以康复治疗组的形式,在医生主导下对患者进行检查,了解伤病的原因、病程,对临床诊断、临床检查报告等进行分析。

2. 对患者脊柱功能的检查 包括脊柱生理弯曲的评定、脊柱关节活动度的评定、脊柱生物力学等的评定等。

(1)脊柱生理弯曲的评定:正常的脊柱在冠状面成直立状,在矢状面颈椎前凸、胸椎后凸、腰椎前凸、骶椎后凸,呈 S 形曲线状。胸椎后凸过度时,称为驼背;颈椎及腰椎过度前凸时,称为前凸增强;脊柱在额状面弯曲,称为脊柱侧凸。

(2)脊柱关节功能活动度的评定:脊柱的活动度各不相同,其中颈椎、腰椎活动范围最大,胸椎活动度小,骶尾椎融合在一起相对稳定。颈椎关节的正常运动范围:屈曲运动 45°、伸展运动 50°、左右侧屈运动 40°、左右旋转运动 40°;胸腰椎运动范围:前屈运动约 45°、后伸运动 20°~30°、左右侧屈运动 35°~40°、左右旋转运动约 30°;腰骶部正常运动范围:前屈运动在直立状态下,向前弯腰,中指尖可达足面,腰呈弧形,前屈 90°、后伸运动 30°、左右侧屈 30°、左右旋转 30°。

(3)脊柱生物力学的评定:脊柱是由相对固定的脊椎和能高度变形的椎间盘组成的复合体,依据脊椎关节的连接,在一定方向和一定范围活动,这样的结构既可使脊髓和神经得到保护,又可允许躯干做最大限度的运动。同时脊柱在矢状面的 S 状弯曲缓冲垂直方向的冲力,使人在跑跳时减少对头部的冲击。脊柱与胸廓、肋骨等相连和腹腔内压力对脊柱起着支持和稳定的作用。由于外力的作用或脊柱内在的结构改变引起脊柱的正常生物力学改变,会导致脊柱稳定功能、支撑功能或脊柱的外形发生改变。

3. 制定脊柱矫形器处方 根据脊柱病损情况及总体康复治疗方案,制定脊柱矫形器处方,脊柱矫形器处方是针对脊柱的问题,由医生提出矫形器治疗的具体方案,也是矫形器技师在矫形器装配中执行医嘱的依据。脊柱矫形器处方见表 3-2。

表 3-2 脊柱矫形器处方(初次安装、再次安装、修理)

姓名		性别		年龄		职业	
住址				电话		日期	
疾病名称							
体重				职业			
医学意见(含评定内容和解决功能障碍的方法)							
支付方式	肢体伤残	工伤( )	社保( )	养老金( )	自费( )	其他( )	
处方 颈部矫形器□ 颈胸矫形器□ 颈胸腰骶矫形器□ 胸腰骶矫形器□ 腰骶矫形器□ 骶髂矫形器□							
取型、测量							
颈部矫形器	材料( ) 控制方式:屈伸控制□ 侧屈控制□ 旋转控制□ 类型(如围领)						
颈胸矫形器	材料( ) 控制方式:屈伸控制□ 侧屈控制□ 旋转控制□ 类型( )						
颈胸腰骶矫形器	材料( ) 控制方式:屈伸控制□ 侧屈控制□ 旋转控制□ 类型( )						
胸腰骶矫形器	材料( ) 控制方式:屈伸控制□ 侧屈控制□ 旋转控制□ 类型( )						
腰骶矫形器	材料( ) 控制方式:屈伸控制□ 侧屈控制□ 旋转控制□ 类型( )						
骶髂矫形器	材料( ) 控制方式:屈伸控制□ 侧屈控制□ 旋转控制□ 类型( )						
附件							
特殊事项							
费用							
医师		患者			矫形技师		
适配评定							

4. 向患者解释使用矫形器的目的、必要性、使用方法、可能出现的问题等,提高患者使用矫形器的积极性,保证使用效果。

5. 制定装配前必要的手术、药物、康复治疗计划并逐步实施 如骨折固定术、皮肤破损、伤口感染的用药;局部炎症水肿的处理等,为后期装配矫形器创造良好条件。

(二) 试穿时适配性检查

要求脊柱矫形器在交付患者前应在专业技术人员指导下试穿,检查矫形器材料、结构是否达到处方要求,并明确告知患者穿戴脊柱矫形器的时间。

1. 颈部矫形器的检查

(1)患者头部是否保持在水平位或处方要求的体位:当头部保持水平位时,从眼窝底部到耳孔中心的连线应该是接近与地面平行的。

(2)矫形器的所有硬质部件(下颌托、枕骨托、胸托)大小、形状是否合适。

(3)胸骨托的上缘是否至少低于胸骨切迹2.5cm、外上缘是否低于锁骨1.3cm。

(4)枕骨托上缘中心的位置是否低于枕骨粗隆顶部1.3cm,其后仰角度是否合适。

2. 胸腰骶和腰骶等固定性矫形器的检查

(1)骨盆围条:其宽度是否达到4cm;骨盆围条的中心线是否位于髂后上棘水平线的下方;骨盆围条的两端是否向前延伸至超过侧中线的位置。

(2)支条:左右后支条是否经过肩胛骨与棘突之间、其长度是否合适、其间距是否约5cm;侧支条是否沿着侧中线延伸、长度是否合适。

(3)腹托:腹托的大小是否足够(腹托的范围应该是从剑突下1.3cm到耻骨联合上1.3cm)、佩戴是否舒适。

(4)穿戴矫形器时的检查:坐位时背后下端与椅面距离是否不小于1cm、耻骨联合与髂前上棘是否无压痛;施力与免压部位是否准确、是否不妨碍上肢的正常运动、是否与身体服帖;髋关节屈曲角度是否大于100°。

(5)脱下矫形器后的检查:患者局部皮肤是否有发红现象,如有发红,未感到压迫或不适,或发红现象在十分钟内消失,属于正常现象,否则应调整矫形器。

3. 矫正性脊柱矫形器的检查

(1)矫形器是否和身体吻合,佩戴是否困难。

(2)耻骨上缘、大转子处、两侧髂前上棘和髂嵴处有无压痛,坐下时是否压迫大腿肌肉。

(3)呼吸时胸廓是否有压抑感。

(4)密尔沃基式脊柱侧凸矫形器的前后支条是否垂直且平行,间距是否有5~6cm;患者主动竖直脊柱时,颈环和喉部托是否压迫相关部位。

(5)胸椎压力垫的中心是否与侧凸顶椎相连的肋骨高度相同,上缘是否与胸椎顶椎相连的肋骨高度一致或略偏下;腰椎压力垫上缘是否与腰椎顶椎高度相同;横截面上,胸腰椎压垫中心是否位于侧后方身体隆起的位置。

(6)患者身体在矢状面和冠状面是否正直。

(三) 穿戴时适配性检查

1. 由专业技术人员仔细检验穿戴的适合程度是否达到设计要求、是否达到临床治疗要求,穿戴者自述是否无明显不适。

2. 对于固定性矫形器,要检查矫形器的生理弧度是否和脊柱一致;各压力垫或衬垫位置是否恰当、力度是否足够。

3. 对于矫正性脊柱矫形器,要采用X线检查三点压力系统对位是否准确,Cobb角是否按要求度数减少,旋转度是否改善。

笔记栏

四、临床应用

(一) 常见伤病的应用

1. 脊柱软组织损伤及退行性变

(1) 颈椎软组织损伤：如落枕、颈项肌劳损、颈项肌扭伤会引起患者颈部疼痛及颈部活动度降低。轻度软组织损伤可佩戴软(硬)性围领，轻度控制颈椎屈伸运动；中重度软组织损伤可佩戴费城颈托、塑性颈部矫形器，完全控制颈椎屈伸运动。

(2) 颈椎病：由于颈椎间盘退行性变或椎间盘突出致颈椎失稳、骨赘形成，刺激、压迫周围组织，引起一系列症状和体征者称之为颈椎病。佩戴矫形器的目的是控制颈椎屈曲运动，严重者还应控制颈椎侧屈运动，根据颈椎病的严重程度可选择围领、费城颈托、塑性颈部矫形器、索米矫形器。

(3) 腰骶部软组织损伤：如腰肌劳损、腰骶部扭伤都会引起患者腰骶部疼痛和腰部活动度降低。可穿戴腰骶围腰控制腰椎屈曲运动，减轻腰骶部疼痛。

(4) 腰椎间盘突出症：由于创伤、退变等原因使纤维环破裂，髓核内容突出、压迫神经而引起的综合征称为腰椎间盘突出症。可穿戴腰骶围腰、胸腰骶围腰、腰骶椎屈曲矫形器来控制腰椎屈曲运动，支撑脊柱。

2. 脊柱、躯干骨折

(1) 椎体骨折、脱位：脊柱骨折、脱位可根据病情选择不需手术直接使用矫形器、内固定术后2周使用矫形器或手法复位后使用矫形器，目的是限制脊柱运动，促进骨折愈合，促使患者早期下床活动，早期康复训练。对横突骨折、棘突脊柱骨折、轻度压缩性骨折等稳定性骨折，需限制脊柱的屈伸、侧屈(或旋转)运动；对椎体重度压缩性骨折、粉碎性骨折、关节突骨折、骨折伴脊髓损伤等不稳定骨折，需限制脊柱屈伸、侧屈、旋转运动。

1) 颈椎骨折、脱位：颈椎稳定性骨折与脱位患者选用屈伸旋转控制式颈胸矫形器或屈伸侧屈旋转控制式颈胸矫形器；颈椎不稳定骨折者选用哈罗式颈胸矫形器；颈椎骨折伴有胸腰椎骨折者需选用固定性颈胸腰骶矫形器。

2) 胸椎骨折：因骨质疏松引起的病理性轻度压缩性骨折属于稳定性骨折，可选用屈伸侧屈控制式胸腰骶矫形器；胸椎与胸廓相连，稳定性强，不易损伤，如外力致使胸椎骨折多伴有脊髓损伤，大多为不稳定骨折，应选用屈伸侧屈旋转控制式胸腰骶矫形器。

3) 腰椎骨折：腰椎稳定性骨折常见为骨质疏松引起的压缩性骨折，如为上腰段骨折多选用屈伸侧屈控制式胸腰骶矫形器，如为下腰段骨折多选用屈伸侧屈控制式腰骶矫形器。腰椎不稳定骨折常见于外伤引起的粉碎性骨折伴脊髓损伤，如为上腰段骨折多选用屈伸侧屈旋转控制式胸腰骶矫形器，如为下腰段骨折多选用屈伸侧屈旋转控制式腰骶矫形器。

4) 腰骶椎滑脱：椎体滑脱通常以 $L_5 \sim S_1$ 常见。一般腰骶椎轻度(Ⅰ~Ⅱ度)滑脱，使用威廉斯式腰骶矫形器，控制脊柱后伸和侧屈，如果大于Ⅱ度的腰骶椎滑脱需手术治疗后再佩戴脊柱矫形器。

5) 骶尾部骨折：骶椎骨折患者少见，尾椎骨折较为多见。骶尾部骨折选用塑性骶髂矫形器。

(2) 肋骨骨折：单一肋骨骨折多选用胸廓肋骨固定带固定，多发肋骨骨折在术后或排除气胸、内脏损伤等其他异常情况下，可使用胸廓肋骨固定带固定。

3. 脊柱结核、肿瘤　由于脊柱结核和肿瘤是多节段破坏脊柱骨质，造成脊柱的稳定性差，并且容易诱发脊髓损伤，所以需要使用控制脊柱屈伸、侧屈、旋转的固定性脊柱矫形器，无论是否手术治疗，都需要佩戴矫形器辅助治疗。

4. 脊髓损伤

(1)急救现场的矫形器处理:由外伤引起的脊柱不稳定骨折,现场急救处理非常重要,不正确地搬动伤者,可能加重骨折,诱发或加重脊髓损伤。所以在急救现场应用成品固定的脊柱矫形器固定患者躯干后再搬动,以减少患者二次损伤的可能。常见的急救成品矫形器是费城颈托和前屈控制式胸腰骶矫形器。

(2)恢复期的矫形器处理:在脊髓修复期,往往脊柱骨折已经做内固定处理,使用脊柱矫形器起到辅助脊柱稳定的作用,屈伸侧屈旋转控制的脊柱矫形器均可应用,根据部位可选择颈胸矫形器、颈胸腰骶矫形器、胸腰骶矫形器、腰骶矫形器。

(3)代偿期的矫形器处理:在脊髓损伤代偿期,脊柱骨折已基本愈合,可以使用软式脊柱矫形器或屈伸控制脊柱硬式脊柱矫形器保护脊柱运动,支撑、稳定脊柱。

5. 脊柱侧凸

(1)脊柱侧凸的概念:脊柱侧凸是指脊柱在冠状面内偏离枕骨中点至骶骨棘连线的弯曲畸形,常伴有椎体旋转、椎体楔形、生理弯曲改变或胸廓变形等畸形,脊柱侧凸与肋骨隆起的测量见图 3-71,其中 R 表示肋骨隆起的角度,h 表示肋骨隆起的高度;d 表示肋骨隆起的距离。

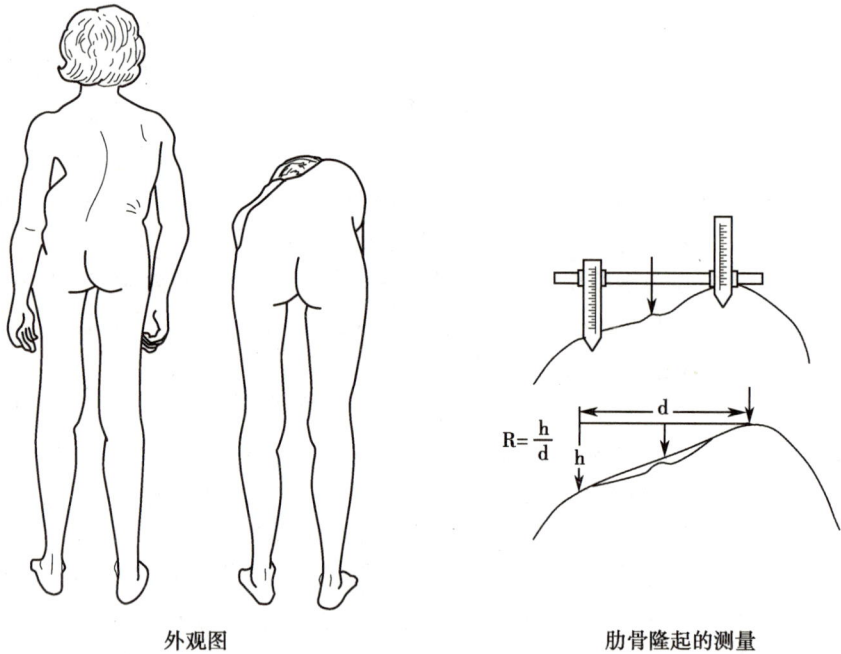

外观图　　　　　　　　　　　肋骨隆起的测量

$$R = \frac{h}{d}$$

图 3-71　脊柱侧凸

(2)脊柱侧凸的分类

1)根据病因:脊柱侧凸可分为先天性侧凸和特发性侧凸。特发性脊柱侧凸(idiopathic scoliosis,IS),也称原发性脊柱侧凸,为最常见的脊柱侧凸,占脊柱侧凸发病总人数的85%~90%,其中 85% 为发育期的女孩。特发性脊柱侧凸是指发病原因不明、好发于青少年、发展迅速的脊柱侧凸。脊柱侧凸矫形器主要用于特发性脊柱侧凸。

2)根据侧凸始发部位:脊柱侧凸可分为原发性脊柱侧凸和继发性脊柱侧凸。原发性脊柱侧凸是指脊柱最早出现的脊柱侧凸。一般原发性脊柱侧凸弯曲度大于继发性脊柱侧凸,好发于脊柱上段;继发性脊柱侧凸是指在脊柱产生侧凸后,为了保持躯干平衡而出现的继发性弯曲,好发于脊柱下段。

3)根据年龄分型:根据发病年龄,特发性脊柱侧凸可分为婴儿型、少年型和青少年型三种形式。婴儿型特发性脊柱侧凸是指患者年龄在 3 岁以下的特发性脊柱侧凸;少年型特发性脊柱侧凸是指 4~10 岁的特发性脊柱侧凸;青少年型特发性脊柱侧凸是指 11~20 岁的特发性脊柱侧凸。

(3)脊柱侧凸的评定:脊柱侧凸的严重程度多通过对脊柱侧凸角度的测量、脊柱的旋转程度和骨成熟度加以评估。角度测量最常采用的方法是 Cobb 法,用于测量的脊柱 X 线片为站立位,包括髂嵴的全脊柱正位片。首先确定好顶椎和上、下端椎。其中上、下端椎是倾斜最大旋转最小的椎体,顶椎是倾斜最小旋转最大的椎体。上端椎的上缘沿线垂线和下端椎的下缘沿线垂线之间夹角的锐角即为 Cobb 角(图 3-72)。Cobb 角小于 20° 称为轻度脊柱侧凸,Cobb 角在 20°~50° 之间称为中度脊柱侧凸,Cobb 角大于 50° 称为重度脊柱侧凸。脊柱旋转程度是在脊柱 X 线正位片上,根据椎弓根的位置判断:凸侧椎弓根与对侧对称并紧贴椎体侧缘,为无椎体旋转移位,椎弓根离开椎体缘向中线移位为Ⅰ度旋转,移至中线附近为Ⅲ度,Ⅰ度和Ⅲ度之间为Ⅱ度,越过中线则为Ⅳ度(图 3-73)。骨成熟度是观察髂骨髂嵴骨骺的生长情况,Risser 将髂嵴分成四部来分阶段描述骨成熟度,即 Risser 征:髂嵴骨骺未出现为 0,外侧 0%~25% 出现骨骺为 1,25%~50% 出现为 2,50%~75% 出现为 3,75%~100% 出现但骨骺未与髂嵴融合为 4,如骨骺与髂嵴全部融合为 5。Risser 指数为 5 时,表示脊柱生长发育已结束。

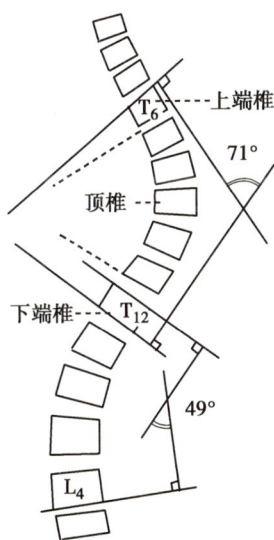

图 3-72　Cobb 角的测量方法

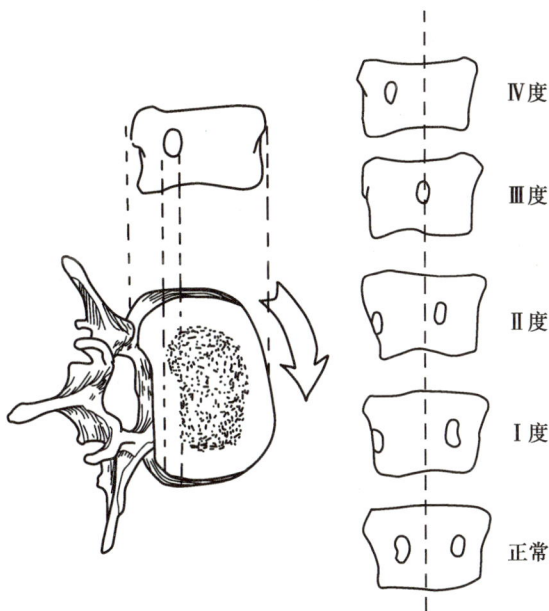

图 3-73　脊柱旋转程度的测定方法

(4)特发性脊柱侧凸的治疗:特发性脊柱侧凸的治疗分为手术治疗和非手术治疗两大类。当 Cobb 角大于 50°,首选手术治疗。特发性脊柱侧凸非手术治疗包括运动疗法、电刺激治疗、牵引治疗、矫正体操、矫形器治疗等。对于 Cobb 角小于 20° 的轻度脊柱侧凸,可密切随访,同时给予姿势体位训练、矫正体操、低频电刺激、牵引治疗;对于 Cobb 角为 20°~50° 的中度脊柱侧凸应以矫形器治疗为主,同时辅以其他非手术治疗方法。

(5)穿戴脊柱侧凸矫形器前后的康复治疗

1)神经肌肉电刺激:脊柱侧凸患者脊柱旁肌肉一般是凸侧较弱,凹侧较强,利用低频电刺激治疗增强凸侧脊柱旁肌肉肌力是矫正脊柱侧凸并维持正确姿势的重要保证。

2）呼吸训练：脊柱侧凸矫形器的使用大多会限制胸廓运动，长期穿戴会导致呼吸功能的下降，需进行呼吸训练。训练以胸式呼吸为主，患者取卧位，全身放松，双手置于头后，双肘打开，保证胸廓无旋转和明显侧凸，呼气时双肘合拢，吸气时双肘打开，尽最大努力进行深呼吸，牵张胸廓和呼吸肌。长期坚持呼吸训练可以很好地改善患者心肺功能。

3）运动训练：佩戴矫形器期间原则上不能做剧烈运动，应对患者进行各种力所能及的运动训练，以腰背肌肌力、耐力、脊柱拉伸训练为主，比如脊柱侧凸的矫形体操（原理为增加凸侧肌肉力量，拉伸脊柱）、双手吊单杠等。

6. 脊柱其他畸形

（1）颈部生理曲线改变：正常人颈椎处于前屈状态，由于颈椎软组织、椎间盘损伤、炎症或退行性变引起颈椎前屈曲线消失，使颈部变直或反张。在临床康复过程中需要控制颈椎屈曲的颈部矫形器辅助治疗。

（2）脊柱关节炎：脊柱关节炎以强直性脊柱炎多见，强直性脊柱炎是以骶髂关节和脊柱为主的、最终导致脊柱强直的炎性病变。强直性脊柱炎在正常的康复治疗下还需控制脊柱的运动，所以往往配合固定性脊柱矫形器辅助治疗。

（3）脊柱后凸：脊柱后凸是由于肌肉韧带松弛、骨质软化，在重力的作用下所致的骨骼畸形。脊柱后凸是常见的脊柱畸形。正常人胸椎生理性后凸小于 $50°$，后凸顶点在 $T_6 \sim T_8$ 处，与腰前凸形成平衡的生理弧度，此时矢状面重力垂线经过 C_1、T_1、T_{12} 和 S_1，维持最佳生理曲线和身体平衡，保证人体能正常前视。先天性脊柱畸形、脊柱创伤、结核等多种疾病可以导致脊柱后凸角度增大。当脊柱后凸 $\leq 60°$ 时，需佩戴奈特 - 泰勒式胸腰骶矫形器。当后凸畸形 $> 60°$ 时，畸形会继续加重和导致背部疼痛发生，甚至发生截瘫，一般需要进行手术矫正治疗，术后使用固定性脊柱矫形器。

7. 先天性脊柱裂　先天性脊柱裂是指身体后正中线上骨（脊椎骨）和神经（脊髓）由于发育障碍所致愈合不全的状态。主要分为脊柱潜在畸形而无症状的隐性脊柱裂和有明显症状的囊性脊柱裂两类。对于隐性脊柱裂，如患儿未发育成熟，应做矫正性脊柱矫形器矫正患儿畸形。如已发育成熟，应考虑固定性脊柱矫形器稳定脊柱。对于囊性脊柱裂应在手术治疗后佩戴固定性脊柱矫形器，如有下肢功能障碍，还应佩戴下肢矫形器。

8. 脊髓灰质炎　脊髓灰质炎又称小儿麻痹症，是由嗜神经性病毒所引起的急性传染病，主要侵袭脊髓的前角细胞，造成肌肉的弛缓性瘫痪，从而引起躯干和肢体的畸形。如发生脊柱畸形，成年需做矫正式脊柱矫形器，成年后手术治疗后做固定性脊柱矫形器。如有肢体残疾，则应考虑上下肢矫形器。

9. 骨质疏松症　骨质疏松症是以骨折、疼痛、姿势异常、功能障碍为主要临床表现的全身性骨病。其姿势异常主要表现为脊柱后凸畸形，多见于椎体压缩性骨折，同时骨密度降低和背伸肌肌力下降也会导致脊柱后凸畸形。活动性脊柱矫形器可改善亚急性期骨质疏松椎体骨折的脊柱后凸角度。

（二）注意事项

1. 穿脱方法　操作时按照程序逐一进行，做到安全、便利。

（1）穿一件较紧身的薄棉质或者柔软、吸水性强材质的内衣，内衣比矫形器长；内衣侧方应没有接缝，或者将接缝朝外穿着，防止皮肤损伤；女孩尽可能不要佩戴硬边胸罩。

（2）将矫形器稍拉开，患者站立位略抬起双臂，侧身穿进；不要将矫形器拉开太大以免变形。应尽量将内衣拉平，使内衣在矫形器内的压垫部位不发生皱褶。

（3）先将搭扣扣上，换成仰卧位之后再将搭扣逐一拉紧；拉紧搭扣后，将双手放在矫形器腰间,并将矫形器向下轻压,尽量使脊柱伸展。

(4)矫形器搭扣带一般要保持在正确的位置,以保证矫正效果。进餐时可以适当松开矫形器,如果佩戴矫形器引起明显的饭后胃肠不适,应找矫形器技师修改或更换矫形器。

(5)佩戴矫形器 3 个月后,或者患者身高增加 2cm 以上,或者体重增加 5kg 以上,可以适当放松矫形器搭扣带。

(6)为防止静电,在矫形器外应穿棉质外衣。

2. 佩戴时间 矫形器的佩戴时间应根据治疗需要确定,有的患者需要持续佩戴,有的只需在训练或工作时佩戴;有的是白天佩戴,夜间无须佩戴;有的需佩戴数周,有的则需佩戴数月,甚至数年。以脊柱侧凸矫形器为例:每天大约穿戴 22~23 小时,初装配应在两三周内逐步达到这个标准;患者在洗澡、锻炼时可脱掉矫形器;患者身体发育结束后,如侧凸角度仍大于 30°,应在发育停止后继续佩戴矫形器两年至两年半,以巩固矫正效果。

3. 皮肤护理

(1)每天用中性皂液洗浴皮肤,浴后干爽一刻钟后,再佩戴矫形器。

(2)佩戴的早期,发红的皮肤部位可用 70% 乙醇涂擦,或用温水清洁后擦爽身粉以利于干燥;切勿使用油膏或创可贴、敷料等;皮肤发红超过 2 周很可能是由矫形器结构不良引起,应让矫形器技师及时调整矫形器的压力。

(3)应该经常检查皮肤,防止皮肤破损。若皮肤出现破损,有渗出液时,应停止佩戴矫形器,待皮肤愈合后再行佩戴;反复出现皮肤破损时,应及时修改矫形器。

4. 矫形器治疗的复查与疗效 复查目的是了解患者佩戴矫形器情况,提出下一阶段的治疗方案。如特发性脊柱侧凸患者,佩戴矫形器后的复查程序如下。

(1)告诉患者在佩戴矫形器 3~6 天后进行临床复查,重点了解患者佩戴矫形器后皮肤的适应情况,如是否出现红肿、擦伤或皮肤感染等。

(2)完成适应性穿戴 2 周后,拍摄 X 线片(佩戴矫形器的站立位,全脊柱正、侧位片)。首次矫正 Cobb 角,矫正角度应大于原角度的 40%,若小于 30%,则视为无效。

(3)至少每 3 个月复查一次,首次佩戴时最好在 1 个月内复查,复查时,应根据脊柱的可矫正性,调整矫形器的矫正压力。

(4)矫形器佩戴 3~6 个月后,检查是否需要更换矫形器。发育期患者,一般每 6 个月就需要更换新的矫形器。

(任亚锋 殷 樱 邓石峰)

复习思考题

1. 矫形器停用的原因有哪些?
2. 良好的上肢矫形器的标准是什么?
3. 下肢矫形器在偏瘫不同临床时期的使用目的是什么?
4. 请简述特发性脊柱侧凸的治疗。

第四章

康复评定和治疗的康复辅具

> **学习目标**
>
> 1. 掌握常用康复评定和治疗的康复辅具工作原理。
> 2. 熟悉康复评定和治疗康复辅具的临床应用。
> 3. 了解康复评定和治疗康复辅具的结构。

第一节　康复评定的康复辅具

一、概述

康复评定是康复医学的重要组成部分,它采用客观的方法,评价功能障碍的种类、性质、部位、范围、严重程度等。康复辅具的应用能准确和有效地完成康复评定,包括对肌肉、骨骼、神经、内脏器官等功能障碍的客观评价。

二、常用的运动功能评定康复辅具

(一)肌力评定设备

肌力是指肌肉收缩时产生的最大力量。临床上,肌力评定方法有徒手肌力评定和器械肌力评定。徒手肌力评定(manual muscle testing)是不借助器材,仅靠检查者徒手测定受试者在主动运动时肌肉或肌群收缩力量。器械肌力评定又分为等长肌力测试、等速肌力测试、等张肌力测试及其他肌力测试新技术等,每种肌力测试使用不同的测试仪器。

1. 等长肌力测试　等长肌力测试(isometric muscle testing,IMMT)即在标准姿位下用特制测力器测定一块或一组肌肉在等长收缩时所能产生的最大张力。肌肉收缩产生张力但不产生明显的关节运动,称为肌肉的等长收缩。

(1)设备组成:常用的等长肌力测试仪有握力测试仪、捏力测试仪、拉力测试仪、四肢等长肌力测试台等。

1)握力测试仪:是指用于测定手握力大小的仪器,又称握力计,包括机械握力测试仪和电子握力测试仪,临床上使用较多的是电子握力测试仪。

①机械握力测试仪:工作原理是利用胡克定律,即在弹性范围内,弹簧的伸长和弹簧所受拉力成正比。设备组成主要由弹簧、带指针的刻度盘、握力测试手柄组成。

②电子握力测试仪:主要由压力传感器、液晶显示屏、握力测试手柄组成(图 4-1)。工作原理是通过精准的压力传感器,感受力的变化,并将力的信号转变成电信号,通过液晶显示

屏显示读数,测试结果比较精确。

2)捏力测试仪:是用于测试手指捏力的仪器,又称捏力计,包括指尖对指尖(Pulp2 型)、指腹对指腹(Chuck 型)、指尖对指侧(Lateral 型)等类型。临床上使用较多的是电子捏力测试仪,原理与电子握力测试仪相同。设备主要由压力传感器、液晶显示屏、捏力手柄等组成。

3)拉力测试仪:是指用于测定拉力大小的仪器。拉力测试仪分指针式和数显式两种类型,其结构、原理与握力测试仪基本相同。临床上使用较多的是背拉力测试仪。

4)四肢等长肌力测试台:四肢等长肌力测试台是一种综合测力仪器,它由钢丝绳、滑轮、测力计构成,主要用于测试四肢大关节各组肌群的肌力。

(2)临床应用:等长肌力测试是肌肉功能评定的重要方法,尤其是对肌肉骨骼系统病损,以及周围神经病损患者的功能评定。而且等长肌力测试也可参与评定康复治疗的疗效。

图 4-1　电子握力测试仪

2. 等速肌力测试　等速肌力测试(isokinetic muscle testing)是肢体在仪器中被动地进行等速运动时,仪器将等速运动中肌肉收缩的各种参数记录下来,经计算机处理,得到评定肌肉运动功能的多个指标,包括力矩、做功、加速能、耐力比等。等速运动指运动过程中肌纤维收缩导致肌肉张力增加但运动速度(角速度)恒定的运动方式。

(1)工作原理:等速肌力测试仪借助变速电机或液压设备使关节运动时的角速度保持恒定。等速肌力测试时,在预先设定角速度后,肌肉收缩所产生的关节运动,带动等速肌力测试仪的动力臂绕其轴心转动,由于动力臂转动角速度已被预先设定而不能加速,因此肌肉收缩产生的关节力矩与等速肌力测试仪产生的反向力矩保持平衡。

(2)设备组成:等速测试训练仪主要由操作系统和电子计算机处理系统两部分组成,前者可使肢体在预定速度下进行肌肉力量的测试与训练,后者记录反映肌肉负荷的一系列参数,如峰力矩、功率、耐力、爆发力、达到峰力矩的时间和角度、标准位置和标准时间下的力矩、屈 / 伸比值、双侧同名肌的力量差异、肌力占体重的百分率等。

(3)临床应用:等速测试系统可以提供这一系列重复性较好的客观数据,特异曲线的异常又能提示哪一部分关节结构受损,因此可以用来对运动系统伤病进行评估,并在非手术治疗或手术治疗后提供疗效参考,以判断治疗是否成功地解决了存在的问题,帮助选择合适的治疗方法。其具有安全、有效、即时反馈及客观记录等优点,可以依据不同使用者的情况,使用不同形式的训练方法。

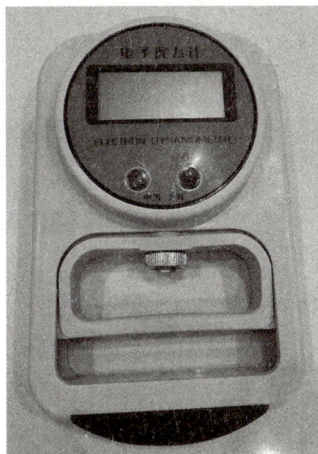

📖 **知识链接**

肌力测试新技术

肌肉爆发力测试:肌肉爆发力测试设备通过肌肉伸展 - 收缩循环(stretch-shortening cycle,SSC),记录人垂直起跳后在空中的停留时间和弹跳高度,最后由计算机分析和计算受试者的肌肉爆发力。设备主要由测试用的垫子或测试平台与电脑组成。肌肉伸展 - 收缩循环是由同一组肌肉连续的离心收缩和向心收缩构成(其间可有短暂的停留),即重复离心 - 向心收缩的肌肉活动。SSC 目前不仅用于爆发力测试,还可用于运动员爆发力训练。

肌肉耐力测试新技术：目前，通过一些现有设备的新技术，例如表面肌电信号频谱分析技术、磁共振波谱技术、近红外光谱分析技术和微透析技术等，可以测试肌肉耐力和疲劳程度，然而，在实际应用中的信度和效度仍待研究。

(二) 关节活动度评定设备

1. 设备组成　用于关节活动度测量的工具包括量角器、带刻度的尺子、电子测角器等。其中量角器为测量关节活动度的常用工具(图 4-2)。

(1) 量角器：量角器是由一个带有半圆形(0°~180°)或圆形(0°~360°)角度计的固定臂(近端臂)及一个移动臂(远端臂)组成，移动管通过铆钉固定在角度计上，并随着远端肢体的运动在角度计上读出关节活动度数。

(2) 关节活动度无线测试仪：主要由传感器和软件系统组成。传感器采用三维加速度计，可同时测量线性位移及旋转位移变量，通过软件系统，可对数据进行实时无线传输，所测得的数据还可通过电脑进行保存和分享。

采用无线传感器可测量颈部、肩部、肘部、腕部、髋部及踝部的关节活动度，数据准确。通过

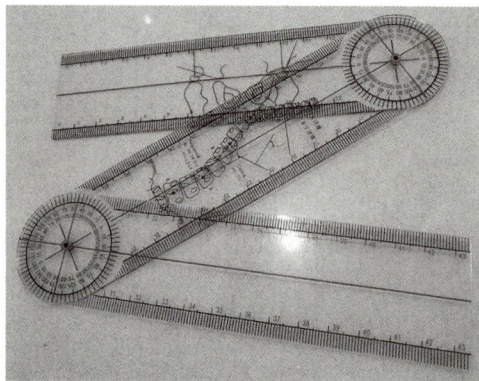

图 4-2　量角器

对患侧或受伤关节部位进行检查，将数据与正常度数或健侧进行对比，可确认关节功能异常程度及关节功能障碍程度。

2. 临床应用　关节活动度评定主要应用于引起关节活动受限的身体功能障碍性疾病，如偏瘫、关节炎、骨折、烧伤及手外伤等。

(三) 平衡功能评定设备

人体平衡(balance, equilibrium)是指身体重心偏离稳定位置时，通过自发的、无意识的或反射性的活动，以恢复重心稳定的能力。目前临床上常用的平衡评定仪器为平衡仪。平衡仪是测量不同状态下人体重心变化并据此分析其平衡能力的一种测试设备。包括静态平衡仪和动态平衡仪，分别可以评定人体静态平衡能力和动态平衡能力。其中，静态平衡能力是指相对静止状态时控制身体重心稳定性的能力，动态平衡能力是指在活动中控制身体重心并调整姿势平衡的能力。

1. 静态平衡仪

(1) 工作原理：静态平衡仪采用高精度传感器，利用计算机测量技术，将人体质心的微小移动距离、沿水平面内 X、Y 轴移动速度等指标实时地以图形的形式显示，根据测量结果计算出 X、Y 轴上的速度动差、移动的总距离和 X、Y 轴上的平均速度，并采用自动优化的计算方法，对测试者的平衡能力进行评定。静态平衡测试要求受试者保持直立静止姿势，此时人体基本处于以自身平衡点为中心的微小晃动状态，这种生理性姿势动摇可以反映人体姿势的自控反射能力。

(2) 设备组成：静态平衡仪由受力平台、计算机及分析软件三部分组成。受力平台的压力传感器实时记录两脚间压力在微小晃动时的改变情况，该信号通过模数转换后输入计算机，计算机在分析软件的支持下，对接收到的数据进行分析，实时描绘出人体重心的平面投

影与时间关系曲线,即静态姿势图。通过对数据的进一步分析可得到一系列测试指标,如重心偏移幅度、重心分布区域和面积、晃动轨迹长度,以及可用于评定视觉对姿势控制的影响值——Romberg 商(即闭眼与睁眼测试时姿势图面积的比值)等。不同型号设备的测试内容及观测指标在上述基础上有所不同,还可包括不同脚位测试、稳定极限范围测试等(图 4-3)。

(3)临床应用:静态平衡仪仅对静态时压力中心的变化情况进行描述和分析,但无法区分影响平衡功能的三个感觉系统,即本体感觉、视觉及前庭。其不仅用于临床医疗、康复监控和检测,而且也适用于大众体质状况检测、专业射击射箭运动员状态检测等。

2. 动态平衡仪

(1)工作原理:动态平衡仪可以记录人体在不同运动状态和姿势改变时的重心改变情况,并绘制出动态姿势图进行数据分析。测试主要包括感觉整合测试和运动控制测试,前者用于测试前庭、视觉和本体感觉的不同协同形式对平衡的影响,后者用于测试自主姿势反应和运动协调能力。不同分析软件还可以提供能量直方图、频谱图等更为直观的信号分析手段。

(2)设备组成:动态平衡仪是在静态平衡仪基础上将其固定的受力平台加以控制,使其可以水平移动或转动,有的设备还可以提供一定视觉干扰,模拟一系列运动环境。

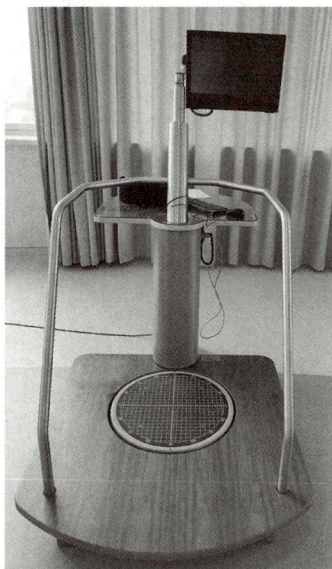

图 4-3　静态平衡检测训练系统

(3)临床应用:动态平衡仪不仅用于有潜在跌倒危险病人的平衡功能测试,评定其踝关节和膝关节的稳定能力;也适用于本体感觉和稳定性训练、关节活动范围训练、质心转换训练等。

(四) 步态评定设备

人类的步态就是行走时的人体姿态,是人体结构与功能、运动调节系统、行为及心理活动在行走时的外在表现,任何神经、肌肉及骨关节疾患均可能导致步态异常。

1. 电子步垫　电子步垫通过呈阵列布置的压力传感器,实时采集人体步态特征,并将采集的人体步态参数转化为数据信号。

电子步垫测足仪包括硬件与软件两部分,硬件部分主要是电子步垫,它由基体层、胶垫层及设置在基体层与胶垫层之间的压力传感装置组成。压力传感装置包括若干串联的压力传感器组合,各压力传感器组合又分别包括若干压力传感器。电子步垫测定具有客观准确、简单快速的优点,适合于教学、步态异常的筛查。

2. 三维步态分析系统　三维步态分析系统包括三维运动捕捉系统、测力台、动态表面肌电仪、气体代谢分析仪。

(1)三维运动捕捉系统:通过使用不同设备摄取人体在步行过程中各个关节点的运动轨迹,通过模型分析的方式进行三维重建,从而获得人体运动时的各种运动学参数。

从步态分析检测的媒介角度,可以将现有的三维运动捕捉系统分为三种类型:摄像型、红外光型和超声波型。分别由摄像设备、红外摄像头、超声发射及接收探头和计算机数据分析系统组成。

(2)测力台:测力台可以对人体站立或行走时足底与支撑面之间的压力(垂直、左右、前后三个方向的力)进行测量和分析,获得反映人体下肢的结构、功能乃至全身的协调性等方面的信息,与三维运动捕捉系统结合,可以得出人体运动时的各种运动学和动力学参数。

测力台的硬件主要由踏板、传感器和底座三部分组成。踏板和底座之间由安放在四角的传感器支撑,每个传感器内由三个石英晶片作为敏感元件,石英敏感元件受力后在其表面会产生电荷,分别感受三个方向的力 Fx、Fy、Fz。当受试者的脚踏在平台上时,压力传感器受力后发生弹性形变,根据其阻抗和容抗的改变可以测出其受力状况,从而间接获得人体足底与制成面之间三个方向的力值,即可以测得垂直力、横向力和前后向力的数据。

(3)动态表面肌电仪:是利用贴在体表的表面电极实时接收人体表面肌电信号的变化,经过放大、滤波及模/数(A/D)转换,形成量化的肌电波形。

动态表面肌电仪主要是在肌肉体表表面涂上电极胶后固定表面肌电电极,引线通向挂在患者腰背部的小型肌电发射器上。在肌电图机旁设有专门从发射器接收电波的天线和前置放大系统,将接收到的肌电信号传输给肌电图机进行放大和记录。包括有线和无线两种。

(4)气体代谢分析仪:利用氧气和二氧化碳传感器测量人体呼出和吸入的氧气和二氧化碳含量,进而分析人体运动时的能量代谢状况。

气体代谢分析仪主要由能佩戴的便携式氧分析仪组成,能在步行的同时采集呼出的气体。

3. 步态分析的临床应用 定量的步态分析为假肢的仿生设计提供了有效的工具,是假肢设计目标参数获取的重要途径,能改进假肢性能和指导患者的步行训练。患者步态参数与正常值的偏差程度提示了病情的严重程度,可以用于评定肢体残存的功能水平,辅助诊疗、协助制定康复治疗方案,也可以评价康复治疗效果,还可以用于对运动员的运动方式进行分析,从人体生物力学角度对其进行运动指导,从而提高运动成绩、预防损伤。

三、常用的神经电生理评定设备

神经、肌肉在正常活动时伴随着生物电的变化,采用电生理仪器、微电极、电压钳及膜片钳技术等,可以记录或测定神经和细胞离子通道等的膜电位改变、传导速度和离子通道的活动。康复医学测定人体神经电生理活动常用到的是肌电仪。

(一)针电极肌电仪

1. 工作原理 针电极肌电图是将同心圆的针电极插入肌肉,记录骨骼肌在兴奋时因肌纤维动作电位的传导和扩散而发生的电位变化,将捕捉到的电位变化通过放大器、滤波器进行引导、放大,经计算机处理后,用显示器、扬声器显示出来。

2. 设备组成 主要包括针电极、放大器、扬声器、显示器、记录仪,以及辅助处理计算机。

3. 临床应用 临床上主要用于确定神经肌肉有无损伤及损伤部位,作肌肉的协调与疲劳程度的分析,反映神经肌肉的功能状态。

(二)动态表面肌电仪

1. 工作原理 动态表面肌电图(surface electromyography,sEMG),是从肌肉表面通过电极引导而记录神经肌肉系统活动时的生物电信号,主要是浅层肌肉肌电信号和神经干上电活动的综合效应。表面肌电信号与肌肉的活动状态和功能状态之间存在着不同程度的关联性,因而能在一定程度上反映神经肌肉的活动。肌肉运动中产生的生物电通过两个测量电极(相对于参考电极)产生电位差,差分放大器检测到该信号后,经过放大、记录后得到图形。现代的动态表面肌电仪能够把放大的信号再转化为数字信号,经过通信系统传输给计算机,计算机中的分析软件对所获得的数据进行分析处理,从而完成临床诊断或评估任务。动态表面肌电仪用于测试较大范围内的肌电信号,并能较好地反映运动过程中肌肉生理、生化等方面的改变。

2. 设备组成　主要包括表面电极、放大器、扬声器、显示器、记录器,以及辅助处理计算机。

3. 临床应用　动态表面肌电图在运动医学方面用于观察不同肌肉收缩时的生理变化、间接评定肌力、客观地评定肌肉的疲劳程度;在康复医学方面用于康复评定,如肌力、肌张力、平衡、步态等,同时也用于指导或评价康复训练。

四、常用的心肺功能评定设备

(一) 心脏功能评定设备

心脏是人体的重要器官,心功能评定对心脏病的诊断、了解心脏功能储备和适应能力、制定康复处方及判断预后具有重要的价值。常用的心功能评定方法包括对体力活动的主观感觉分级(如心脏功能分级、自觉用力程度分级)、超声心动图、心脏负荷试验(如心电运动试验,超声心动图运动试验、核素运动试验、6 分钟步行试验)等。心脏负荷试验中最常用的是心电运动试验。

心电运动试验就是通过观察受试者运动时的各种反应(呼吸、血压、心率、心电图、气体代谢、临床症状与体征等),来判断其心、肺、骨骼肌等的储备功能(实际负荷能力)和机体对运动的实际耐受能力。心电运动试验可以为疾病诊断、指导治疗和日常生活活动、判定预后及疗效提供客观依据。

运动试验所需设备包括心电、血压监测设备,通气量、呼出气中 O_2 和 CO_2 浓度的测量分析装置及运动计量设备。

1. 活动平板(treadmill)试验　又称跑台试验,其是让受检者按预先设计的运动方案,在能自动调节坡度和速度的活动平板上,随着活动平板坡度和速度(运动强度)的提高进行走-跑的运动,以逐渐增加心率和心脏负荷,最后达到预期运动目标。活动平板试验的运动强度以 METs 值表示,METs 值的大小取决于活动平板运动速度和坡度的组合。其是一种运动方式自然、符合生理要求的全身运动方式,适用于任何可以比较正常地行走的受检者(如安装了下肢假肢的患者、步行能力接近正常的偏瘫患者),运动速度和坡度可根据需要灵活调整,容易达到预期最高心率,可在较短时间内完成运动试验。活动平板试验因其很好的标准化,诊断的特异性和敏感性高,且易提高运动强度,故更适合于年纪较轻、身体较好的患者和运动员。缺点是价格昂贵,超重、神经系统疾患、下肢关节炎及疼痛者可能达不到预期运动水平。

临床上活动平板试验可应用于冠心病的早期诊断,为制定运动处方提供依据。用于判定冠状动脉病变的严重程度及预后,发现潜在的心律失常和鉴别非器质性及器质性心律失常,评定运动锻炼和康复治疗的效果等。

2. 功率自行车(cycle ergometer)试验　进行该试验的功率自行车分两种,一种是坐位和卧位踏车等下肢用力的试验,另一种是针对下肢运动障碍者,采用手摇功率计(臂功率计)试验的上肢试验。

踏车试验是让受试者如同骑自行车一样骑在自行车功率计上进行踏车运动,采用机械的或电动的方式逐渐增加踏车的阻力,以逐步加大受试者的运动负荷,直至达到预期的运动目标。

手摇功率计(臂功率计)试验的原理与自行车功率计试验相似,只是把用力的部位由下肢改为上肢。适用于有下肢功能障碍而双上肢运动功能基本正常者。

踏车试验在评定冠心病患者心功能水平时的价值与活动平板试验相似。但其与活动平板试验相比,优点是价格较便宜、噪声小、占用空间少,由于运动中躯干及上肢相对固定而使血压测定比较容易、心电图记录不易受运动动作的干扰,因而伪差少、无恐惧心理。但对某些体力较好的人（如优秀运动员）往往不能达到最大心脏负荷；在运动时，因下肢易疲劳等原因，有的人易因意志力差而提前终止运动；不会骑车者易出现下肢疲劳。另外，踏车运动耗氧量受体重影响，同级运动每千克体重耗氧随体重增加而减少。

3. 台阶试验（step test） 如 Master 二级梯试验是根据受试者的性别、年龄、体重计算出90秒内登台阶的次数，让其按节拍反复上下每级高 23cm 的二阶梯，最后根据运动前后的心电图判断结果，目前已经很少应用。

（二）肺功能仪

1. 工作原理 肺功能仪是通过呼吸流量传感器测量人体的呼气功能和吸气功能，其原理为气流经过压差筛网，由于筛网有阻力，两端会产生压差，其压差的大小与流速成正比。这样就可以得到流速，通过对流速积分就能够获得容量，有了流速和容量这两个基本指标，就可以得到呼吸频率、潮气量、肺活量、补呼气量、一秒用力呼气量、峰流速、每分钟最大通气量和流速容量环等静态和动态肺功能参数，再经过系统分析、处理，由显示器显示和打印机打印出结果。

2. 设备组成 肺功能仪器主要由肺量计、气体分析仪及压力计、计算机系统和显示记录装置构成。其中肺量计在肺功能检测中最为常用。肺功能仪可以检测出人体的用力肺活量、肺活量、最大通气量、气道阻力、正常值判定和肺功能障碍等数据。

肺量计是指用于测定肺容量或流量的仪器，包括：①容量测定型肺量计，通过测定流体的体积，而后得出流量。分为水封式肺量计和干式滚桶式肺量计两种。②流速测定型肺量计，则先测出流经一定管路截面的流体速度，然后求出流量，也称为间接测量式流量计。分为压差式流量计、热敏式流量计、叶轮式或涡轮式流量计三种。

气体分析仪常见类型包括物理气体分析仪、电子分析仪、电化学分析仪、质谱仪、气相色谱仪、红外 CO_2 监测仪。

压力计是指测量流体压力的仪器。临床医学中主要做呼吸肌力量测定和肺顺应性测定。包括 U 形管压力计及膜片偏位式压力计两种。

3. 临床应用 肺功能检查是临床上心肺疾病及呼吸生理的重要检查内容。肺功能检查通常包括通气功能、换气功能、呼吸调节功能及肺循环功能。对于早期检出肺、气道病变，鉴别呼吸困难的原因，诊断病变部位，评估疾病的病情严重度及其预后，评定药物或其他治疗方法疗效，评估肺功能对手术的耐受力或劳动强度耐受力及对危重病人的监护等，肺功能检查均是必不可少的。其结果判断参考同种人群肺功能正常值。

（三）心肺遥测系统

1. 工作原理 遥测是将对象参量的近距离测量值传输至远距离的测量站来实现远距离测量的系统。遥测系统的工作原理涉及信息采集、信息传输和信息处理等方面。心肺遥测系统的基本原理与一般的心肺功能测定基本原理相同，均包括数据采集系统、传输系统、数据处理系统。两者的主要差别在传输系统，前者为远距离无线或有线传输，后者是近距离有线传输。在临床医学和运动医学领域，一般的心肺功能测定系统主要应用于被测定者位置相对固定状态下的近距离心肺功能测定，而心肺遥测系统主要应用于远距离动态下的心肺功能测定，如进行日常生活活动、体育活动、娱乐活动和职业活动时的心肺功能测定等。

2. 设备组成 正常和一般心肺功能测定一样，被测者佩戴好便携式数据采集设备（呼吸面罩、心电导联等），进行要测试的活动，数据采集设备采集的数据信息即可被发送到数据处理系统，检测者通过数据处理系统实时监测传过来的数据信息，从而了解被测者在从事某项活动时心肺功能的状况。因遥测设备不同，其遥测人数不同。

3. 临床应用 心肺遥测系统所评测的心肺功能指标和一般心肺功能测定基本相同，其为了解各种活动时心肺功能的变化提供了可靠的数据,在康复医学及运动医学领域有非常重要的应用。

第二节 康复治疗的康复辅具

一、概述

康复训练包括以功能训练、手法治疗为主要手段的运动治疗,和以各种物理因子为主要手段的物理因子治疗,以及基于中医理论指导的传统康复治疗。康复辅具极大地丰富了康复训练手段,也推动了康复治疗学发展。由于康复治疗的内容涉及非常广泛,本节仅介绍运动疗法、物理因子治疗及传统康复治疗的康复辅具。

二、常用运动疗法康复辅具

(一) 肌力训练设备

1. 股四头肌训练器 一种训练股四头肌的装置。一般是由框架、座椅、主轴、重锤、抵抗杆、足挂和动杆等组成(图4-4)。

2. 墙壁拉力器 一种固定于墙壁上的具有重力负荷的装置,通过拉动重锤,可以进行肌力训练等。一般由滑轮、墙固定板、手拉环、导轨、绳索、重锤、重锤拉杆等构成。

3. 手指肌训练台 一种进行手指活动、训练手指肌力和关节活动度的装置。一般由台架、滑轮、悬吊框架、指套、绳索、重锤等构成。

4. 四肢联动训练仪 主要由主机、单侧髋膝关节支撑架、手部握套、绑脚带、腰绑带组成。该仪器解决了偏瘫或截瘫患者零肌力的早期主动康复训练问题,采用上肢带动下肢、健侧带动患侧、一肢带动三肢的助力运动方式,帮助患者做早期功能性动作的主动运动训练。

(二) 关节活动范围训练设备

1. 肋木与肩梯 肋木是靠墙壁安装的、具有一组横杆的平面框架,一般由肋杆、边框、安装件组成;肩梯

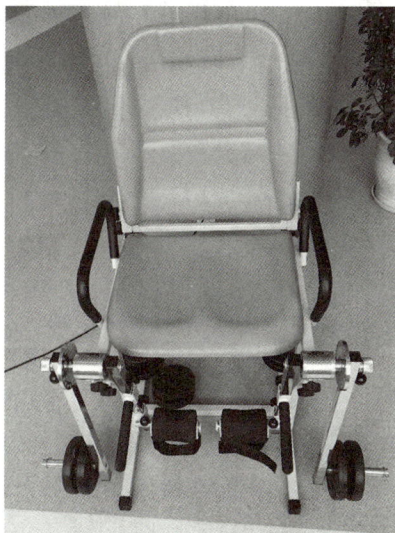

图4-4 股四头肌训练器

是一种通过手指攀爬一定高度,训练肩关节活动度的装置,一般是由梯齿、骨架和联结调整装置构成。肋木与肩梯可以单独使用,也可以组合在一起使用。

2. 肩关节旋转运动器 一种肩关节运动训练装置。一般由主机、转臂、拉环和基架构成。主机一般为钢质,包括与导轨间的连接固定装置、主轴轴承、主轴、主轴阻尼装置、主轴阻尼调整装置;转臂与主轴相连,可绕主轴转动,有转动杆型、转动盘型两种;拉环为钢质,或钢-塑料;基架为钢质,或钢-木,包括导轨、调整用平衡重,平衡重的目的是使主机在导轨上进行上下位置的调整变得轻便;基架可安装在墙壁上,呈窄条型,也可以为落地式者,呈宽面型(图4-5)。

3. 前臂内外旋运动器 一种训练前臂内外旋运动功能的装置。一般由基架、主机、转动拉环构成,结构与肩关节旋转运动器相仿。

4. 腕关节旋转运动器 一种训练腕关节旋转功能的装置。一般由底板、支架、主机、转动盘、手把、臂托块、臂固定带组成。主机一般为钢质,包括主轴、主轴轴承、阻尼装置和阻尼调整装置(图 4-6)。

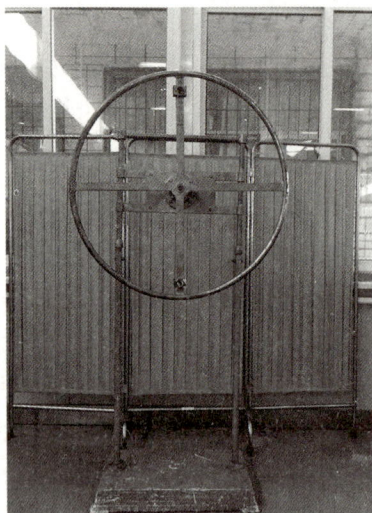

图 4-5 肩关节旋转运动器

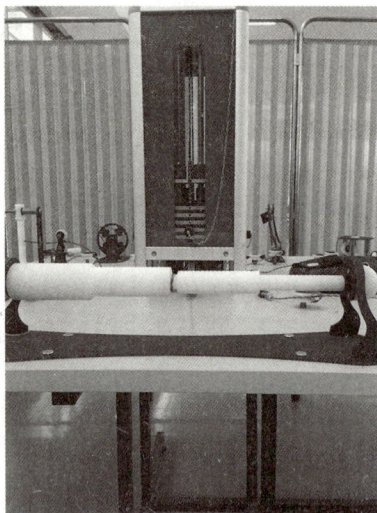

图 4-6 腕关节旋转运动器

5. 踝关节矫正站立板 一种矫正下肢姿势、防止出现畸形的装置。一般由墙固定装置、靠板、防护带、扶手杆、踝关节矫正板等组成。可以采用木结构,是一系列具有不同楔角的楔形木板块;也可以采用钢结构,是一块能够调整与地面夹角的钢板。

6. 持续被动运动训练仪 一般由活动关节的托架和控制运动的机械组成,包括针对下肢、上肢,甚至手指等外周关节的专门训练设备,用于对不同关节进行持续较长时间的被动运动训练。

(三) 平衡与协调训练设备

1. 平衡板 一块可晃动的木板,一般为弧形状,用于平衡功能训练。

2. 站立架 一种训练患者站立功能的装置,一般由人体固定装置、框架和桌面等组成。站立架可分为儿童、成人站立架,也可分为单人、双人和多人站立架(图 4-7)。

3. Bobath 球 又称巴氏球,是一种主要由聚氯乙烯材料做成的可充气的球体,在改善痉挛型脑瘫患儿运动功能方面具有良好的作用效果。其作用主要是缓解肌肉痉挛、调节反射、增强平衡感觉、增强局部肌肉力量(图 4-8)。

4. 姿势矫正镜 供患者对身体异常姿势进行矫正训练的镜子,可以映照全身。有的固定在墙壁上,有的带有脚轮可以移动,有的是仅看正面像的正面镜式,有的是可同时看到侧面像的三面镜式。姿势矫正镜一般是由镜面、镜框和脚轮组成。

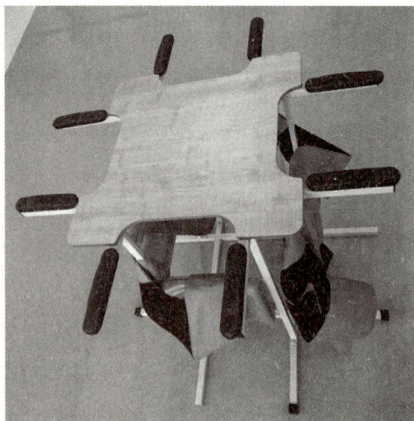

图 4-7 站立架

5. 姿势矫正椅 姿势矫正椅供患儿坐用,矫正患儿异常姿势,保持其身体于正常功能位,防止出现畸形。一般是由座椅靠背系统、桌板、底盘框架、足托、脚轮等组成。

126

(四) 步行及步态训练设备

1. **平行杠** 一种供患者在进行站立、步行等训练时,用手扶住以支撑体重的康复训练器械。一般由杠体、立柱和底板等构成,常见类型为移动折叠式平行杠(图4-9)。

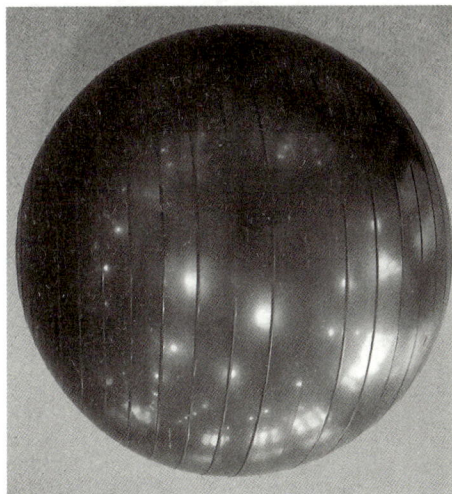

图 4-8 巴氏球

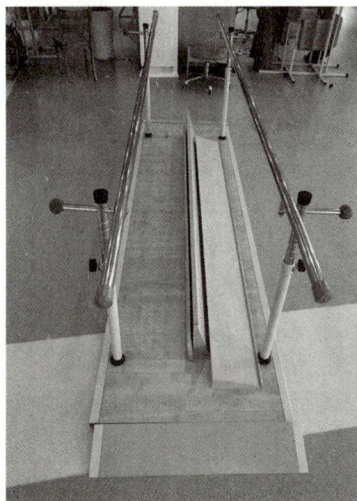

图 4-9 平行杠

2. **阶梯** 一种训练患者步行功能的装置。一般由扶手杆、立柱和台阶体构成。有三侧式、双侧直线式、双侧拐角式和单侧式等类型(图 4-10)。

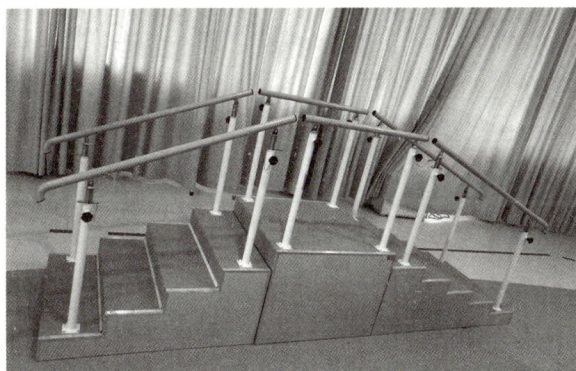

图 4-10 阶梯

3. **减重步态训练器** 通过吊带进行控制,根据需要减轻患者步行中下肢的承受重量,保证行走安全。用于骨关节、神经系统疾患引起的下肢无力、疼痛、痉挛的患者,帮助他们及早进行步态功能训练。一般由减重框架、减重吊带、控制装置(手动、电动或气动控制)等组成(图 4-11)。

(五) 体位转移训练设备

1. **起立床** 又称倾斜台,是能够把患者从平卧位逐步转动到0~90° 之间任一倾斜位置来进行训练的装置。根据控制方式,起立床分手动起立床和电动起立床。一般是由台板、防护带、传动机构、驱动力输入装置(摇把或电动机)、脚轮或地脚、台架、脚托板等组成(图 4-12)。

2. **移动式升降机** 由圆形或方形钢管制成,通过吊带或座套提起患者。可以将患者由一个房间转运到另一个房间。严重残疾或僵硬的患者不适合使用此类升降机。

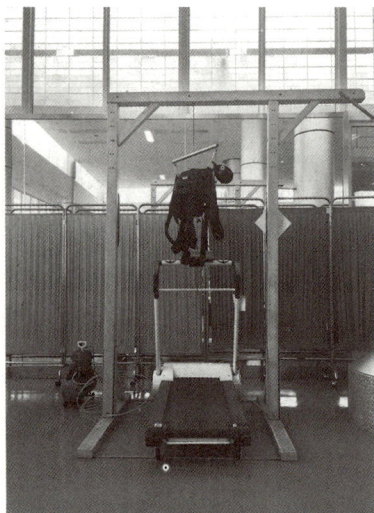

图 4-11 减重步态训练器

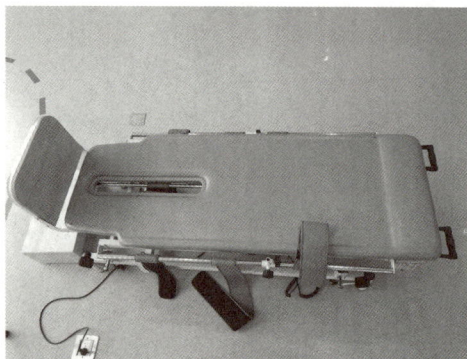

图 4-12 电动起立床

3. 落地式固定升降机 其使用细则有以下几点：落地式固定升降机有两种类型，一种为永久性固定于地面，另一种为底盘固定于地面适当位置，升降杠可以从底盘拔出。优点是较移动式升降机占地小，成本也低些。

4. 上方固定式升降机 这种升降机或是永久性固定于一个位置，或是不同长度的垂直或弯曲地吊装于天花板的滑轮上。实际是由滑轮、绳索或吊带构成的起吊系统，可以是电动或手动。这种升降机较为简单的控制通过两条尼龙绳索完成，一条升起患者，另一条则放低。而较为复杂的控制是在此基础上加入电传装置，可使患者完成侧方移动。这种侧方移动可由另外加入的两组绳索控制，一组向左摆，一组向右摆。但患者独立操纵较为困难，可能需要帮助者协助完成（图 4-13）。

（六）牵引治疗训练设备

1. 颈椎牵引装置 由于颈椎特殊的生理构造，颈椎牵引方法有多种体位下重锤牵引、电动牵引、徒手牵引等，均需要用到枕颌套，且需要根据不同的受累截断，采取不同的牵引方式、重量、时间和角度。其他适合家庭使用的颈椎牵引装置还有诸如门框家庭牵引、充气式气囊牵引等。

2. 腰椎牵引装置 腰椎牵引具有增加椎体间隙，放松紧张和痉挛肌肉，纠正腰椎小关节的紊乱等功效，是治疗腰椎间盘突出症的有效治疗手段，腰椎牵引通常采取电动牵引装置进行，包含牵引床、牵引动力源、微电脑控制装置、臀腿板等。其中最常见的仰卧位牵引时需要使用屈髋屈膝的腰大肌松弛体位（图 4-14）。

3. 四肢关节功能牵引装置 是以杠杆力学原理为基础设计的一种帮助挛缩和粘连的软组织延长的机械装置。根据牵引力的来源不同，分为机械和电动两大类。可将受累肢体按照实际需求固定在装置上，按照设定的参数进行功能牵引，达到放松痉挛肌肉，增加关节活动范围的目的。

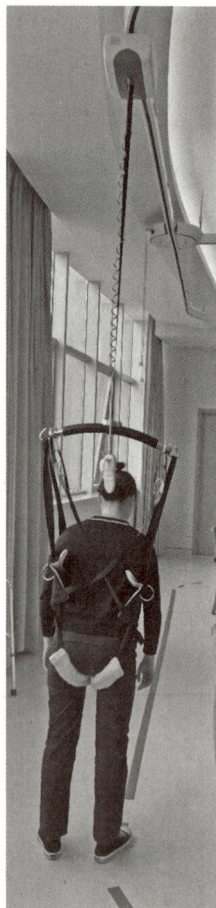

图 4-13 上方固定式升降机

(七)日常功能训练设备

1. 砂磨台　一种供患者模仿木工砂磨作业、进行上肢功能训练的台子。一般由台板、砂磨具和台架组成(图 4-15)。

2. 木钉盘　一种训练患者上肢协调功能的木板。一般由木盘和木钉组成。木盘上有孔洞,可插入木钉。

3. 滚桶　一种训练患者上肢功能的长圆柱状器械。通常采用泡沫塑料制作而成(图 4-16)。

4. 套圈　一种由若干靶棍和环圈构成的装置,环圈可于远处抛掷而套于靶棍上。一般由底板、靶棍、环圈等组成。

5. 铁棍插盘　一种训练手指动作的装置。一般由底板、带孔的插盘和插棍等组成。

6. 分指板　一种训练手指分开和伸展、保持手指于正确位置的器械。一般由底板、分指块和固定带等组成(图 4-17)。

7. 手指阶梯　主要用于改善手指关节活动范围,训练手指主动运动的灵活性和协调性。

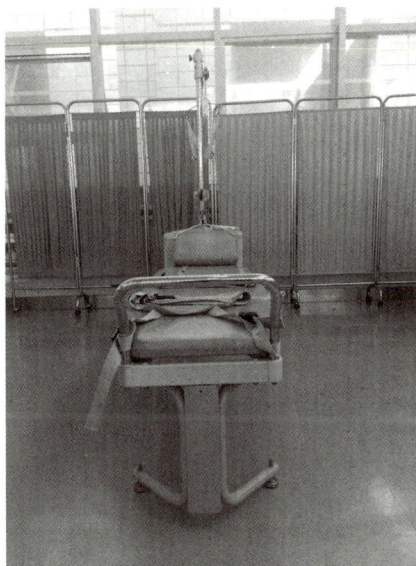

图 4-14　颈、腰椎牵引治疗仪

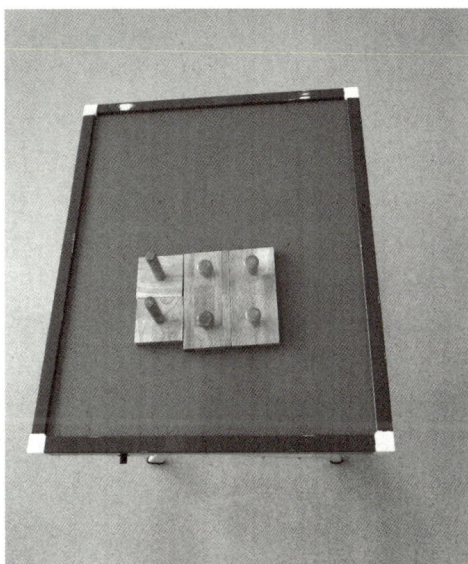

图 4-15　砂磨台

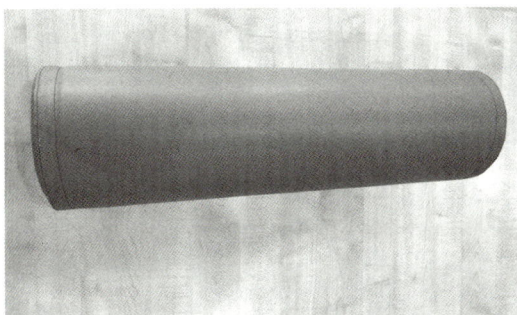

图 4-16　滚桶

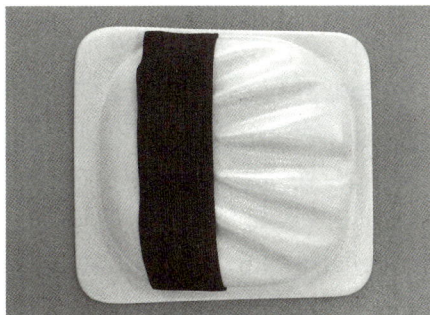

图 4-17　分指板

三、常用物理因子治疗康复辅具

(一) 超声波疗法治疗器具

1. 工作原理　超声波是指频率在 20 000Hz 以上,不能引起正常人听觉反应的机械振动波。超声波在介质中传播时,因克服介质内摩擦阻力,其能量会逐渐衰减,即声能转化为热能,从而产生各种生物学效应,如机械作用、温热作用、生物理化作用等,超声治疗就是利用超声波作用于人体所产生的生物效应来达到治病的目的。

2. 设备组成　超声波治疗仪常用频率为 0.8MHz、1MHz、3.2MHz,有连续式和脉冲式两种,声头直径有 1cm、2cm、3cm 等多种,接触剂为水、液状石蜡、蓖麻油、甘油、按不同用途配制的乳剂(水、油、胶的混合物)、溶胶等。

3. 临床应用　超声波治疗仪在临床中应用比较广泛,主要适用于:软组织损伤、骨关节病、神经系统疾病、内科疾病等。

(二) 光疗法治疗器具

1. 工作原理　化学能等可由低能级跃迁到高能级,这一过程称为激发,但处于激发态的粒子极不稳定,会自发地跃迁到低能级上,并辐射出具有一定能量的量子,不同能量的量子即为不同频率的电磁波向周围传播,构成各种波长的光线,如果按波的长短来排列各种光线,可以得到一系列从长到短的光谱。光线具有反射、折射、吸收等物理特性,当光线穿透人体生物组织时,一部分被吸收,从而产生一些理化改变,光被组织吸收得越多,穿透能力越小,不同组织对光的穿透能力不同。

2. 设备组成

(1) 红外线治疗仪:红外线位于光谱的红光以外,是不可见光。常用的红外线治疗仪有三种:①发光红外线灯,即白炽灯和钨丝红外线灯,功率为 100~300W,有台式和落地式两种;②不发光红外线仪,由电阻丝或有涂料的辐射板构成,功率为 200~300W,有台式和落地式两种;③光浴器,是将多个白炽灯泡安装在半圆筒状光浴器内,适用于肢体、半身或全身(头部除外)治疗用。

(2) 可见光治疗仪:可见光波长为 400~760nm,由红、橙、黄、绿、青、蓝、紫七色光线组成。常用可见光治疗仪有红光灯、蓝光灯及蓝紫光治疗仪等。

(3) 紫外线治疗仪:紫外线的光量子能量较高,可引起显著的光化学效应和生物学作用。医用紫外线的波长范围在 180~400nm 之间,分为三段,短波紫外线(180~280nm),中波紫外线(280~320nm),长波紫外线(320~400nm)。紫外线波长不同,对其反射和吸收有区别,除反射和吸收外其余经皮肤穿透至皮下,波长越短,穿透皮肤越浅,紫外线照射有消炎、镇痛、杀菌、促进组织再生等作用。常用紫外线治疗仪有高压汞灯和低压汞灯。①高压汞灯主要产生中长波紫外线,落地式灯功率为 500W,台式灯功率为 200~300W,用于局部与全身体表照射。②低压汞灯主要产生短波紫外线,并有少量中波紫外线。落地式灯功率为 30W,手提式灯功率为 10~15W,用于体表、局部与全身体表照射;体腔式灯功率为 5~8W,用于体腔照射,配有适用于不同体腔的各种形状、直径的石英导子(图 4-18)。

(4) 激光治疗仪:激光是一种受激辐射的光,具

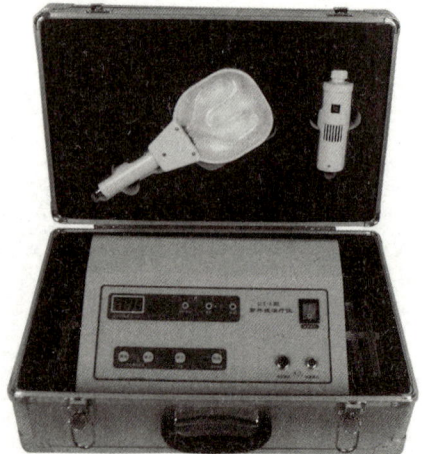

图 4-18　手提式低压汞灯

有发散角小、方向性好、光谱纯、单色性好、能量密度高、亮度大、相干性好等特点,具有消炎、止痛、促进组织生长修复、刺激与调节的作用。常用低强度激光治疗仪为氦氖激光治疗仪,能输出波长为632.8nm的红光激光。

3.临床应用　红外线作用于人体组织,对机体的作用主要是热作用,所有治疗都是建立在此基础上的。红外线可以缓解肌肉痉挛、镇痛消炎、促进组织再生、减轻术后粘连并减轻瘢痕挛缩。可见光中蓝紫光主要应用于新生儿高胆红素血症。紫外线具有杀菌、消炎、镇痛、脱敏、促进维生素D生成等作用,主要用于各种表浅炎症、佝偻病、骨软化症、老年骨质疏松症、骨折、免疫功能低下、白癜风、银屑病等。激光适用于多种内外科疾病,如支气管哮喘、面肌痉挛、慢性溃疡、压疮、腮腺炎等。

(三)电疗法治疗器具

1.工作原理　人体内除含大量水分外,还有很多能导电的电解质和非导电的电介质,因此人的机体实际上是一个既有电阻又有电容性质的复杂导体,这是电疗的物质基础。电能作用于人体引起体内的理化反应,并通过神经-体液作用,影响组织和器官的功能,达到消除病因、调节功能、提高代谢、增强免疫、促进病损组织修复和再生的目的。

机体对不同性质的电流反应不一,治疗机制亦不同。低频电流可改变神经和肌肉细胞的膜电位,使之兴奋而产生收缩;低频调制的中频电流可使感觉神经的粗纤维兴奋,抑制细纤维冲动的传入,因此镇痛作用较强;高频电流对机体组织产生热效应和非热效应,从而达到治疗目的。同种电流在使用方法和剂量大小不同时,引起人体的反应也有一定差异。此外,人体的不同器官和组织、不同的功能状态和病理改变,对电流的反应也不尽相同。

2.设备组成

(1)直流电疗仪:电压在100V以下,能输出经整流滤波的50~100mA直流电,输出插口应标明(+)(-)极性;有的仪器有极性转换开关和电流量程分流器,小部位、弱电流治疗时须有1~10mA的小量程分流器。当直流电作用于人体时,体液中电解质发生电解作用,产生正、负离子,正、负离子各向其极性相反的电极移动。直流电正、负极下组织内发生的理化变化,有调整神经的兴奋性,使局部小血管扩张,促进血液循环和代谢功能,改善局部水肿或脱水现象等作用,并可通过分节反射,改善内脏的活动功能。

(2)低频电疗仪:频率在1kHz以下的低频脉冲电流,在人体内可引起离子和电荷微粒的迅速移动,因而对感觉神经和运动神经有明显的刺激作用,起到刺激神经肌肉及止痛等作用。常用低频电疗仪有经皮神经电刺激治疗仪、低频脉冲治疗仪和温热低频治疗仪。①经皮神经电刺激治疗仪:输出1~150Hz的单相或双相不对称方波或三角波,脉冲宽度为2~500μs,电流强度可达到80mA。有单通道和双通道输出,脉冲宽度与频率可调。袖珍型仪器可由电池供电,可随身携带使用,也可外接变压电源(图4-19)。②低频脉冲治疗仪:输出三角波与方波电流,电流频率为0.5~100Hz,波宽为1~1 000ms,脉冲上升时间和下降时间均可调,电流输出强度为0~100mA,调制频率每分钟1~30次。③温热低频治疗仪:又称低周波治疗仪,通常有三个温热电极,其中一个正极,两个负极。

(3)中频电疗仪:频率1~100kHz的中频正弦电流,具有镇痛止痒、促进血液循环、软化瘢痕、松解粘连的作用。常用中频电疗仪有等幅中频电疗仪、调制中频电疗仪和干扰电疗仪(图4-20)。①等幅中频电疗仪:电极为铅片、铜片或导电橡胶板,衬垫由2层或3层绒布制成,稍大于电极,有布套可插入电极,能输出2kHz、4kHz或10kHz的等幅正弦电流。②调制中频电疗仪:能输出调制中频电流,其低频调制波频率为1~150kHz,波形有正弦波、方波、三角波、梯形波、微分波等;中频载波频率为2~8kHz,有四种调制波形,连续调制波、

131

间歇调制波、断续调制波、变频调制波,有 0~100% 的调幅度,一般为 25%、50%、75%、100% 四种。各种调制波能以全波、正半波或负半波出现。调制中频电疗仪的各种调制波能分别调节。电脑中频电疗仪所输出的治疗处方中预置了由不同类型调制波组合的电流处方,适用于多种疾病的治疗,可以按处方号选用。③干扰电疗仪:能同时输出频率为 4 000Hz 与 (4 000±100) Hz,差频为 0~100Hz 的两路等幅中频电流。其附件有两对铅片电极或导电橡胶电极和 2~3 层绒布制成的薄衬垫或以海绵制成的衬垫。有的治疗仪带有负压装置,电极装在吸盘内,吸盘内可加负压,治疗时可使之吸附在皮肤上。

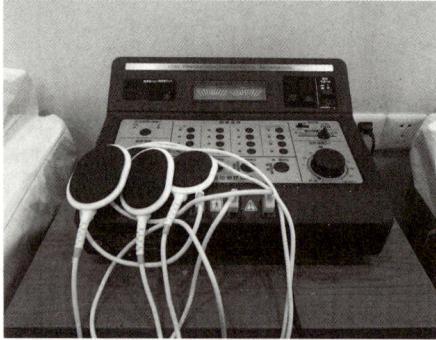

图 4-19　经皮神经电刺激治疗仪　　　　　　图 4-20　中频电疗仪

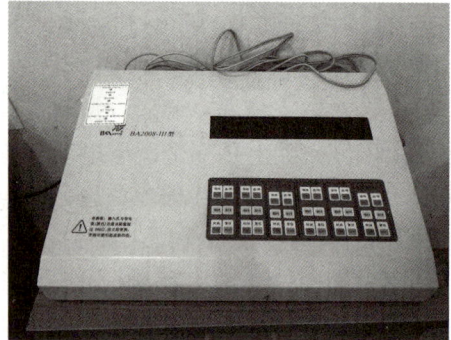

(4)高频电疗仪:常用高频电疗仪包括短波电疗仪、超短波电疗仪和微波电疗仪。①短波电疗仪:能输出波长 22.12m、频率 13.56MHz 或波长 11.06m、频率 27.12MHz 的短波电流,以其产生的高频交变磁场作用于人体。常用短波治疗仪的输出功率为 200~300W,附有电缆电极、由电缆电极盘绕成的盘形电极或鼓形电极、不同大小的涡流电极、不同大小的圆形、矩形电容电极,并附有毡垫、梳状分割器、氖光灯管。②超短波电疗仪:能输出波长 7.7m、频率 38.96MHz,波长 7.37m、频率 40.68MHz 或波长 6m、频率 50MHz 的超高频电场。常用超短波治疗仪有两种,一种是小功率治疗仪,功率为 50~80W,附有不同大小的圆形电容电极;另一种是大功率治疗仪,功率为 200~300W,附有不同大小的圆形或矩形电容电极。仪器均带有连接治疗仪与电极的电缆。③微波电疗仪:微波分为分米波(波长 10cm~1m)、厘米波(波长 1~10cm)和毫米波(波长 1~10mm)。

3. 临床应用　低频电疗可以兴奋神经肌肉组织、镇痛和改善局部血液循环。中频电疗可促进局部血液循环、镇痛消炎和软化松解粘连的软组织。高频电疗有温热效应和非温热效应,消炎镇痛作用明显,主要适用于各种急性与亚急性炎症、损伤疾病。

(四) 热疗法治疗器具

1. 治疗原理　蜡疗是一种热疗,主要利用传导热产生的温热作用,以及石蜡冷却产生的机械压迫作用和油性石蜡的润滑作用来达到治疗目的。湿热袋利用热袋中的硅胶加热后散发出的热和水蒸气作用于机体局部,以起到相应的治疗作用。蒸汽熏蒸仪利用蒸汽或药物蒸汽作局部或者全身熏蒸,以治疗局部病变。药物蒸汽兼有热和药物两种作用,药物通过温热作用渗入局部,有利于药物的吸收,优于单纯的蒸汽热疗法。

2. 设备组成

(1)蜡疗仪:蜡疗仪具有电热熔蜡槽,采用熔点为 50~55℃的白色医用石蜡,上层为蜡液,底层为水,在槽底以电热法加热熔蜡,也可采用双层套锅隔水加热熔蜡。其他用品有耐高温塑料布、铝盘、搪瓷盆、挂蜡小铲刀、毛巾等(图 4-21)。

(2)湿热袋:用粗帆布或亚麻布制成不同大小的方形、矩形、长带形的布袋,含有丰富微孔的二氧化硅凝胶颗粒,以及专用恒温水箱。

(3)蒸汽熏蒸仪:蒸汽熏蒸仪有局部熏蒸仪和全身熏蒸仪(图4-22)两种,蒸疗室除熏蒸仪器外,还应包括洗浴室和休息室。

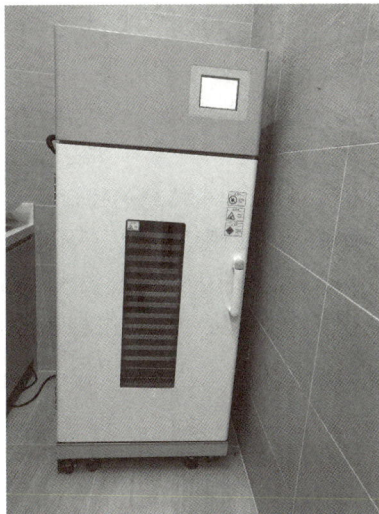

图 4-21　恒温溶蜡器

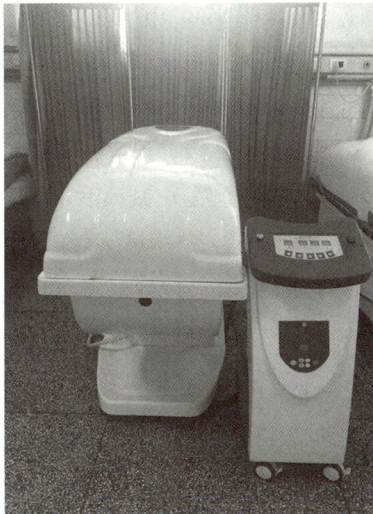

图 4-22　蒸汽熏蒸仪

3. 临床应用　石蜡有温热作用和机械压迫作用,主要适用于软组织扭挫伤、腱鞘炎、腰背肌筋膜炎、软组织粘连、关节挛缩、颈椎病、神经炎等。湿热袋主要治疗作用为温热作用,且温热作用较深和持久。可以使局部血管扩张,血液循环加强,促进代谢,改善组织营养;使毛细血管通透性增高,促进渗出液的吸收,消除局部组织水肿;降低末梢神经的兴奋性,降低肌张力,缓解疼痛;软化、松解瘢痕组织和挛缩的肌腱。适用于软组织扭挫伤恢复期、肌纤维组织炎、肩关节周围炎、慢性关节炎、关节挛缩僵硬、坐骨神经痛等。蒸汽熏蒸疗法可以使局部毛细血管扩张,从而有利于血肿的消散。可促进新陈代谢,具有消炎作用;可软化、松解瘢痕组织和挛缩肌腱;可降低末梢神经的兴奋性,降低肌张力,具有解痉、镇痛作用。

(五) 冷疗法治疗器具

1. 工作原理　冷疗法应用比人体温度低的物理因子(冷水、冰等)刺激皮肤或黏膜以治疗疾病。冷疗温度通常为0℃以上、低于体温,它作用于人体后,不引起组织损伤,通过寒冷刺激引起机体发生一系列功能改变,来达到治疗疾病目的。

2. 设备组成　进行冷治疗所需要的设备较简单,如常用的浴桶、浴盆、毛巾、水袋、冰水、冰块、冰敷袋等,以及进行冷治疗所需要的冷疗仪器和冷疗制剂。

3. 临床应用　冷疗主要适用于疼痛和痉挛性疾病如落枕、急性腰扭伤、肩痛、颈椎病;运动损伤早期血肿、水肿的急救处理和恢复期的消肿止痛,如韧带、肌肉、关节的扭挫伤、撕裂伤、肌纤维组织炎等;内脏出血如肺出血、食管出血、胃十二指肠出血等,用体腔循环冷敷法对出血部位进行局部冷疗,可以有效地控制出血;烧伤烫伤的急救治疗和早期蛇咬伤的辅助治疗,以及其他如高热、中暑的物理降温等。

(六) 磁疗法治疗器具

1. 工作原理　磁性是物质的属性之一,人体也具有一定的磁性。磁疗是利用人体内部的生物磁效应来影响人体电流分布、电荷微粒的运动、肌膜系统的通透性和生物高分子的磁矩取向等,调整和恢复人体内各种不平衡或不正常的功能状态,使组织细胞的生理、生化过程改变,产生镇痛、消肿、促进血液及淋巴循环等作用。

2. 设备组成

(1)旋转磁场治疗仪:带有两个磁头,每一磁头内有一个可水平旋转的圆盘,盘上安装2~4片磁感应强度为0.1~0.2T的永磁体。治疗仪内电动机启动后可带动磁头内磁片旋转,产生旋转磁场,其磁感应强度为0.06~0.15T,因磁片表面磁极性的异同而产生交变磁场或脉动磁场。

(2)电磁治疗仪:因治疗仪所利用电流种类不同而产生不同类型的磁场,如低频交变磁场、脉动直流电磁场、脉冲磁场。治疗仪多带两个或多个电磁头,其磁感应强度为0.1T、0.4T、0.5T不等。

(3)磁振热治疗仪:磁振热治疗仪可产生磁场、振动,温度可调,附有传感治疗带(图4-23)。

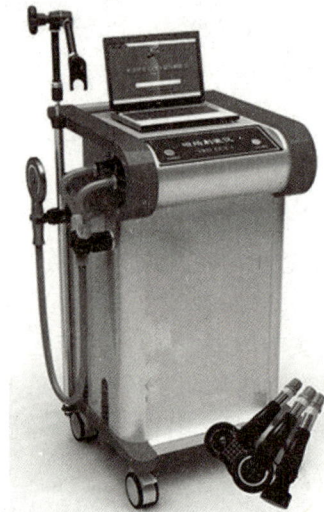

(4)重复经颅磁刺激治疗仪:重复经颅磁刺激是一种基于电磁感应原理,利用时变磁场产生感应电流,影响大脑皮质神经元动作电位、血流量、新陈代谢的生物刺激技术。重复经颅磁刺激的局部神经通过神经网络之间的联系和互相作用对多部位功能产生影响;对于不同患者的大脑功能状况,需用不同强度、频率、刺激部位、线圈方向来调整,才能取得良好的治疗效果(图4-24)。

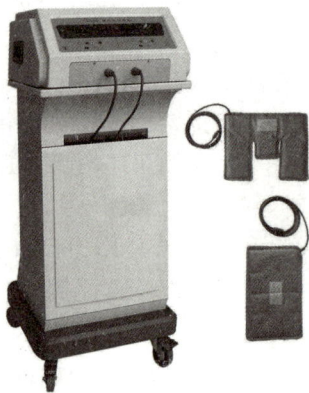

图 4-23 磁振热治疗仪　　图 4-24 重复经颅磁刺激治疗仪

3. 临床应用 磁疗具有消炎消肿、止痛、镇静、软化瘢痕和促进骨折、创面愈合的作用,可用于软组织挫伤、外伤性血肿、类风湿关节炎、前列腺炎、尿路结石、支气管炎、三叉神经痛、神经性头痛、高血压病、胆石症、婴幼儿腹泻、术后痛等。

(七)压力疗法治疗器具

1. 工作原理

(1)提高组织液静水压:一般组织液静水压为1.33kPa,肢体加压时,经组织间压力传导,可使组织液静水压提高,由此克服毛细管内压及组织间胶体渗透压的作用,促使组织间液向静脉及淋巴管内回流。

(2)迫使静脉血和淋巴回流:肢体软组织创伤初期,由于需要肢体制动而减少肌肉的收缩,使肌肉对静脉的挤压作用丧失。当加压治疗时,套在肢体上的气囊由远端向近端序贯充气(挤压)及排气(松弛),对静脉和淋巴管起到唧筒作用,从而迫使静脉和淋巴回流。

2. 设备组成 气压治疗仪由主机(气泵和控制系统)、导气管和气囊组成。工作时由远端向近端序贯充气,压力可调。气压治疗仪可用于肢体淋巴水肿、缺血性疾病等。

(1)空气波压力治疗仪:为正压顺序循环治疗设备,是一种气袋式治疗装置,治疗仪器由主机(气泵和控制系统)、导气管道和上下肢气囊三部分组成。根据型号不同,有 4~12 腔不等的气袋治疗设备,每腔压力为 0~180mmHg 可调,采用梯度加压的工作方式,可作用于上、下肢。腔的数量越多,分级加压层次越多,对于逐级加压更有利(图 4-25)。

(2)体外反搏治疗仪:体外反搏是在患者四肢和臀部扎上气囊,连接上特定的气源,配上专

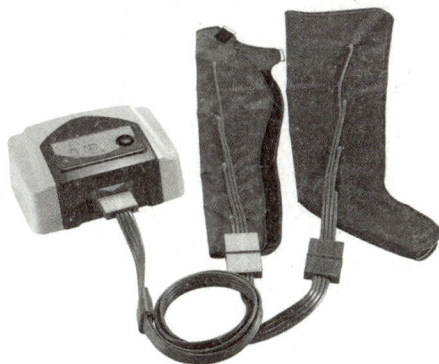

图 4-25　空气波压力治疗仪

门设计的电器控制部分,利用患者自身的心电信号,进行固定触发,并与心脏保持严格的同步工作。当心脏进入舒张期开始之际,扎于四肢和臀部的气囊充气,自远端序贯地加压四肢和臀部,迫使血液返回主动脉,从而提高主动脉舒张压。体外反搏可使静脉回心血流量增加,心输出量也随之增加。在心脏收缩之前,气囊迅速放气,对肢体解除压迫,肢体受压的血管转为开放,从而可减少主动脉射血输出阻力,减轻心脏后负荷。体外反搏作用机制主要定位在提高动脉舒张压,促进侧支循环建立,进而改善器官组织的缺血状态。

(3)表面加压装置:主要有弹力绷带、弹力套或弹力衣,主要通过持续加压使局部的毛细血管受压萎缩,数量减少,内皮细胞破碎等,从而造成瘢痕组织局部的缺血、缺氧。应用得越早则疗效越好(创面愈合后、瘢痕形成前开始)。初愈的创面应小心处置。使用时要有足够的、适当的压力以达到理想的疗效,压力应持续保持在 10~25mmHg,要持续加压,24h/d;长时间加压,至少 3~6 个月。特殊部位应给予特殊的处理,如皮肤薄嫩处及骨突处应加软衬垫等。

3. 临床应用　正压疗法能提高组织静水压,增加纤溶系统活性,主要用于各种原因导致的水肿,复杂性区域疼痛综合征、静脉淤滞性溃疡、预防下肢深静脉血栓形成等。体外反搏疗法主要用于冠心病和其他缺血性疾病,如短暂性脑缺血发作、腔隙性脑梗死等。表面加压装置主要用于单纯性静脉曲张和预防烧伤后瘢痕增生。压力治疗的主要禁忌证为肢体重症感染未得到有效控制,近期下肢深静脉血栓形成,大面积溃疡性皮疹,出血倾向等。

(八) 水疗法治疗器具

1. 工作原理　以水为媒介,利用不同温度、不同压力、不同成分的水,以不同的形式作用于人体,以预防和治疗疾病、提高康复效果。水疗温度刺激作用可改变神经系统和心血管系统的兴奋性;机械效应有利于促进静脉回流,浮力可以减轻肢体关节的负荷,利于水中开展各种治疗活动;同时,水是良好的溶剂,可在水中溶入治疗药物。

2. 设备组成　水疗馆一般由更衣室、淋浴室、盆浴室、湿布包裹疗法室及疗后休息室等组成。另有蝶形浴槽、步行浴槽、步行跑台浴槽、全身涡流气泡浴槽等水疗浴槽(图 4-26)。

3. 临床应用　水中运动疗法适用于骨折后遗症、骨关节炎、强直性脊柱炎、不完全

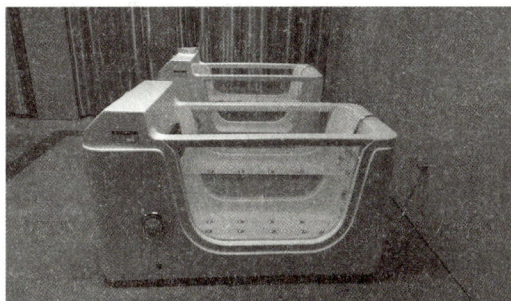

图 4-26　水疗浴槽

性脊髓损伤、脑卒中偏瘫、颅脑外伤偏瘫、肩-手综合征、小儿脑瘫等。浴疗适用于肢体运动障碍、血液循环障碍、糖尿病足、上下肢慢性溃疡、截肢残端痛、神经炎、雷诺病等。不同温度，全身浸浴的治疗作用与适应证不同。

（九）冲击波疗法治疗器具

1. 工作原理　冲击波(shock wave)是利用能量转换和传递原理，造成不同密度组织之间产生能量梯度差及扭拉力，并形成空化效应，产生生物学效应。冲击波分为机械波和电磁波，作用于局部组织而达到治疗效应。体外冲击波(extracorporeal shock wave,ESW)是一种兼具声、光、力学特性的机械波，它的特性在于能在极短的时间内(约 10ms)达到 500bar $(1bar=10^5Pa)$ 的高峰压，而且周期短(10μs)、频谱广 $[(2\sim16)\times10^8Hz]$，由于其独特的特性，在穿越人体组织时，其能量不易被浅表组织吸收，可直接到达人体的深部组织。冲击波是压力急剧变化的产物。在短短的几纳秒内产生很高的压力，这是冲击波所独有的特性。冲击波具有很强的张应力和压应力，能够穿透任何弹性介质，如水、空气和软组织。冲击波主要是利用中、低能量的冲击波产生的生物学效应来治疗疾病，其生物学效应取决于冲击波的能级和能流密度。

(1)组织破坏机制：冲击波具有压力相和张力相。在压力相产生挤压作用，而在张力相则为拉伸作用。冲击波本身产生的破坏性力学效应是直接作用，在冲击波的张力相时，由张力波产生的空化效应是组织破坏的间接作用。正是这两种作用，可以使冲击波治疗骨性疾病和软组织钙化性疾病。

(2)成骨效应：冲击波诱发的成骨细胞促进作用发生在骨皮质部分和网状结构部分的界面处。冲击波的直接作用导致骨生长不连处的骨膜发生血肿，空化效应不仅可以造成部分细胞坏死，也会诱发成骨细胞移行和新的骨组织形成。

(3)镇痛效应：高能冲击波作用于轴突产生强刺激可以起到镇痛作用。神经系统的这种反应方式也被称为"门控"，是通过激发无髓鞘 C 纤维和 Aδ 纤维来启动的。

(4)代谢激活效应：可能是由于冲击波的直接机械效应引起的。一方面冲击波可以改变细胞膜通透性，使神经膜的极性发生改变，通过抑制去极化作用产生镇痛效应。另一方面，冲击波可以使细胞内外离子交换过程活跃，从而使代谢分解的终产物被清除和吸收。

2. 设备组成　冲击波治疗仪主要由冲击波源、耦合装置、治疗床、控制台和定位系统组成。冲击波治疗仪的波源种类与冲击波碎石机相同，有液电式、电磁式、压电式和气压弹道式四种。治疗疼痛时应使用低中能级，即"软性"冲击波；治疗软组织钙化性疾病时应使用中高能级；治疗骨不连时需用高能级来诱发成骨效应。目前用于骨和软组织疾病治疗的，多为散放式体外冲击波(图 4-27)。

3. 临床应用　冲击波对骨骼肌肉疾病、骨质疏松症、肢体痉挛、伤口愈合和缺血性心脏病都有重要的影响。目前治疗病种主要为骨折延迟愈合、骨折不连接、成人中早期股骨头缺血性坏死；软组织损伤疾病包括肩峰下滑囊炎、肱二头肌长头肌腱炎、钙化性冈上肌腱炎、肱骨外上髁炎、足底筋膜炎等。此外，冲击波可减少骨量丢失，诱导新骨形成和改良骨组织的微结构，可用于防治骨质疏松症；冲击波对肌肉痉挛有即时的缓解作用；对伤口愈合有促进作用，对急性心肌梗死有一定的治疗作用。

（十）生物反馈疗法治疗器具

1. 工作原理　应用电子技术和训练使人能对自己体内异常的不随意生理活动进行自我调节控制以治疗疾病。治疗仪与人体形成一个闭合回路的控制系统，控制部分与被控制部分之间存在着往返的双向联系。控制部分和被控制部分之间，信息联系有多种形式，可以

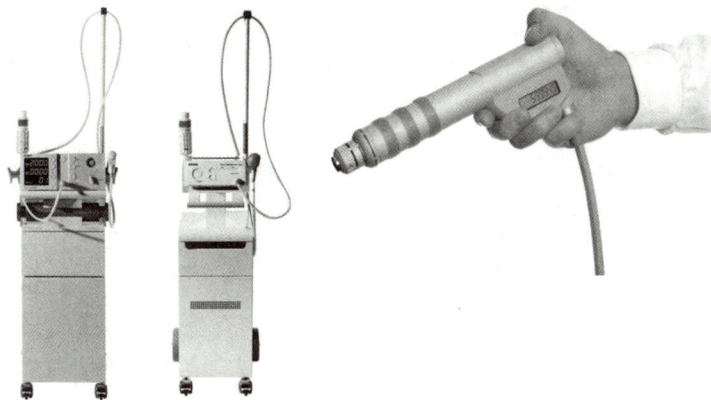

图 4-27　冲击波治疗仪

是电信号(神经活动),也可以是化学信号或机械信号。常用生物反馈治疗仪是肌电生物反馈治疗仪,它是借助肌电接收设备记录自主收缩肌肉时的微弱电信号,并以此为源,通过视觉或听觉通路提供反馈信号,将人们平时不易感知的体内功能变化转变为可以感知的视听信号,并让患者根据这些信号通过指导和自我训练学会控制自身不随意功能。

2. 设备组成　肌电生物反馈治疗仪能描记并显示肌电的数值,可发出不同颜色的灯光和声音信号,并附有表面记录电极(传感器),有的仪器还附有供患者使用的耳机。

3. 临床应用　生物反馈疗法在临床中应用广泛,目前常用的生物反馈有肌电生物反馈、手指温度生物反馈、血压生物反馈、心率生物反馈、脑电生物反馈及皮肤生物反馈。

四、常用传统康复辅具

(一) 拔罐

拔罐疗法的常用工具有火罐、负压罐、药罐,是利用燃烧、抽吸、挤压等方法排出罐内空气,造成负压,使罐吸附于体表特定部位(患处、穴位),产生广泛刺激,形成局部充血或淤血现象,从而达到防病治病,强壮身体的一种治疗方法。罐的材质有竹罐、陶瓷罐、塑料罐和玻璃罐,现代最常用的为玻璃罐(图 4-28)。

(二) 灸法

艾灸施于穴位,通过热和能量输入,引起人体"应激反应",调动经脉,使之更好地发挥行气血、和阴阳的整体作用,从而达到疏通脏腑、加速皮肤血液循环、提高人体免疫力、防治疾病的作用。艾灸盒为盛放艾灸的器材,常用的有竹制灸盒、木质灸盒、铜制灸盒等。

(三) 杵针

杵针疗法起源于指针疗法,是借助杵针工具,通过一定的手法,刺激人体体表腧穴,达到治病强身,康复保健的方法。杵针工具由杵针头、杵针体、握柄、加压板和缓压垫等部分组成,根据其针身、针尖、针柄的形状和结构的不同,分为七曜混元杵、五星三台杵、金刚杵、奎星笔四件(图 4-29)。杵针有单柄单支、单柄双支、加压板单支和加压板双支等多种类型。

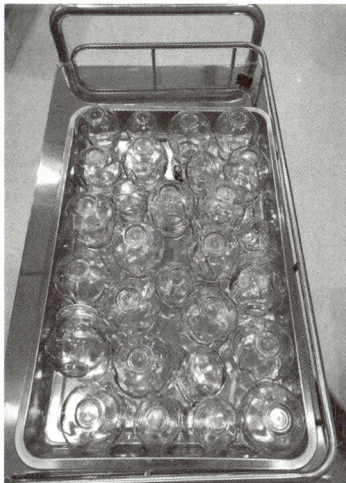

图 4-28　玻璃罐

(四) 电针

针刺腧穴得气后,在针上通以接近人体生物电的微量电流以防治疾病的一种疗法,电波类型有连续波、断续波和疏密波。临床上使用的电针仪虽然种类很多,但从原理上主要有以下几种:蜂鸣式电针仪、降压式交流电针仪、音频振荡电针仪、晶体管噪声式电针仪、声波电针仪、脉冲式电针仪(图4-30)。

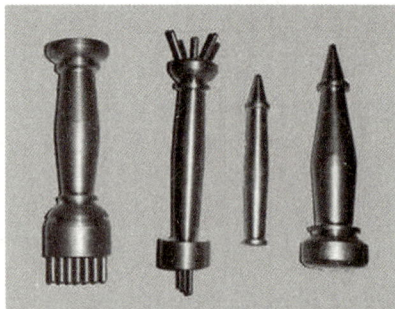

图4-29 杵针

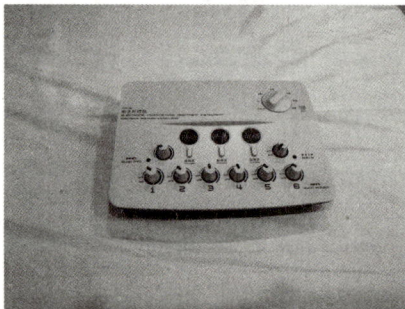

图4-30 电针仪

(五)桑枝棒

中医推拿传统特色疗法中棒击法的医疗器具。桑枝为桑科植物桑的嫩枝,于春末夏初时节进行桑枝采集,选新生长的无毛节桑枝条,去皮储放水中,使用前阴干,以绵纸将每根桑枝包裹起来,3根为1束用棉线固定,4束为1捆,共12根桑枝组成。整捆桑枝外层用纱布包裹,放于棉套中成为桑枝棒。桑枝棒击法多用于肩胛区、腰臀部及下肢后侧。

(六)刮痧板

刮痧板是刮痧的主要器具。其材质主要有瓷器类、金属类、生物类等,刮痧部位为颈背、胸腹、肘窝、腘窝。根据刮痧板的材质不同,分为不同类别的刮痧板。

知识链接

数码经络导平治疗仪

工作原理:根据中国传统经络学理论,采用数千伏高压超低频的单向矩形脉冲电流直接疏通人体的病灶区及相应的经络配穴点,在体内形成强电流回路,激励导活机体中运动的生物电子,促成人体自由电子形成有秩序的运动,使肌体内病理经络的导通量由不平衡向平衡转化,实现人体内的经络导通,促进神经传导功能恢复。

设备组成:治疗仪主要由显示屏、按键板、高低压板、一套自动控制系统和输出电极组成。

临床应用:数码经络导平治疗仪适用于脉管炎、顽固性高血压、颈肩腰腿痛、椎间盘突出、软组织损伤、扭挫伤、股骨头坏死、慢性支气管炎、肺气肿、三叉神经痛、癫痫、神经麻痹及痉挛等各种顽固性疼痛,以及小儿脑瘫、偏瘫等。禁忌证同电疗法。

●(曹震宇)

复习思考题

1. 我们在实际康复临床工作中,如何将评定和治疗的康复辅具应用得当?
2. 传统治疗的康复辅具如何与现代的康复辅具相结合?

第五章

个人移动康复辅具

学习目标

1. 掌握移动康复辅具的定义、分类、临床应用。
2. 熟悉移动康复辅具的使用方法。
3. 了解移动康复辅具的结构及作用。

第一节 概 论

一、定义

个人移动康复辅具（assistive products for personal mobility），是个人进行活动和参与过程中与个人移动及转移相关的辅助产品。

二、分类

个人移动康复辅具（个人移动辅助器具）属于国家标准 GB/T 16432—2016/ISO 9999：2011《康复辅具器具分类和术语》所规定的 12 大主类之一。主要分为单臂操作助行器、双臂操作助行器、公共交通车辆、机动脚踏两用车和摩托车、手动轮椅车、动力轮椅车、替代人力车、转移和翻身辅助器具、升降人的辅助器具、导向辅助器具等。其涉及人类社会生活的诸多领域，尤其在康复医学领域中发挥着至关重要的作用，不仅可以提高患者运动能力、日常生活活动能力，还可提升患者的社会参与度和活动范围。

本章重点介绍助行器、轮椅（车）和坐姿系统与坐垫等个人移动康复辅具。

第二节 助 行 器

一、定义和分类

助行器（walking aids）是一种辅助人体支撑体重、保持平衡和行走的辅助器具，也可称为步行器或步行辅助器。

根据结构和功能，可将其分为两大类：杖类助行器和助行架。杖类助行器属于单臂操作助行器，小巧、轻便，但支撑面积小、稳定性差；助行架属于双臂操作助行器，比较笨重，但支撑面积大、稳定性好。

(一) 杖类助行器

杖类助行器是一类具有手柄、单杆、支脚三种主要基本结构,在行走中提供支撑作用的辅助装置,不同类型杖可根据不同需求在相应部位加装支撑托等部件以强化其支撑作用。

按照杖的结构和功能主要分为手杖、肘杖、腋杖、前臂支撑杖四类(图5-1)。

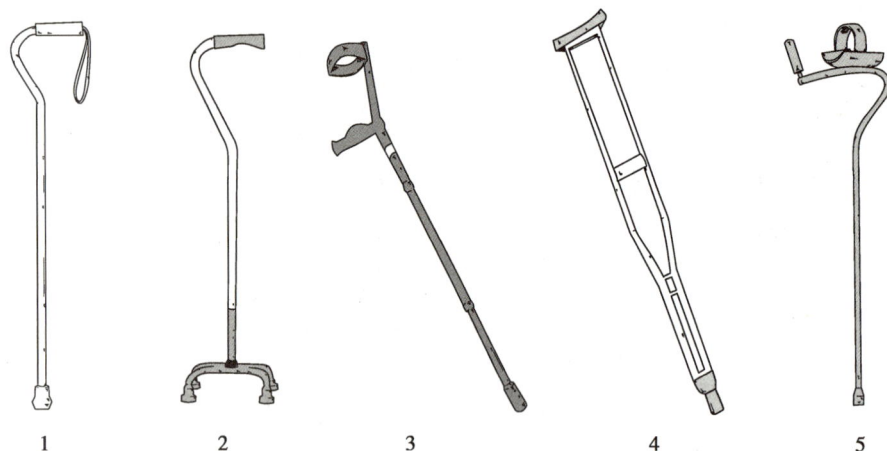

图 5-1　杖类助行器
1. 单足手杖;2. 多足手杖;3. 肘杖;4. 腋杖;5. 前臂支撑杖

1. 手杖(cane)　手杖是以一只手扶持行走的助行器,肩部和上肢肌力正常者方可使用,适用于症状较轻的下肢功能障碍患者,常用的手杖可分为以下两类。

(1)单足手杖:用木材、钢材或铝合金制成,有可调式和不可调式两种,支撑面小,稳定性差。适用于握力好、上肢支撑力强者。

(2)多足手杖:支脚多,支撑面相对单足手杖大,稳定性较好,分为三足手杖和四足手杖。适用于平衡能力欠佳、用单足手杖不够安全者。虽然手杖的足越多,提供的支撑面越大,稳定性越好,但是不利于室外崎岖路面的行走。

2. 肘杖(elbow crutch)　又称洛氏拐或前臂杖,依赖前臂和手共同承重,在其上端部有臂托,中部有手柄,手柄与臂托之间的一段向后倾斜,以使臂托承受一部分体重。由于靠前臂承重,且承重面积较大,因此较稳定,也可避免使用腋杖时出现的压迫神经血管问题。适用于握力差、前臂力量较弱但又不必用腋杖者。优点为轻便、美观,而且使用前臂杖时,手仍可自由活动;缺点是稳定性不如腋杖。

3. 腋杖(axillary crutch)　腋杖可靠稳定,行走时腋杖可承担部分体重,以减轻患侧下肢负荷,同时也扩大了支撑面,增强了身体的稳定性。腋杖虽有腋托,但其承重点是位于中间部位的手柄,而非腋托,主要原因为腋下承重易压迫腋下神经,影响腋下血液循环,故腋托一般抵住胸部或是被夹于腋窝下以提供较好的侧方平衡力,帮助稳定肩部。腋杖适用于单侧下肢部分或完全不能承重者,双下肢功能不全者,不能用左、右腿交替迈步者等情况。优点为可靠、稳定,适合上下楼;缺点为笨重、外观不佳,易产生腋下神经、血管压迫。

4. 前臂支撑杖(forearm support crutch)　又称平台杖、类风湿拐,是一种由前臂支撑台和特殊手柄组成的助行器。主要由前臂支撑,适用于肘关节挛缩、手抓握能力差的平衡功能障碍患者,该杖手柄的作用并非支撑,而是用以控制行走方向。

（二）助行架

助行架（walking frame）是一种较常用的助行器,用钢材或铝合金制成。助行架的作用是借助上肢的力量保持站立位身体平衡、支撑体重、训练行走、增强肌力。其支撑面积较大、稳定性好、安全性高。根据其底部是否安置脚轮分为无轮式助行架和轮式助行架两种(图 5-2)。

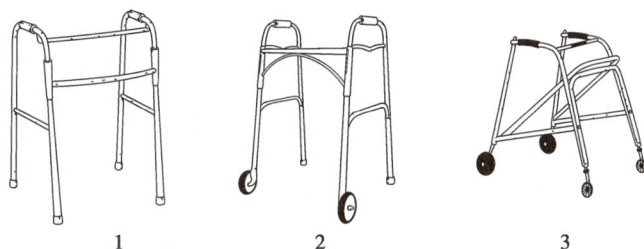

图 5-2　助行架
1. 无轮式助行架;2. 两轮助行架;3. 四轮助行架

1. **无轮式助行架**　是一种标准的四边形的金属框架,没有轮子。具有稳定性好、轻便、高度可随使用者的身高随意调节的特点。分为固定式助行架和交替式助行架两种,交替式助行架使用时不需要完全抬起整个架子,只需抬起一边向前移动,然后再抬起另一边向前移动,所以步行时更轻便。

2. **轮式助行架**　这种助行架带有脚轮,行走时助行架始终不离开地面,由于轮子的摩擦阻力小,易于推行移动。可分为两轮式助行架、三轮式助行架、四轮式助行架;可具有带手闸制动及其他辅助支撑功能等多种形式。

二、助行器的作用

（一）保持平衡

对于各种原因所致的运动功能障碍、平衡功能障碍的患者及年老体弱者,均可通过应用助行器来增加步行时的支撑面积,从而改善身体平衡功能。

（二）支持体重

各种原因引起患者肌力减弱,或双下肢无力不能支撑体重,或因关节疼痛不能负重时,助行器可以起到替代作用以支持体重。

（三）增强肌力

使用手杖或腋杖支撑身体时需用到上肢的伸肌肌群,所以在使用过程中伸肌肌群的肌力得以增强。

（四）缓解疼痛

骨性关节炎或下肢骨折后,助行器的应用可缓解患者步行时的疼痛。

（五）其他作用

盲人可以将手杖作为探路器使用,也可用来提示他人注意自己是走路不稳者以避免受到伤害。

三、临床应用

（一）助行器的选配

1. **选配原则**　助行器的选配要根据助行器的结构特点、使用者状况,以及使用环境等予以综合考虑。

（1）根据助行器的结构特点选配

1）稳定性：助行器的稳定性按从强到弱的顺序依次为助行架→腋杖→肘杖→手杖。

2）移动性：助行器的移动性按从强到弱的顺序依次为手杖→肘杖→腋杖→助行架。

（2）根据使用者的状况选配

1）全身及局部状况：如身体虚弱且平衡能力差的使用者，适合选用助行架；单侧负重能力差且腕部力量弱的使用者可选用单侧腋杖或肘杖。

2）伤病所处时期：疾病初期或术后早期，适合选用助行架，用以早期辅助站立与步行训练；病情好转，平衡能力增强后，可根据稳定性需求逐渐过渡到腋杖、肘杖或手杖。

（3）根据使用环境选配

1）多足手杖、助行架适用于平地。

2）单足手杖、肘杖、腋杖适用于平地，也适用于高低不平的地面。

3）腋杖、助行架适用于较大空间。

4）单足手杖适用于狭窄空间、上下车或上下楼梯。

2. 选配

（1）手杖：手杖重量轻，上下楼梯方便，健侧使用。适用于偏瘫、平衡功能障碍、下肢肌力减弱、下肢骨关节疾病等患者与老年人等。

（2）腋杖和肘杖：适用于单侧或双侧下肢无力、不能负重等患者。脊髓损伤患者装配截瘫行走支具后选用肘杖步行，而不是腋杖。上下楼梯时肘杖比腋杖更为方便。

（3）助行架：由于助行架支撑面大，稳定性好，适用于刚开始下床站立及步行训练的患者、双下肢无力患者、平衡功能障碍患者和老年人等。上下楼梯时则不选用。

知识链接

儿童助行架的应用

儿童助行架用于步行困难的儿童。前置式助行架使用时，将助行架放置在患儿身前，双手向前握住扶手进行辅助性步行，其优点是可促进上肢向前推进，缺点是可能因躯干过度屈曲而产生蹲伏步态，通常适用于臀大肌及腹肌力量较弱而导致的挺胸凸肚步态患儿。后置式助行架则是放置在患儿身后，患儿双手置于身旁，握住助行架进行步行，其优点是鼓励肩部下压及伸展动作，能增加躯干伸展，促进步行时直立的姿势，故又称姿势控制助行架，通常适用于髂腰肌、腘绳肌痉挛而导致蹲伏步态的患儿。临床上多选用后置式的儿童助行架。

（二）助行器高度的选择

1. 手杖高度测量　站立位测量时，大转子高度即为手杖的长度及把手的位置；患者穿上鞋或下肢矫形器站立时，肘关节屈曲30°左右，腕关节背伸，小趾前外侧15cm处至手腕背伸时掌面的距离即为手杖的长度；仰卧位测量时，患者双手放在身旁，屈肘约20°~30°，测量尺骨茎突到足跟外侧15cm处的距离，然后加2.5cm的鞋底厚度即为手杖高度。

2. 肘杖高度测量　肘杖总长度为站立时肘横纹下约5cm，即前臂肌腹最饱满处至地面的高度，把手高度测量方法同手杖。

3. 腋杖高度测量　腋杖总长度测量的最简单的方法为：患者自然站立时的身长减去

41cm,或腋窝下 5cm。站立时大转子的高度即为把手的位置,患者下肢有短缩畸形者,可让患者取仰卧位,穿上鞋或是佩戴下肢矫形器,腋窝至小趾前外侧 15cm 与足底平齐处的距离即为腋杖的长度,屈肘 30° 左右,腕关节背伸时掌面处即为把手的位置。

4. 前臂支撑杖高度测量　站立位测量时,患者肩与上肢均放松,目视正前方,体重均匀分布于双足,测量尺骨鹰嘴到地面的距离;仰卧位测量时,尺骨鹰嘴到足底的距离再加2.5cm 的鞋底厚度。

5. 助行架高度测量　与手杖测量方法相同。

(三) 助行器的使用方法

助行器是用来帮助人体支撑体重、保持平衡和行走的辅助器具,其主要用于平地步行和上下楼梯,以下为上述两种功能活动下助行器的使用方法介绍。

1. 平地步行　平地步行时上述的所有助行器均可使用,主要的使用方式为四点步、三点步和两点步。使用双侧腋杖和肘杖进行两点步行走时,按照健足迈出的位置可分为摆至步和摆过步两种步行方式。

2. 上下楼梯　上下楼梯时多选用手杖或肘杖,适用于上肢有足够力量者。

(1) 上楼梯方法

1) 健手扶楼梯扶手,手杖或肘杖放在患侧下肢旁,健手先向前向上移动;将健侧下肢迈上一级楼梯,最后迈上患侧下肢和杖(图 5-3)。

2) 应用双侧肘杖时,先将健足迈上一级楼梯,身体前倾,然后将肘杖和患足迈上楼梯(图 5-4)。

(2) 下楼梯方法:健手先向前向下移,手杖或肘杖下移至下一级楼梯,患侧下肢下移,然后健侧下肢下移。使用双侧肘杖时,先将肘杖和患足移至下一级楼梯,再将健足移到下一级楼梯(图 5-5)。

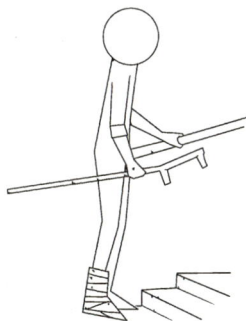

图 5-3　健手扶楼梯上楼梯　　图 5-4　用双侧肘杖上楼梯　　图 5-5　用双侧肘杖下楼梯

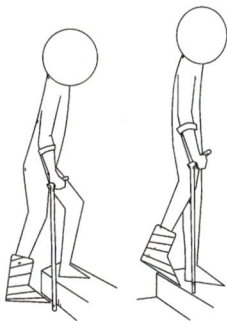

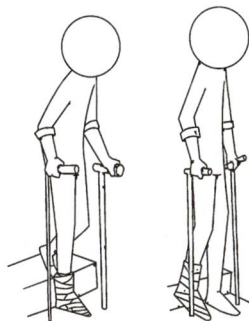

第三节　轮椅(车)

一、定义和基本结构

根据我国国家标准(GB/T 18029.26—2014/ISO 7176-26 :2007),轮椅车(wheelchair,简称 W/C)指供活动者使用的、带有座椅系统的轮式移动设备,是用来提高个人移动能力的常用辅助器具之一,又称轮椅。它不仅是肢体伤残者的代步工具,更是功能障碍者借助其进行身体锻炼和参与社会活动的重要工具。

普通轮椅一般由轮椅架、车轮、刹车装置、座椅、靠背、脚踏板、扶手等部分组成(图5-6)。

1. 轮椅架　这是轮椅的核心结构,有折叠式和固定式两种。固定式轮椅架有较好的强度和刚度,比折叠式更容易维持轮椅的线性关系,结构简单,价格便宜,适于自制;折叠式轮椅架体积小,便于携带和运送,目前临床上使用的轮椅多为折叠式。制作轮椅架的材料多采用金属材质,如薄壁钢管、铝合金或轻金属等。

2. 车轮　轮椅上装有一对大车轮和一对小车轮。大车轮多数是充气的,其缓冲性和舒适性较好。大部分轮椅的大车轮都安装在轮椅架的后方,仅对有肩关节后伸障碍的患者安装在轮椅前方。大车轮亦称驱动轮,其侧边有一手动圈,为了增加手动圈的摩擦力可以在圈上覆盖一层橡胶海绵,或在圈上安装数个把手以便驱动。大车轮有直径50.8cm、61cm、66cm三种规格。小车轮亦称小角轮或转向轮,安装有转向系统,决定了轮椅的行驶方向。小车轮一般是实心的,有12.7cm、20.3cm两种规格。

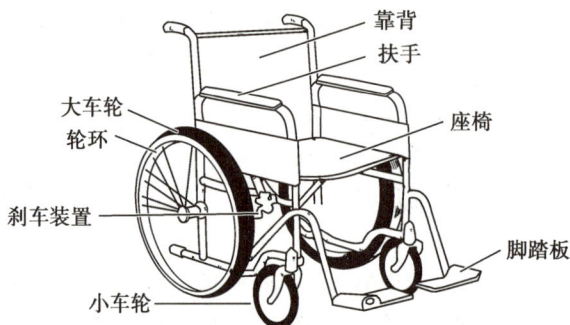

图 5-6　基本轮椅结构

3. 刹车装置　刹车用于刹住大车轮以停止或将轮椅保持在固定位置,特别是当患者进行转移活动时维持安全尤为重要。刹车有凹口式刹车和肘节式刹车两种类型,凹口式刹车安全可靠,但较费力;肘节式刹车利用杠杆原理,通过几个关节后制动,其力学优点比凹口式刹车强,但失效较快。为加大患者的刹车力,常在刹车上加延长杆,但此杆易损坏,如不经常检查会影响安全。

4. 座椅与靠背　对于长期需要使用轮椅的患者来说,座椅的安全性和舒适程度尤为重要,所以座椅的高度、深度和宽度要适合使用者的体型。轮椅的靠背有低靠背和高靠背,以及可倾斜靠背和不可倾斜靠背之分。低靠背的上缘一般在使用者肩胛骨下角下2~3cm处。普通轮椅一般为低靠背轮椅,乘坐时躯干的活动范围大,但需要有一定的躯干平衡和控制能力,截瘫患者较适合选择。高靠背轮椅的上缘一般超过肩部,有时可附加头托,一般为可倾斜式,当出现体位性低血压时可把靠背放平,四肢瘫患者较适合选择。

5. 脚踏板　由金属、塑料等材料制成,起到承托使用者双足的作用。脚踏板的高度和角度适配可以有效承托使用者腿部的重量,降低坐骨结节处的压力,提高舒适度并预防压疮的产生。①分体式脚踏板:多由塑料制成,常与可拆卸脚踏悬挂系统配套,可以向上折起,随着脚踏连接管的啮合装置打开而一起拆卸下来,方便使用者将轮椅更贴近马桶或者床铺;②一体式脚踏板:多由金属材料制成,可以从一侧抬起靠在脚踏悬挂系统上,多与不可拆卸脚踏悬挂系统共同使用。此类脚踏板结构紧凑,可缩小轮椅体积,外形美观;③固定式脚踏板:使用金属管直接焊接的方式固定在轮椅上,有效缩小了轮椅体积,一般用于定制型轮椅。

6. 扶手　一般高出椅座面22.5~25cm,有些扶手可调节高度,还可在扶手上架上小桌板,供读书、用餐时使用,同时对于预防中风患者肩关节半脱位有一定的帮助作用。

二、分类

根据轮椅的驱动方式、主要构造、用途、服务对象可具体分为以下几类:

1. 按驱动方式可分为手动轮椅和电动轮椅。手动轮椅可分为单手驱动轮椅、双手驱动轮椅、摆杆驱动轮椅、脚驱动轮椅、手推式轮椅等。电动轮椅可分为平衡轮椅、站立式轮椅、爬楼梯轮椅等。

2. 按构造可分为固定式轮椅和折叠式轮椅。

3. 按用途分为普通轮椅、偏瘫用轮椅、截瘫用轮椅、竞技轮椅、坐便轮椅和淋浴轮椅等。

4. 按使用对象的年龄可分为成人轮椅、儿童轮椅、幼儿轮椅。

三、临床应用

(一)轮椅处方

轮椅处方是由康复医师、治疗师等医务人员根据残疾者的年龄、疾病和功能障碍程度、转移能力、生活方式、居住环境及经济能力等情况而开具,其内容主要包括轮椅种类/类型、规格、尺寸及个别部件的具体要求等,但目前国家尚没有轮椅处方的统一标准。轮椅处方中最重要的考虑因素是轮椅的尺寸,特别是座位宽窄、深浅、靠背的高度,以及脚踏板到坐垫的距离,如若上述指标不合适则可导致乘坐者着力部位局部压力过大而发生皮肤磨损,甚至影响到血液循环而发生压疮。

1. 座位宽度　测量坐下时两臀间或两股之间的距离再加 5cm,即坐下以后乘坐者臀两侧至轮椅座位两内侧面之间的距离各有 2.5cm 的空隙。座位太窄,进出轮椅比较困难,臀部及大腿组织受到压迫;座位太宽则不易坐稳,操纵轮椅不方便,双上肢易疲劳,进出狭窄通道时也有困难。

2. 座位深度　测量乘坐者坐位时后臀部至小腿腓肠肌之间的水平距离,将测量结果再减 6.5cm,以保证座位的前缘与腘窝之间的距离在 6.5cm 左右,这样可以使乘坐者躯干的重力广泛分配到臀部和大腿上。座位太浅,体重将主要落在坐骨上,易造成局部受压过多;而座位太深则会压迫腘窝影响局部的血液循环,并易刺激该部皮肤产生压疮。对大腿较短或有髋、膝屈曲挛缩的患者,则使用浅座位较好。

3. 座位高度　坐在测量用椅上,膝关节屈曲 90°,双足底着地,测量腘窝至地面(或足跟)的距离,再加上 4cm,在放置脚踏板时,板面至少离地 5cm。座位太高,轮椅不能靠近桌子;座位太低,则坐骨承受重量过大。

4. 靠背高度　靠背的高度应根据乘坐者的坐高及上半身的功能情况而定,靠背越高,越稳定;靠背越低,躯干上部及上肢的活动范围越大。低靠背:测量坐面至腋窝的距离(一臂或两臂向前平伸),将此结果减 10cm 即可。高靠背:测量坐面至肩部或后枕部的实际高度。

5. 扶手高度　坐在测量用椅上,上臂垂直,前臂平放于扶手上,测量椅面至前臂下缘的高度,再加 2.5cm。适当的扶手高度有助于保持正确的身体姿势和平衡,并可使上肢放置在舒适的位置上。扶手太高,上臂被迫上抬,易感疲劳。扶手太低,则需要上半身前倾才能维持平衡,不仅容易疲劳,还会影响呼吸。

(二)普通轮椅的适用范围

轮椅的适用范围较广泛,以下情况可考虑选用普通轮椅。

1. 偏瘫患者　偏瘫患者一侧身体运动功能减弱,可以选择单手驱动的轮椅,方便患者转移,另外,尽量选择椅座侧板可以拆卸的低靠背轮椅,这样有利于患者进行轮椅和床或椅子之间的转移,转移时可不受轮椅侧板的阻碍,比较安全、省力。选用座椅较低的轮椅,便于单手驱动轮椅时,由足来控制行进的方向。偏瘫侧可增加配置合适的手托或小腿绑带,以维持患者较好的坐姿,或者装配轮椅小桌板在两侧轮椅扶手上面,有利于患者进食、手功能训练,同时,有利于坐位时上肢的良姿位摆放以减少肩关节半脱位的发生率。偏瘫患者单侧身体无力,控制姿势能力也较差,如长期使用布制的软座轮椅,难以控制坐姿的平衡,使用硬座并带有坐垫的轮椅,则有助于保持正确的姿势。

2. 脊髓损伤患者 对于脊髓损伤患者需要区分截瘫和四肢瘫两种情况去选用。

(1)截瘫:这类患者除上胸段脊髓损伤外,双上肢及躯干功能较好,患者在轮椅内的活动范围较大,转移能力较强,日常生活、户外活动及参加社会活动都离不开轮椅,因此选择轮椅要注重选择质轻、驱动和活动性能好的轮椅。轮椅侧板要能够拆卸。对于损伤节段较低的患者(如胸段以下截瘫者),轮椅靠背能够向后折叠,以便降低靠背高度,增加转身的活动范围。可装配脚踝绑带和脚跟环以解决下肢痉挛带来的不稳定问题。

(2)四肢瘫:四肢瘫患者为颈段脊髓损伤,C_4以上的患者需要下颚控、气动控或声控轮椅,C_5以下患者选择手控轮椅。四肢瘫患者平衡功能严重受到影响,需要对上部躯干有良好的支撑,并且患者易出现体位性低血压,所以选择高靠背或加装头托、可倾斜式的轮椅,当患者出现头昏、面色惨白、出汗等低血压的表现时需要紧急向后倾斜轮椅。四肢瘫患者上肢功能障碍,手部的抓握、伸展及活动度受限,因此选择轮椅时,要考虑手圈应具有较大的摩擦力,如手圈带有突出物等。此类患者骶尾部减压困难,需要选择很好的防压疮垫。

3. 下肢伤残 下肢伤残者多为下肢骨折、骨关节疾病、关节置换术后、下肢截肢等患者,轮椅常在作较长距离移动时才使用,短距离移动时多选择助行器。需要根据患者的病情在轮椅上安装腿架,选择屈膝角度,特别是膝关节交叉韧带修复术后的患者,屈膝角度的调试显得尤为重要。截肢患者乘坐轮椅时的重心会相对靠后,因此在选择轮椅时,要考虑轮椅的稳定性,如加装倾翻轮、后轮后置,以及将座高降低等;对于膝下截肢者,使用带有上抬小腿托的轮椅,以预防膝关节挛缩。

4. 年老体弱行动不便者 年老体弱者一般只需使用普通标准轮椅来代步转移及增加活动范围、锻炼体能。在靠背后面配置一个购物袋或拐杖存储器便于日常生活需要。

5. 脑瘫患儿 根据患儿的年龄、体形选择合适的儿童轮椅。脑瘫患儿的控制能力和协调性较差,头及颈部软弱无力,乘坐轮椅时,身体会向前溜滑或头部无法控制,因此除了转移的功能外,还需考虑患儿在轮椅中正常姿势的维持。例如徐动型脑瘫患儿的轮椅应在靠背上方加装头固定器,或选择高靠背轮椅加装头固定带以维持头和躯干处于中线位置,以便患儿更好地完成进食、游戏等上肢活动;截瘫型患儿可在双下肢中间配置合适的泡沫垫以维持良好的下肢姿势,以减轻痉挛。

(三)轮椅操作技术

为了让使用者最大限度地代偿功能,提高独立性,扩大活动范围,患者只要具备必要的认知功能和身体技能,均应掌握必要的轮椅操作技术,学习把轮椅作为一种交通工具使用。如需由他人推动轮椅者,照顾者也应掌握一些技巧,以保证乘坐者的安全。

1. 平地驱动轮椅 驱动轮椅的过程分为驱动期和放松期。驱动轮椅时先将车闸松开,身体坐直,目视前方。驱动期:双上肢后伸,稍屈肘,双手握紧大车轮的后半部分,上身前倾的同时向前推动大车轮并伸直肘关节;放松期:当肘关节完全伸展后松开大车轮,上肢自然放松下垂于大车轮的中心位置。上述动作重复进行,完成向前驱动轮椅的过程。为了提高轮椅的行驶速度,应注意在轮椅上的姿势,强化躯干、上肢和手指运动协调,掌握好驱动期和放松期。无论在轮椅前进还是后退过程中,通过控制大车轮即可完成转换方向。如用一只手固定一侧大车轮,另一只手驱动对侧大车轮,便可以固定的车轮为轴使轮椅转向;两侧大车轮分别向相反方向驱动(即一侧向前,另一侧向后),便可使轮椅在固定位置快速转向180°。

一侧功能障碍者,如偏瘫患者,也可以使用普通轮椅,利用健侧的上下肢来驱动轮椅。方法为:先将健侧脚托抬起使健足着地,健手握住大车轮向前推动轮椅,健足向前踏出,通过健侧的手足配合控制行进的速度和方向。使用电动轮椅,尤其是使用下颌控、气动控、声音控等特殊控制方式操作轮椅者还应进行专门的驱动轮椅训练。

2. 平衡点与大车轮平衡技术　推轮椅者用脚向下踏倾倒杆的同时双手下压手推把使轮椅后倾,在后倾的过程中双手承受的重量逐渐减少,当轮椅后倾到约30°时双手负重最小,这个位置称为平衡点。

大车轮平衡技术是指由大车轮支持,小车轮抬起悬空并保持平衡的一种技巧,是使用轮椅者独自完成上下坡路、上下台阶、越过障碍物、在不平整的路面行驶等技能操作的基础,也是其使用轮椅在社区通行的基本技能。即使使用者不能把小车轮抬得较高或抬起后仅能维持短暂的时间,也能带来很大的方便。大车轮平衡技术操作分为准备、启动、保持平衡3个步骤。①准备动作:头稍后仰,上身挺直两臂后伸,肘微屈,手抓紧大车轮,拇指放在轮胎上。②启动:先将大车轮轻轻向后拉,随后快速向前推,使小车轮离地。③保持平衡:调整身体和大车轮以维持平衡,即当轮椅前倾时上身后仰,同时向前推大车轮;当轮椅后仰时上身前倾,同时向后拉大车轮。

进行大车轮平衡技术训练时先将患者置于平衡点位置,练习向前驱动时,轮椅、身体向后倾;向后驱动时,轮椅、身体向直立位运动,直到在监护下能维持大车轮平衡并最终掌握这一技巧。训练时后面要有人保护,以免向后翻倒造成危险。

3. 独自驱动轮椅上下台阶　当轮椅使用者掌握大车轮平衡技术后即可开始该项训练。方法:使轮椅面对台阶并离开数厘米远,利用大车轮平衡技术抬起小车轮并置于台阶上;前轮倒退到台阶边缘,将双手置于大车轮的适当位置;用力向前推动轮椅到台阶上。下台阶时先将轮椅退到台阶边缘;在控制下转动大车轮下降,最后使小车轮落下。在刚开始训练时必须有人监护。轮椅使用者可使用该技术独立在社区完成上下马路镶边石、越过障碍物和浅沟等过程。

4. 独自驱动轮椅上下坡道　训练时需掌握两手同步用力推或拉大车轮。上坡时,身体前倾,双手置于大车轮顶部后,肩关节屈曲并内收,肘关节伸展用力推动大车轮使轮椅向前行进;下坡时,头部后仰,肩部后伸,将双手置于大车轮前方进行控制下行速度和制动。

5. 推轮椅上下台阶　推轮椅上台阶或马路镶边石有两种方法。一种方法是面向台阶,用脚踏下倾倒杆使轮椅向后倾斜,把小车轮放在台阶上,继续向前方推动使大车轮靠近台阶,再上抬大车轮即可;另一种方法是把轮椅背向台阶,推轮椅者抬起小车轮将大车轮退到台阶下,双手同时用力上提即可。推轮椅下台阶或马路镶边石也有两种方法:一是面朝前方,推轮椅先下压把手使轮椅后倾,抬起小车轮,然后使大车轮缓慢落到地面,再缓慢放下小车轮。另一种方法是面朝后,推轮椅者自己先下台阶,把轮椅倒退到台阶边缘后,使大车轮缓慢倾斜从台阶上落下,再抬起小车轮向后方移动,使小车轮落到地面,然后转向前行。

6. 推轮椅上下坡道　在推轮椅上坡时乘坐者面朝前方;下坡时乘坐者最好面朝后方,推轮椅者控制好大车轮的下行速度,尤其是在较陡的坡道。若坡道的斜度较小,也可以让乘坐者面朝前方,此时推轮椅者要握紧把手,控制好大车轮的下行速度,但面朝前下坡时,建议锁好安全带,防止患者滑落轮椅。

7. 推轮椅上下楼梯　推轮椅上下楼梯时最好由两人辅助完成。上楼梯时先把轮椅推至楼梯口,背向楼梯;后倾轮椅使大车轮接触到第一级楼梯,上方的帮助者握紧手推把,另一人面对患者,双手分别握住两侧扶手前部的下方(注意:不能抓小车轮和脚托,因两者可脱落),两人同时用力使轮椅在楼梯上逐级滚动;下楼梯时将轮椅正对楼梯,后倾轮椅至平衡点并向前推到楼梯边缘,与上楼梯时同样控制轮椅,两人同时用力使轮椅逐级下落。

知识链接

电 动 轮 椅

　　电动轮椅就是加上电动马达的轮椅,是在传统手动轮椅的基础上,叠加高性能动力驱动装置、智能操纵装置、电池等部件改造升级而成的,装配有人工操纵智能控制器,就能驱动轮椅完成前进、后退、转向、站立、平躺等多种功能的新一代智能化轮椅,是现代精密机械、智能数控、工程力学等领域相结合的高新科技产品。电动轮椅由蓄电池提供动力,具有方便、环保、安全等特点。与传统的电动代步车、电瓶车、自行车等代步工具的根本性的区别在于电动轮椅拥有智能化的操纵控制器。根据操纵方式的不同,有摇杆式控制器,也有用头部、下颌或吹/吸系统等各式开关控制的控制器,后者主要适用于上下肢残疾的重度残疾人士使用。为了提高驾乘电动轮椅时的安全性,在电动轮椅上可安装一些附属安全设备,如安全带、喇叭、方向灯、警示灯等。

　　如今,电动轮椅已成为行动不便的老年人、残疾人不可缺少的代步工具,适用对象十分广泛。轮椅已不仅仅具有代步功能,还有既可站立行走又可变成躺椅的可立可躺式的特殊功能电动轮椅,也有能爬楼梯的电动轮椅,实现了更多日常生活活动。

第四节　坐姿系统与坐垫

一、坐姿系统

　　坐姿系统(seating system)是通过控制姿势或压力,达到矫正畸形、预防压疮、提高坐姿舒适性、帮助患者完成功能性活动的一类辅助器具。主要用于严重的躯干控制功能障碍的患者,如脑瘫、四肢瘫患者。正确的坐位姿势不仅在运动功能中起着重要作用,同时也与日常生活中的各类活动息息相关,例如进食、转移等。

　　良好的坐姿应为:头处于中立位,同时维持正常的脊柱生理曲度,骨盆水平并有轻度的前倾,髋关节轻度外旋,髋、膝及踝关节保持屈曲 90° 的位置,同时足部可以平放在支撑面上。中枢神经系统损伤的患者常因肌张力、肌力、肢体控制能力和运动模式等方面的异常,不能连续适应坐位姿势的调节,常出现坐位下的异常姿势,从而进一步影响到运动能力和其他相关的作业活动。

坐姿系统的分类及选用

　　1. 按技术类型分类　分为姿势控制型坐姿系统和压力控制型坐姿系统。

　　姿势控制型坐姿系统的主要功能是向患者提供足够的身体支撑,帮助其完成姿势控制,预防和矫正畸形,改善患者的部分生理功能,帮助患者完成一定的功能性活动,提高日常生

活自理能力;根据患者的坐姿能力,姿势控制型坐姿系统又可分为三类:

(1)手自由式坐姿系统:不用手支撑也能维持长时间良好坐姿的患者使用的坐姿系统。双下肢骨折、严重的类风湿关节炎、关节畸形等患者通常需要使用此类坐姿系统,主要目的是改善患者的活动性和舒适性。这类患者可选用一般的平面座椅,座椅的高度、宽度、深度要适宜,同时可选择合适的坐垫以帮助其减压。

(2)手依赖式坐姿系统:需要一只手或双手支撑才能维持坐姿的患者使用的坐姿系统。部分脑卒中、脊髓灰质炎后遗症患者常需要使用此类坐姿系统。其特点是:①当患者举起手臂进行活动时,躯干为了维持稳定可以轻度下陷;②在坐姿系统上安装有特殊扶手或固定带,使患者在保持坐位的同时还可以让其上肢处于特定功能位;③对患者的骨盆和躯干给予控制,以解放其双手,使之能从事其他功能性活动。

(3)手支撑式坐姿系统:缺乏独立坐姿能力的患者使用的坐姿系统。这类患者的坐姿系统必须对其头部、胸部及背部都有良好的支撑,高靠背的轮椅及坐位器适用于此类坐姿系统,同时还可使用背垫和胸部固定带等来支撑背部及胸部。脑瘫、四肢瘫患者通常需选用此类坐姿系统。

压力控制型坐姿系统的主要功能是将与坐具界面接触的臀部软组织承受的压力进行合理的再分布,降低峰值压力,并通过改变坐姿系统的界面形状,使臀部与坐具界面的压力分布均衡,从而有效地防止压疮产生。此外,它还可以向患者提供足够的支撑力,防止身体出现畸形或畸形加重。此类坐姿系统主要适用于长期卧床,不能行走或需借助于轮椅活动的患者。

2. 按身体控制部位分类　分为躯干坐姿系统、头躯干坐姿系统、躯干下肢坐姿系统、头躯干下肢坐姿系统、躯干下肢足坐姿系统、头躯干下肢足坐姿系统。主要根据使用者需要被控制的身体部位来选用各类坐姿系统,如躯干型主要适用于需要控制人体躯干及骨盆的患者,头躯干型主要适用于需要控制头颈部、躯干和骨盆的患者。

3. 按制作材料与工艺分类　分为普通型坐姿系统、模塑型坐姿系统和可调节型坐姿系统。普通型是在生活坐具或轮椅的基础上,采用木材、金属、塑料、海绵、皮革等材料改制或特制而成;模塑型是根据身体不同部位的形态特点,采用热成型和压力成型材料模塑而成;可调节型是随着使用者身体的发育和功能的改变,可对其进行调节或比较方便地改变其形状的坐姿系统。

4. 按坐姿系统的结构形式分类　分为坐式坐姿系统、躺椅式坐姿系统和立式坐姿系统。坐式坐姿系统主要以臀部承重为主;躺椅式坐姿系统增加了背部承重,减少了臀部的承重,提高了舒适性,不足之处是占用空间较大;立式坐姿系统主要以双足承重为主,仅用于少数特殊患者。

5. 按适用年龄分类　分为成人型坐姿系统和儿童型坐姿系统。成人型(图 5-7)多用于成人脑外伤、脑卒中患者,此类坐姿系统通常需要定做,并与轮椅结合使用;儿童型(图 5-8)多用于脑性瘫痪患儿,此类坐姿系统相对轻便且易移动,可以单独使用,也可以放于椅子上使用。

二、坐垫

(一)定义

坐垫(seat cushion)是指椅凳、轮椅、汽车座椅等坐具支撑底座表面上覆盖的一层结构。通常由海绵、凝胶等制成,介于坐具与人体臀部之间,起着缓冲压力、保持温度与湿度、维持一定摩擦力等作用。坐姿系统中的坐垫是指介于坐姿系统支撑底座表面或靠背表面与患者身体之间的护垫,具有保护软组织、预防压疮、维持躯干稳定和帮助定位坐姿等功能。

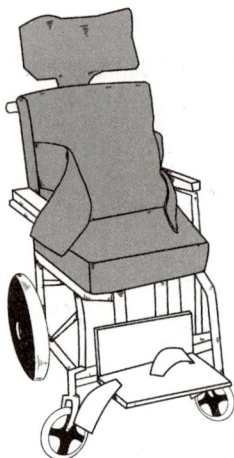

图 5-7　成人型坐姿系统

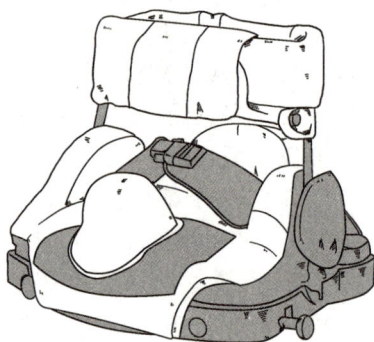

图 5-8　儿童型坐姿系统

（二）分类

坐垫应软硬适中，易于保持坐姿稳定，具有良好的均压性、透气性、散热性和吸湿性，并且便于清洁。坐垫按制作材料的材质可分为以下几类。

1. 泡沫塑料垫（foam cushions）　有多种厚度、形状和款式，有一定均压作用，价格便宜；但透气、散热、吸湿性较差，常用透气吸湿性好的材料制作垫套来吸汗。

2. 海绵垫（sponge cushions）　价格较低，加工改造也较方便，如希望在哪里减少压力，就把哪里削出一个凹洞，以防止骨突的部位或压疮直接接触坐垫。但是易变形，耐用程度和透气性较差。

3. 凝胶垫（gel cushions）　由黏性凝胶制成，受到挤压的凝胶能随使用者的身体活动改变形状，以减少骨突部位的压力，有很好的均压作用。凝胶有不同的黏稠度，从外观上来看，分为流体和固态的，黏性高的凝胶能提供稳固的承托；黏性低的凝胶能随体形改变而改变，但承托力弱。同时，凝胶与人体接触后温度上升缓慢，坐在上面会感觉比较凉快，但比较重。

4. 纤维垫（fiber-filled cushions）　柔软易滑移，有一定的透气性、散热性、散湿性，与泡沫塑料坐垫配合使用效果更好。

5. 充气垫（air filled cushions）　通过周期性的充气和放气的方法，动态地改变坐垫压力分布，具有很好的均压性、透气性及散热性，对改善下部血液循环、减轻疼痛、防止异味等方面均有明显效果，加上气垫内气体的轻微移动，具有一定的按摩作用，夏天使用较为舒适，但稳定性不足，易被划破。

6. 充水垫（water filled cushions）　均压性好，可降低皮肤组织温度，预防压疮形成；但扎破后易漏，移动时有水声。

7. 复合型坐垫（mixed cushion）　用两种或两种以上材料结合制作的坐垫，如将凝胶和记忆海绵结合，坐垫臀部的位置使用凝胶材料，其他部分为慢回弹聚氨酯海绵材料，这样上层较软下层稍硬，既有较好的减压性，也具有相应的支撑性，目前较为流行。

（三）坐垫的选用及注意事项

选择坐垫应重点考虑坐垫的均压性、稳定性、透气性和耐用性等因素。应力分别来自垂直坐垫的压力和平行坐垫的剪切力。一般的海绵坐垫可以减少臀部的受压，但仍会产生剪切力。充气、凝胶等低拉扯、低摩擦的坐垫才能较为有效地克服剪切力。对于不能控制躯干的患者而言，考虑坐垫的稳定性很重要，复合型凝胶等材料制成的坐垫能提供较好的稳定性。若乘坐轮椅者常常需要转位、移动或外出,轮椅经常需要折叠和携带,则需要使用质轻、便于收纳、低剪切力的充气坐垫。温度与透气性是相互影响的,坐垫透气性差,会导致使用者容易出汗,造成压力点的潮湿,增加了压疮的发生率,如塑胶面的坐垫防水但透气性差,若使用者有排泄控制障碍方面的问题,需要使用防水坐垫时,可在坐垫的面上加一层吸汗的材质。通常凝胶坐垫较凉爽,有沟槽或排气材料制成的坐垫较透气,棉质坐垫较吸汗。

●（邱继文）

复习思考题

外伤性 T_{12} 椎体骨折,行腰椎内固定术 2 个月,L_1 平面脊髓完全性损伤患者。现在需要为该患者选择个人移动康复辅具,请为其选择合适的助行器、轮椅和坐垫。

◇◇◇ 第六章 ◇◇◇

沟通和信息康复辅具

> **学习目标**
>
> 1. 掌握沟通和与信息康复辅具的定义、工作原理和临床应用。
> 2. 熟悉沟通和与信息康复辅具的分类。
> 3. 了解环境改造的内容和要求,国际通用残疾人专用的标志及其含义。

第一节 概 论

一、定义

沟通和信息康复辅具适用于不能独立完成沟通和信息交流的功能障碍者,为补偿或代偿其所丧失的功能而使用的辅助用具或装置,从而增加个体生活独立性。沟通与交流是信息互换的过程,沟通交流的方式有言语表达、听觉理解、阅读理解及书写表达、观察微表情及肢体表达。当视力、听力、言语表达功能受损时,将影响与他人的交流质量。适当使用听力、视力、语言障碍的康复辅具,可以代偿或补偿沟通交流信息的能力。

二、分类

1. 按照国家标准 GB/T 16432—2016/ISO 9999:2011 分类 沟通和信息辅助器具分为:助视器;助听器;发声辅助器具;绘画和书写辅助器具;计算辅助器具;记录、播放和显示视听信息的辅助器具;面对面沟通辅助器具;电话传送(信息)和远程信息处理辅助器具;报警、指示、提醒和发信号辅助器具;阅读辅助器具;计算机和终端设备;计算机输入设备;计算机输出设备。

2. 按照障碍类型分类 沟通和信息康复辅具主要分为四大类:①听力障碍的康复辅具,包括各式助听器、人工耳蜗;②视力障碍的康复辅具,包括各种助视器、义眼;③言语障碍的康复辅具,包括辅助沟通增强与交流替代系统、人工喉、说话瓣膜;④智力障碍的康复辅具,包括多感官训练系统、多媒体智能认知训练系统、卫星跟踪定位系统、可视音乐治疗及提高生活质量的辅助器具。

第二节　听力障碍的康复辅具

一、定义和分类

(一) 定义

听力障碍(hearing disability)是由于各种原因导致的双耳不同程度的永久性听力问题,听不到或听不清周围环境声或言语声,以致影响日常生活和社会参与。引起听力障碍的原因很多,传音、感音或听觉中枢部分结构与功能障碍,均可导致听力障碍。

(二) 分类

1. 按照发生时间可分为先天聋和后天聋。

先天因素包括父母近亲结婚,母亲妊娠期患病(如风疹、重症流感等),母亲妊娠期间药物中毒或滥用,产程使用产钳引起外伤,难产重度窒息等;后天因素包括营养素缺乏、耳毒性药物使用、中耳炎、外耳及中耳肿瘤、头部外伤等。

2. 按照发生原因可分为感音性耳聋和传音性耳聋。

感音性耳聋:直接影响到末梢感受器、听神经传导途径和听觉中枢的各种病变,都可以造成感音性耳聋;传音性耳聋:病变局限于外耳和中耳,影响传音功能,为传音性耳聋。如外耳和中耳的发育畸形、外耳道阻塞性疾病、中耳炎性或非炎性疾病、耳硬化等,都可引起传音性听力损失。

听力残疾发病率很高,为各类残疾之首,约占残疾人总数的1/3。据统计,不同年龄听力障碍者在人群中的比例不同,45~64岁为14%,65~75岁为30%,75岁以上者高于50%,老年性耳聋占据首位。听力障碍者可以使用听力障碍的康复辅具来改善听力,包括各种类型的助听器。助听器能够将声音有效放大,佩戴后可以补偿残余听力,一般具备言语功能的听力残疾人佩戴助听器后经过训练能够达到言语沟通的能力,当助听器不能满足补偿听力的需要时,为了将口语交流成为可能,30%左右的听障患者需要手术植入人工耳蜗。

二、临床应用

(一) 助听器

1. 结构及原理　助听器(hearing aid)是一个有助于听力残疾者改善听力障碍,提高与他人会话交流能力的工具、设备、装置和仪器等。传统意义上的助听器,单指能够将声音进行放大,用于个体使用的小型扩音器,通过将声音放大使听力障碍者能听到原来听不清楚、听不到的声音。现代理念认为,凡是能有效地把声音传入耳朵的各种装置都可以看作助听器,是一种适合不同听力障碍者需要的听力补偿装置。

助听器是帮助人聆听的工具,它不能使患者的听力恢复正常,但能将声音转变成患者能听到的音量,使患者听力改善,克服交流困难,提高生活质量,享受生活,并尽量有效地保护患者残余听觉功能,防止语言分辨率进一步下降。

(1)结构:任何助听器都包括6个基本结构。①话筒:又称传声器或麦克风,主要作用是接收声音,配合内部转换装置把接收到的声音转化为电波形式,即把声能转换为电能。②放大器:放大电信号,增加电波的强度。③耳机:又称接收器、受话器。和麦克风相反,把增加的电能再转回成声波,并把放大以后的声音释放至外耳道。④耳模:耳模又称耳塞,置入外耳道。⑤音量调节钮。⑥电源：供放大器用的干电池。助听器除了上述 6 个基本部件外，大多数型号的助听器还有 3 个附件：音调控制、感应线圈和输出限制器（图 6-1）。

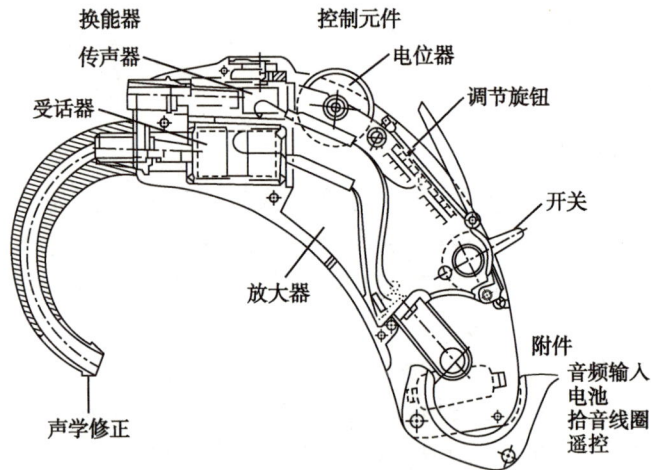

图 6-1　助听器结构

（2）原理：电子助听器是一个音量放大器，它的功能是尽可能不失真地增加声能强度并传入耳内。因声音的声能不能直接放大，所以要先将其转换为电信号，放大后再转换回声能。主要包括输入换能器、放大器及输出换能器。输入换能器由话筒（传声器或麦克风）、磁感线圈等组成，作用是接收声音并将输入声能转换为电能传至放大器。放大器将输入的电信号放大后，再传至输出换能器。输出换能器由耳机或骨导振动器构成，其作用是把放大的信号由电能再转为声能或动能输出，以达到助听的目的。

2. 分类

（1）根据放置部位分类

1）盒式助听器：又称口袋式、体配式、袖珍式助听器等（图 6-2A）。它比火柴盒略大，装在衣服袋里，麦克风、放大器及电池组装在其中，耳机戴在耳朵上，插入外耳道内，两者由一根导线相连。此类助听器体积较大，可装置多种功能的调节开关，提供较好的声学性能，并可制成大功率型，满足严重听障者的需要，适用于老年人、儿童和手指活动不方便患者；通常使用普通的 5 号或 7 号电池，也可使用充电电池。该类助听器的优点是价格便宜，维修方便，而不足之处在于主机与耳机之间的连接导线较长、外形太大、不美观，且有一部分此类助听器，将患者自身衣物的摩擦声也放大了，所以噪声较大。

2）耳背式助听器：又称耳后式、耳挂式助听器（图 6-2B）。外形似香蕉，佩戴于耳背后，外形较小巧、轻便，一般长为 4~5cm。耳背式助听器有多种档次和不同功能，可以适合各种程度、各种性质的听力功能障碍，它的功率也可以很大，它还可以配接其他听觉辅助装置，使得患者在看电视、听课时能获得更好的聆听效果。由于性能优良，机壳可制成各种肤色，伏于耳后为头发所隐蔽，外形小巧、轻便，往往不为外人发现，很能满足听障者心理要求，目前得到广泛的应用。但是，助听器是挂在耳后，耳郭的集音作用和定位功能未获充分利用，并且对于经常出汗的患者，助听器会因受潮而加速元器件的老化。

3）定制式助听器：它是"耳内式助听器""耳道式助听器"及"深耳道式助听器"的通称（图 6-2C）。它们需要按照患者的耳朵形状定做，助听器分别位于耳郭内、耳道内及耳道深部，体积依次减小，功率也随体积逐渐减小，适用于从轻度到中重度听力损失的患者。优点包括：外形小巧，隐蔽性好；按照耳道形状定制，佩戴舒适不容易掉落；不易进水、进汗,利于助听器保养;充分利用外耳的声音收集功能;能以正常的方式接听电话,抑制耳鸣的效果较佳。但是,由于其价格较高,且手眼活动不便的人相对不易操作,限制了其使用范围。

4)开放式助听器:与耳背式助听器相比,开放式助听器采用轻巧纤细的导声管,富有一定的弹性,佩戴起来更加舒适(图 6-2D);功率较传统耳背式助听器低,验配范围一般在80dB 以下;适合轻度、中度听力损失的用户。但是由于其制作成本高,价格较贵,导致了其不能被普遍使用。

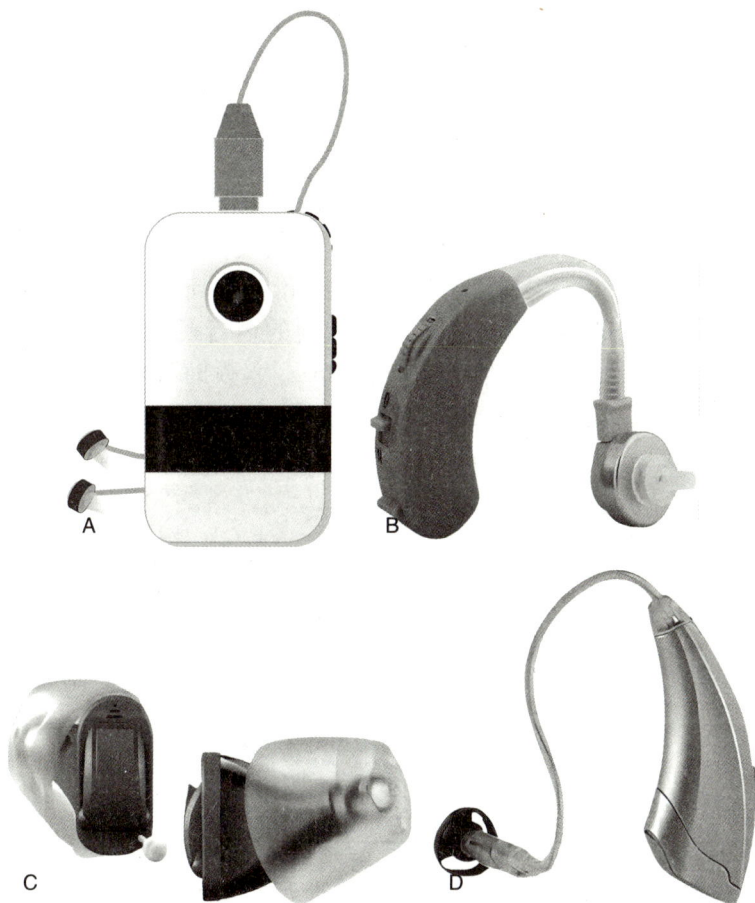

图 6-2　不同放置部位的助听器
A. 盒式助听器;B. 耳背式助听器;C. 定制式助听器;D. 开放式助听器

(2)根据传导方式分类

1)气导助听器:通过空气声波振动鼓膜→听骨链→内耳的途径进行助听的装置,相对较常用,耳背式、盒式、耳内式等多为此类助听器。

2)骨导助听器:通过声波转换为机械振动形式,经颅骨传至内耳进行助听的装置,又分接触式和骨锚式骨导助听器。接触式骨导助听器,是将声频振荡器压迫接触颅骨使振动传至内耳,由于重压会引起不适感,又有皮肤、皮下组织阻隔,导致能量有较大衰减,影响效果。骨锚式助听器(bone anchored hearing aid,BAHA),是用铆钉将声频振荡器直接固定在颅骨上的一种部分植入式骨导助听器装置(图 6-3)。适用于骨导平均 40dB 以内、气导平均 60dB以上单侧聋,介于助听器与人工耳蜗之间的一种新助听选择。

（3）按助听器信号处理方式分类

1）模拟助听器：采用模拟声音信号，功能简单，价格较便宜，主要起声音放大的作用，适合于传导性耳聋，原则上神经性耳聋患者禁用。

2）可编程助听器：是运用集成电路芯片技术，通过编程器调节助听器的频响，来精确补偿听力的一种助听器。其优点是调节范围大且调节准确迅速，可随听力损失改变而进行相应的调节，能自动输入声音信号进行处理，能适应多种不同的听力环境的需要，不需要很多选配设备。

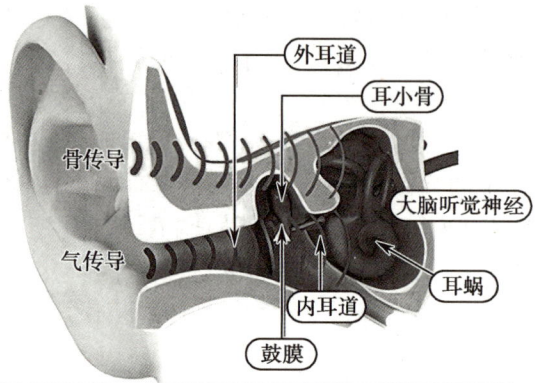

图 6-3　骨导助听器

3）全数码助听器：有一个数码转换器，可以将声音转化为数字信号，进行一系列运算，从而达到放大声音的目的。其优点是具有 CD 的良好音质，传输更清晰的语言，更有效地适应环境，双麦克风让患者听得更自然，适用于神经性和混合性听力障碍的患者。

4）宽动态语言计数助听器：正常人耳能听到的声音的频率范围在 20~20 000Hz，传统助听器的频率补偿范围大多在 5 000~6 000Hz，宽频助听器频率补偿范围可达到 8 000~10 000Hz。高频区域包含了较多的语言信息，尤其是"f""s""th"等辅音，这些辅音对语言清晰度起到了至关重要的作用，极大地提高言语清晰度（图 6-4）。

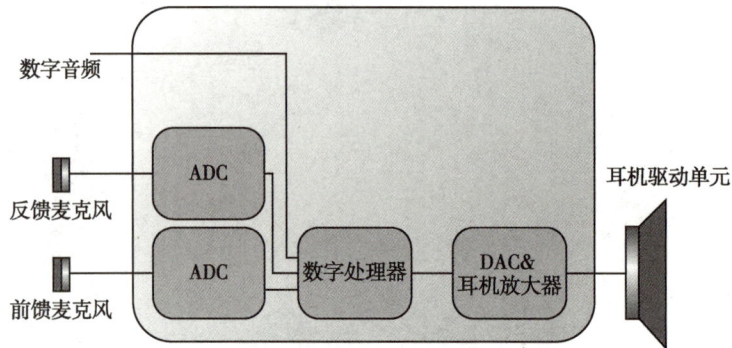

图 6-4　宽动态语言计数助听器示意图

ADC：模 / 数转换器 analog-to-digital converter；DAC：数 / 模转换器 digital-to-analog converter

3. 应用

（1）选配原则

1）失聪患者需要先经过医治或手术无效，且病变已完全稳定后才考虑配用助听器。对于新近发生的耳聋或处于活动期者可于静止一年后再决定，而遗传性缓慢进行性的听力障碍患者应慎用助听器，最好在听力学专家指导下选用。

2）双耳严重的外耳道炎、中耳炎流脓不止、双外耳道完全闭锁均不用气导式助听器，可考虑用骨导助听器。其他各类患者均首选气导助听器。

3）选配前应做纯音听力测试，依听力图选用适宜的助听器，阈值在 0~30dB 者，无须佩戴助听器；30~45dB 者可用助听器；45~90dB，建议佩戴助听器，多数能获得满意结果；90~110dB，佩戴助听器的效果欠佳。对婴幼儿童，建议在 2~3 岁前使用大功率助听器，对利用残余听力发展口语能力有重大意义。

4) 应为助听器使用者提供 2~3 周试用期,这样可使听力障碍者在专业人员的指导下反复调整各项控制旋钮,以选用最适宜助听器而获得满意效果。

5) 在条件许可的情况下,为听力损失 90dB 以下患者先选用耳背式或耳内式助听器。而对 90dB 以上的可选择用耳背式助听器。

6) 若双耳听力损失一致,动态范围相近,双耳助听效果最好;双耳听力损失差异大于 30dB,应用一耳助听器;一耳听力损失小于 40dB,另一耳为 60~70dB 应为后者配用;一耳听力损失 60~70dB,而另一耳听力损失远大于此值,应为前者配用;若双耳听力曲线起伏不一致,应为较平坦一侧配用。

7) 自幼为聋哑人,即便其听力为 55~72dB,而年龄超过 8~12 岁才开始使用助听器者,多数不会获得满意效果,最迟应在 5~6 岁前使用助听器。

8) 双耳全聋,一般不用助听器,但有些国家的学者主张全聋儿童在 2~3 岁前使用大功率助听器,采用全面交往法有助于发展语言交际能力。

9) 一耳全聋,另一耳正常,一般不用助听器,但有些国家的一些听力专家主张使用"对侧信号交联式"助听器,即在全聋耳上佩戴助听器的传声器,而受话器则使声音导入健耳,有助于收听患耳一侧来的声信号。

(2) 助听器常用性能参考:一般情况从以下几个方面来评价助听器。

1) 频率:普通的助听器一般能够处理到 6 000Hz 的频率,好一点的可以处理到 8 000Hz,超宽频助听器可以处理到 10 000Hz。

2) 最大声输出或饱和声压级:实际上代表了助听器的最大功率输出。

3) 最大声增益:是在某一特定频率上的放大数量,是经过放大后的输出声压级与输入声压级之差。

4) 频率响应和音调调节:为满足聋人听力要求,助听器应提供各种不同的频率响应。频率不同,反映在听觉上是音调不同。

5) 信号噪声比:助听器耳机放大后的输出往往是语言信号和噪声同时存在,信号噪声比值越大,语言信息输出的质量也越好。优质助听器的信噪比可达 40dB 左右,至少要保证 30dB。

6) 谐波失真:为了能高效地传输放大后的声信号,助听器的失真度应越小越好,按规定失真度应小于 10%,小于 5% 的基本上可以保持语言的逼真性。

(3) 助听器验配的适应证

1) 儿童听力障碍者,一经确诊应尽早验配助听器;尽管是轻度听力损伤,也要重视听力补偿,以避免影响到言语的发展,适合助听器验配的听力损失程度为轻度到重度。

2) 成人听力障碍者,尤其是语后聋患者,一经确诊应及时验配助听器,以提高生活质量,适合助听器验配的听力损失程度为中度到重度。

3) 对重度及以上听力障碍者,在验配助听器效果甚微或无效时可考虑人工耳蜗植入。

(4) 禁忌证:并非所有的听力障碍患者都可选配助听器,以下几种情况的听力障碍患者不宜立即选配助听器,应该先经过医生适当的诊疗措施,排除危险因素后,方可考虑选配助听器。①明显的先天性或外伤性畸形;②近 3 个月内有急性中耳溢液史或近 3 个月内突发耳聋或迅速加重者;③近 3 个月内突发性单侧耳聋、眩晕者;④耳内有异物或耵聍栓塞者;⑤耳痛或耳部不适者。

(5) 选配流程:①询问病史,建立档案;②耳科常规检查;③完善听力学检查,小儿主、客观听力测试、影像学检查、基因检查、学习能力及社会适应性测试;④明确听力诊断的程度和性质;⑤选择助听器;⑥制作耳模,固定,改善声学效果;⑦助听效果评估;⑧定期随访。

（6）保养及维修

1）防震：助听器为精密仪器，应避免受到震动而造成的损坏。

2）清洁：要定期检查及清洁助听器、耳模、耳内耳垢，如果发现耳模导声管内有水汽，必须用吹气球将水汽去除，要保持助听器干净，可用柔软的干布擦拭表面，切勿用水或清洁剂处理。

3）干燥、防潮、防高温：助听器及电池均应放于阴凉干燥的地方，不宜置于高温环境下或阳光直射的地方；助听器易受潮，洗头、洗脸、洗澡之前，运动或流汗后都应将助听器取下；如助听器受潮，切勿使用吹风机将其吹干，过热的温度会损坏助听器；不戴时请将助听器放于干燥盒内，以防损坏助听器及受潮，切记取出电池，减少电量消耗，同时查看是否有化学物外漏现象。

4）安全：电池需使用助听器专用电池——锌空电池，并且应将电池、干燥剂放置于小孩拿不到的地方，以防小孩误吞电池或干燥剂导致意外发生。

5）正确佩戴：佩戴助听器前要检查音量钮是否设定在听力师建议的音量档位上，检查耳模和耳钩是否对准，耳钩有无折损，耳钩内有无水珠。

6）其他：避免将异物插入助听器内，以免造成严重损坏；切勿使助听器与化学物品如发胶、香水、剃须液等接触；如发现耳模导声管有硬化或破裂，产生回馈音时，必须及时更换。

（二）人工耳蜗

人工耳蜗（cochlear implant），又称电子耳蜗或生物耳（bionic ear），是一种特殊的声 - 电转换电子助听装置，可以替代受损的内耳毛细胞，将外界的机械声信号转化为神经电脉冲信号，通过电极传入患者耳蜗，绕过听觉系统里坏死的毛细胞，直接刺激听觉神经的螺旋神经节，或刺激耳蜗残存听神经，将讯息传递到大脑，使患者产生听觉。人工耳蜗是双耳重度或极重度感音神经性聋患者重返有声世界的唯一手段。严格意义上来说，它不属于辅助器具，但它属于一种重要的康复工程产品。

1. 结构及原理

（1）结构：人工耳蜗主要由植入部件和外部装置两部分组成，前者包括电极和刺激器，后者包括麦克风、言语处理器、传输线圈及连接导线四部分。

1）电极：传导电信号，刺激残存的听神经。

2）传递 - 接收 / 刺激器：将由言语刺激器送来的信号经颞部头皮传输至耳蜗内的电极。

3）麦克风：又称拾声器，接收环境声波，并转换为电信号，传至言语处理器。

4）言语处理器：将电信号加工、呈递、刺激耳蜗内残存听神经，引起听觉的特殊电信号。

（2）原理：人工耳蜗是一种听力代偿装置（图 6-5），工作原理相对较复杂，简单描述，主要从以下几个方面实现患者听觉代偿。

①麦克风接收声音并转为电信号；

②电信号从麦克风传输到言语处理器；

③言语处理器对信号进行编码；

④编码后将信号传至发射线圈；

⑤发射线圈将信号经皮肤送至接收 / 刺激器；

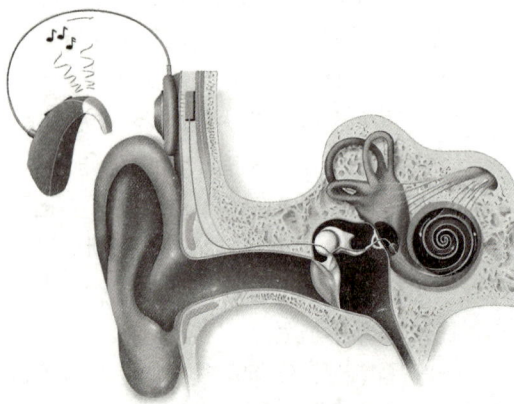

图 6-5 人工耳蜗的工作原理

⑥接收/刺激器把编码转换为电信号；

⑦电信号被送到电极，刺激听神经；

⑧大脑把电信号识别为声音产生听觉。

2. 应用

(1)适应证

1)语前聋患者：双耳重度或极重度感音神经性聋患者，助听器无法改善听力情况，患儿最佳年龄为12个月~4岁。在耳蜗神经系统发育时期给予电刺激，可促进整个听觉系统的发育，有利于听力重建和言语训练。

2)语后聋患者：双耳重度或极重度感音神经性聋患者，各年龄段的语后聋患者(即有一定的语言基础)。助听器选配后言语识别能力无明显改善，对人工耳蜗有正确认识和适当的期望值。

(2)禁忌证

1)绝对禁忌证：内耳严重畸形；听神经缺如；严重的精神疾病；中耳乳突化脓性炎症尚未控制者。

2)相对禁忌证：全身一般情况差；不能控制的癫痫。

(3)植入流程

1)明确诊断：程度和性质。

2)术前评估：听觉言语功能评估、医学、其他。

3)人工耳蜗植入手术：医院耳鼻咽喉科。

4)人工耳蜗植入后调试：开机、定期调试。

5)人工耳蜗术后评估和康复训练。

(4)人工耳蜗听力学评估和调试：人工耳蜗的声音对于患者来说，是一种新的声音，开机后需要大脑去适应和接受这个声音。

1)术后2~4周开机，开启外部装置。

2)测试电极阻抗，了解植入体工作状况。

3)测试并设定各通道的电刺激阈值和最大舒适值。

4)实时聆听，并根据受试者的反应进行适当调整。

5)保存调试结果。

6)以适当时间间隔进行再次调试，听力状况稳定后，一般每年调试1~2次。

(5)使用及保养

1)植入部分：植入体的抗震、抗撞击能力很强，为保险起见，在日常生活中要防止植入部位的直接撞击；及时治疗耳科和局部的感染；避免接触强磁场，过安检时应关闭言语处理器。

2)体外部分：言语处理器注意避免潮湿、静电；避免受重力从高处摔落。麦克风要注意防潮，每晚进行干燥。电池和导线使用一段时间需更换。通常体外部分使用一段时间后要进行定期保养，确保机器正常工作。

(6)注意事项

1)调试专业人员应具备听力学和人工耳蜗技术的相关知识，并经过相应的专业培训。

2)开机后应进行一定时间听觉语言康复训练。

人工耳蜗是人类历史上第一个完全替代一个器官的"人工器官"，是"人工耳"，替代耳朵。助听器是一个放大器，是耳朵的"增强设备"。目前认为90dB以下，助听器可以有效助听；90dB以上，助听器补偿效果有限，通常建议做人工耳蜗。不过，什么情况下配助听器,什么情况下做人工耳蜗还需依据患者本人的实际情况而定。并且,人工耳蜗和助听器的有效范围尚不非常明确,比如 70dB 以下,首选助听器;90dB 以上,一般选择人工耳蜗;但70~90dB,助听器也有一定效果,也可植入人工耳蜗。

助听器和人工耳蜗还有两种常见的混合应用模式:①一只耳朵耳蜗、一只耳朵助听器,这是目前最常见的重度感音神经性聋用户的选择。②同一只耳朵既有助听器又有人工耳蜗。在人工耳蜗术中,采用微创手法,保留残余听力,这样同一只耳朵高频用耳蜗、低频用助听器,效果也比较明显。

总之,不管是助听器、人工耳蜗,还是其他听力辅助器具,首先应考虑什么辅具更适合患者,因人而异地合理选配,教会患者及家属安全有效地应用及保养辅助器具,才能更好地发挥辅助器具的作用。

第三节　视力障碍的康复辅具

一、定义和分类

视力障碍或视力残疾是指由于各种原因导致双眼视力障碍或视野缩小,而难以完成一般人所能从事的工作、学习或其他活动。视力残疾包括盲和低视力。

按视力和视野状态分级,其中盲为视力残疾一级和二级,低视力为视力残疾三级和四级(表 6-1)。

视力残疾均指双眼而言,若双眼视力不同,则以视力较好的一眼为准。如果仅有单眼为视力残疾,而另一眼的视力达到或优于 0.3,则不属于视力残疾范畴。视野以注视点为中心,视野半径小于 10° 者,不论其视力如何均属于盲。

表 6-1　视力残疾分级

级别	视力、视野
一级	无光感 ~<0.02;或视野半径小于 5°
二级	0.02~0.05;或视野半径小于 10°
三级	0.05~0.1
四级	0.1~0.3

视力障碍的康复辅具包括助视器、义眼、盲杖等。

二、临床应用

(一)助视器

能够帮助改善或提高视力障碍(尤其是低视力)患者的视觉能力,增强其活动能力、扩大其活动范围的任何工具、装置或设备统称为助视器(vision aids)。助视器与助听器相似,助听器能使听力差的人听到他原来听不到的声音,而助视器可以使低视力患者看清楚他本来看不到或者看不清的东西。

1. 助视器的原理

(1)相对体积放大作用:在这种放大中,目标的实际体积或大小增大了。当目标成倍增大时,视网膜上的成像也随之增大,视网膜上较多的视细胞受刺激而兴奋,即更多的神经冲动由视神经传入大脑,使大脑获得更多的视觉信息,能够辨认目标。所以,当外界目标增大时,视网膜成像随之增大,两者是正比关系,即目标增大几倍,视网膜成像也增大几倍。相应的例子有大字书、大字报等。

(2)相对距离放大作用:又称移近放大作用。即将目标(例如书本)向眼前移近而产生放大作用。当目标向眼前移近时,视网膜成像随之增大,如目标从原来位置向眼前移近 1/2,则视网膜成像随之增大 2 倍。相应的例子如一般的眼镜助视器,由于镜片的焦点很近,能够把物体放在近处看清,也就是移近放大作用。

(3)角性放大作用:是指目标通过光学系统后视网膜成像大小,与不通过光学系统视网膜成像大小之比。其最常见的光学设备是望远镜,当目标离眼太远或目标无法向眼前移近时,都可以利用角性放大作用。

(4)投影放大作用:即把目标放大投影到屏幕上,如电影、幻灯及闭路电视等,都可以称为投影放大,这实际上也是一种线性放大。

2. 助视器的分类

(1)光学助视器:光学助视器主要包括远用及近用两大类。

1)远用光学助视器:远用助视器也称为望远镜,是低视力患者用来观察远处的物体。它由两组镜片组成,结构较大且复杂。可根据物体不同的距离进行调节,从而观察到清楚的像。需要注意的是,放大倍数越大,手持观察的效果越差,视场也越小。远用助视器最好在静态使用。在低视力门诊常用的远用望远镜主要有两种:①眼镜式望远镜(图 6-6),是低视力门诊常用的助视器,该望远镜外壳、镜片均为塑料制品,重量比较轻。②单筒手持望远镜(图 6-7),这类望远镜可调焦,镜筒调短时可以看远处,镜筒调长时可以看近处,镜筒调到中间位置看中距离目标,而且携带使用都比较方便。

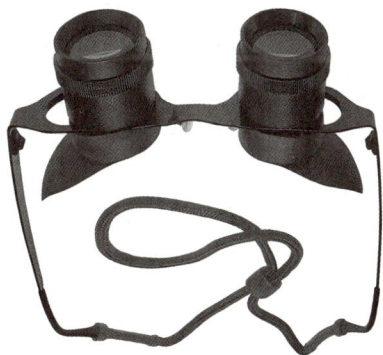

图 6-6　眼镜式望远镜　　　　　　图 6-7　单筒手持望远镜

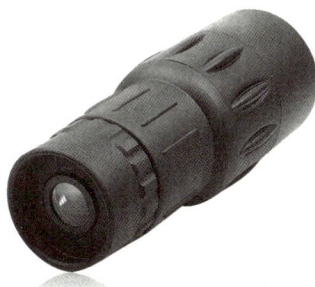

2)近用光学助视器:此类助视器在临床上应用相对较为广泛。主要包括以下几种:①眼镜助视器,与普通眼镜相似,但屈光度数较大的正透镜。②近用望远镜助视器,是最简单的近用望远镜,由一个非调焦望远镜,在其物镜上加一个正透镜(阅读帽)组成。这样可以变远用望远镜为近或中距离用。③立式放大镜(图 6-8),它是固定于一个支架上的凸透镜,目标或读物与透镜间的距离是恒定的(固定焦距)或可变的(可调焦或非固定焦距)。④手持放大镜(图 6-9),是一种手持的,可在离眼不同距离使用的,且眼与透镜距离可任意改变的近用助视器。

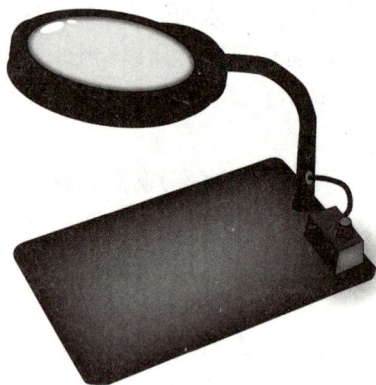

图 6-8　立式放大镜

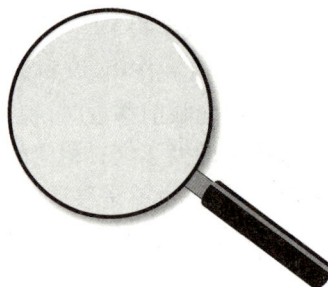

图 6-9　手持放大镜

（2）电子助视器：电子助视器主要包括闭路电视助视器、阅读机、低视力增强系统等。

1）闭路电视助视器：闭路电视的基本结构是由电视摄像机及接收机组成，图像可以经过电子性放大出现在电视屏幕上。目前许多国家在研究及制造各种为低视力患者应用的闭路电视助视器。到目前为止，有 30 余种型号及性能的闭路电视问世。被大家公认比较先进的一种闭路电视助视器是由瑞典生产的，称为"Magnilink"的闭路电视（图 6-10）。

2）阅读机：阅读机（reading machine）可以把各种印刷品，如书籍、杂志及各种文字资料转换成语音，使盲及低视力患者方便且容易地"阅读"各种书籍等。

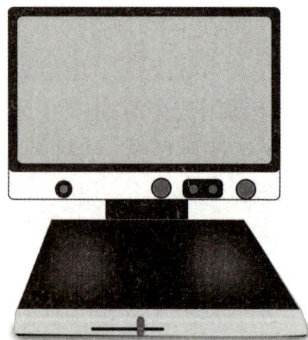

图 6-10　闭路电视助视器

3）低视力增强系统：低视力增强系统是一种应用电脑视频技术产生放大及增强对比度的高科技产品。低视力增强系统是一种便携式头戴装置，所以患者双手可从事各种活动或工作，它适合黄斑变性、糖尿病性视网膜病变、青光眼、视神经萎缩及视网膜色素变性等低视力患者。

（3）非光学助视器：不是通过凸透镜或光学系统的放大作用，而是通过改变周围环境来提高患者的视力。例如，改善患者环境中的照明条件。多数低视力患者在暗光下看不清报纸上的字，但通过增强照明后便可以很容易地进行阅读。因此，照明便是非光学助视器的一种。大字号报纸、大字号杂志等印刷品也是非光学助视器。例如，一般人阅读的《参考消息》与通常报纸的字号大小一样，但为老年人准备的《参考消息》是用大字号印刷的，因为字大，老年人看起来不费力。另外，像阅读架、防止外界光线直接射入眼内引起视力下降的太阳帽，以及可滤过短波光线的太阳镜等都属于非光学助视器的范畴。

（4）非视觉性的辅助设备或装备：超声波向导仪，常用于盲人或视力严重损坏患者，患者可以靠听觉，根据向导仪发出信号的高低来决定障碍物的有无、方向及距离等；会讲话的书、计算器、体重计等，均以听觉代偿视觉的不足；依赖触觉的阅读器，可以根据机器的振动，通过手指来阅读。此外还有依赖触觉的盲人手表、导盲犬等。

3. 助视器的选配

（1）选配原则：各式助视器各有优劣，应该根据低视力患者的视觉能力，尤其是视力的需要，遵循实用的原则来选配。影响助视器适配的因素具体如下：

1）患者的残存视觉能力和需要：须在检查患者的视力和其他视觉能力后，再根据患者的需要去决定为患者选配什么类型和什么倍数的助视器，如写字的时候用眼镜助视器，看书阅读的时候用立式放大镜，查看字典时用高度倍数的手持放大镜。可外借助视器给患者试用，根据患者在家里、在户外或者在学校试用后的效果再决定选配哪些助视器较为理想。

2）患者的不同视觉能力：当视力较好的时候，用倍数较低的助视器；当视力较差时，用倍数较高的。影响助视器选择的因素还有眼睛的屈光度、调节能力、眼病的情况、对比敏感度、光暗的适应能力和视野等。

3）目标的大小、与眼睛的距离：如果残存视力是 0.1，要看的字需要 1.0 的视力，那么就要用 1.0÷0.1 等于 10 倍的放大镜。如果要看的字需要 0.5 的视力，那么需要 0.5÷0.1 等于 5 倍的放大镜。字越大需要的视力越小，字越小需要的视力越大，所以一样的视力，可能一个幼儿园的学生不用放大镜，但是中学生就要用放大镜，这是因为他们课本上字的大小不同。由于不同工作要求的工作距离不同，如弹钢琴和写字比较，弹钢琴比写字要更远的距离，所以不能用一般的眼镜，要用装了望远镜的眼镜，因为弹琴时使用双手，也不能用立式或手持放大镜。

4）患者的工作性质、残存视力和使用环境：用什么助视器也要看工作的要求、使用者的残存视力，还有助视器的设计和使用限制。如写字要求的距离较远，要预留一些空间，且双手同用，所以眼镜较立式和手持放大镜更适用。但是用来写字的放大镜的倍数不高，一般是 1~4 倍，所以若视力较差要用高倍数，如 5 倍的时候，就要用近看的望远镜来增加距离。由于望远镜的视野范围较小，只适合比较固定、移动范围较小和移动速度较慢的工作，所以通常不适合阅读。另外，有些助视器需要调校和增加光源去提供足够的光线，尤其是高倍数的放大镜，还有立式放大镜，因为底座和拿镜的手指会遮挡或减少光线，所以要调校光源，患者若是用右手持镜，光线要从左边射来；如果用左手持镜，光线要从右边射来。

5）助视器的特征：在助视器的适配过程中，患者需了解助视器的性能。助视器的主要基本特征如下：①放大率，放大率越大，放大倍数越大，放大能力越强，但同时使用难度也加大了。助视器适配时应本着能满足其需求的条件下，尽量选用放大率较小的助视器。②工作距离，工作距离越短，即镜片离眼越近，则视野越大，观察的范围也越大。但实际最佳工作距离要看患者在什么距离阅读时他的眼睛最舒服。③焦距，焦距越小，放大能力越强，使用难度就越大。④助视器的重量，助视器越重使用越不便。如儿童常常要长时间地使用助视器来读书，因此助视器不能太重。塑料透镜比玻璃透镜轻，但表面易划伤。⑤助视器外观，助视器的外观样式越奇异越引人注意。尽量使用不太惹人注意的样式。

（2）选配方法：低视力患者首先应该进行详细的各种眼科检查，并进行正确的诊断。实际上，许多低视力患者可以通过手术治疗恢复视力，例如白内障患者的复明术。由一些眼病造成的低视力，可以通过药物或非手术治疗提高视力，例如角膜炎、眼底病（视神经炎、视网膜炎等）的药物治疗。但无论什么眼病造成的低视力，首先应该考虑如何治疗或验配普通眼镜，只有当验配眼镜或治疗后视力仍不见改善时，才考虑给患者佩戴助视器来改善视力，提高患者的生活、工作及学习能力。助视器的验配步骤如下：

1）询问病史：了解患者视力下降的时间、起因及治疗经过，并了解患者就诊的目的、要求。对儿童患者重视母亲孕期的健康状况，分娩的情况，新生儿期是否有全身疾病及先天性、遗传性眼病的家族病史等进行询问了解。

2）远视力检查：成人采用国际标准远视力表，也可用为低视力患者设计的低视力表。视力低于 0.9，进行试镜矫正，并记录裸眼及矫正视力。儿童适用图形视力表检查且常变换图形，引起儿童兴趣以求合作。

3）近视力检查：测试视力是为了鉴定患者能否适应近距离工作，工作或环境是否需作某些改变，或是否有必要配助视器。如通过"汉字阅读近视力表"检查的测试结果得出患者使用近用助视器的主观放大率或放大倍数。

如果低视力患者通过验光已佩戴普通眼镜，视力达到 0.3 或以上时，已不属于低视力，一般情况下就不需要再使用助视器。但如果在工作学习上要求比 0.3 更佳的视力，则可根据患者需要选用助视器。如果佩戴普通眼镜后，视力仍达不到 0.3，则会对患者的学习、生活、工作带来困难，而且视力越低难度越大，这些低视力患者就需要使用助视器。

4）眼科常规检查：包括裂隙灯、检眼镜等检查。

5）屈光检查：在低视力康复工作中，验光（验光师）起着至关重要的作用。每个患者来到低视力康复机构首先是要检查视力，若视力低于 5.0（1.0）者均要进行屈光的测定（验光）。因为低视力患者的视力损害不一定全部是由于某些眼病所致，也可能与屈光不正有关，所以屈光的测定不容忽视。经过仔细的屈光检查，约 20% 的低视力患者其视力有不同程度的提高或较明显的改善。屈光检查包括散瞳验光、角膜曲率计检查等。角膜曲率计可用于某些低视力患者的屈光检查，以确定散光轴及屈光度。

6）色觉检查：包括色盲本检查法和 D-15 色觉检查法等。

7）视野检查：视野检查是评定患者视功能的主要手段，视野检查不仅对眼底病与视路病的诊断有重要意义，而且可以区分一个患者属于盲还是低视力，同时对低视力患者视功能的评估及康复训练也都是十分重要的。

8）立体视觉检查：包括同视机检查法、立体视觉检查图检查等。

9）其他检查：对比敏感度检查、眩光检查、视觉电生理检查、眼底血管荧光造影检查等。

10）配用助视器：根据上述检查情况考虑患者生活、工作、学习的需求，针对性选配助视器。低视力患者可以通过应用助视器（眼镜式望远镜、单筒手持望远镜、立式放大镜、手持放大镜）、电子助视器等并经过康复训练来提高视力和生活自理能力，参与正常的社会活动。

4. 助视器的训练

（1）远用助视器的使用训练

1）目标定位训练：望远镜要用带子连接在手腕上或挂在胸前，目标固定时可用三脚架。指导者先以患者为目标，相距 2~3m，调节焦距看清楚患者，然后二者交换位置，反复多次后，患者就能掌握这种简单的定位目标。如有中心暗点，则让患者训练旁中心注视，由于视网膜最佳区域可能在上方 20° 处，所以患者需要向下注视 20° 左右。先用裸眼训练旁中心注视，再用助视器进行。

2）注视训练：注视训练是以目标定位为基础的，开始训练时，患者面对墙而坐，距离 2~2.5m，墙上挂有目标，然后让患者讲看到了什么。患者开始因不会调焦而看不清目标，指导者可做调焦动作，看近处目标时将镜筒变长，看远处目标时将镜筒变短，让患者观察，然后患者自行练习调焦，但不对准目标，熟练之后对目标进行调焦训练，并渐渐提高寻找目标的难度。

3）定位注视联合训练：包括先不用望远镜找目标、再用望远镜找目标，使目标与眼成为一条线中的两点，然后对目标进行调焦，直到看清楚为止。

4）跟踪训练：指导者在黑板上画一条直线，此线全部在患者视野之中，先不用望远镜看到此线，然后使用望远镜。再画一条更长的线，练习用眼从线的一端看起，沿着线看下去，直到末端。重要的是头部及眼与望远镜"连成一体"，控制头部（不是眼）慢慢均匀运动。进一步可以练习看几何图形及不规则图形。

5）追踪训练：跟踪训练是跟踪一个静止目标，而追踪训练是追踪一个运动的目标。由于患者无法控制目标运动的速度,而患者头部(眼前有望远镜)的运动速度及方向完全取决于目标的运动速度和方向,所以比跟踪目标更难一些。可先训练看直线运动的目标,再看曲线运动的目标。

6)搜寻某一目标的训练:是用望远镜在周围环境中搜寻某一目标的训练。具体方法是患者戴上望远镜式助视器,面对黑板,其上面有一个搜寻图形,患者练习跟踪此图方向,由左到右、由上到下地搜寻目标,熟练后进行实地训练,在拥挤的人群中搜寻熟悉的人、十字路口的红绿灯、街道牌等。

(2)近用助视器的使用训练:近用助视器基本上也是按照上述的步骤来进行,只是近用助视器的种类很多,且训练一般在桌面上进行。

1)眼镜助视器的使用训练:①把读物移近和移远找到焦距,焦距是由放大镜的度数决定的,如100度的焦距是10cm,20度的焦距是5cm;②如果需要的话,把手指作为指引以方便找寻目标;③用黑色的直尺或是裂口器帮助阅读;④注意光线充足,调校光源避免反光和暗影。

2)手持放大镜的使用训练:把放大镜从读物上慢慢提高到取得满意的放大率;可以把持镜的手放在读物上,帮助固定镜和读物之间的距离;然后慢慢把镜和读物一同移近或移远去取得最满意的视野;要留意光线是否充足,可应用有内置光源的手持放大镜,或是调校光源,避免光线直射入眼及反光和暗影,以便取得最满意的效果。

(二) 义眼

义眼,即人工佩戴假眼。严格意义上来说,义眼是一种假肢产品,佩戴义眼并不能够使患者的视力得到恢复,而是一种面部缺陷的补救措施。一些因事故、恶疾等导致的眼部残疾或眼球缺失,可以用安装义眼来改善外观容貌。目前,义眼材料很多,有玻璃义眼、高分子义眼、水晶义眼等,其中应用最多的是高分子义眼。

1. 义眼的种类

(1)折叠软性义眼:采用水凝胶材料制作,软性义眼,实质上就是一片"较大较厚的隐形眼镜"。选择用水凝胶作为义眼材质,最大的优点就是给眼腔带来的刺激性较小,廉价的材料降低了定制的成本。缺点是目前这种材料定制义眼容易褪色,仿真性很差,能够很容易被看出与健眼的区别。此外,水凝胶具有一定吸水性,佩戴软性义眼,会吸干眼腔内的水分,使眼腔干涩,降低了佩戴的舒适性。

(2)折叠玻璃义眼:六氟铝酸钠即人造冰晶石,是制作玻璃义眼的主要原料。采用冰晶石作为原料,被称为"玻璃义眼"。玻璃义眼的优点是光泽度极高,经过火抛光后具有很高的平滑性,缺点也是因为光泽度太高,导致强光下玻璃义眼反射严重,仿真性较差。冰晶石这一材质决定了玻璃义眼重量较重,而义眼片的"至轻至薄"一直是各大义眼制作机构追求的目标,长期佩戴过重的义眼可能会造成眼睑外翻松弛等不良后果。玻璃义眼属于一次成型的义眼片,在定制完毕后是无法再次进行修改的,而患者在定制完义眼片之后,眼腔肌肉也会因为地心引力或者术后消肿等各种原因产生一定的变化,玻璃义眼无法根据眼组织的变化适时调整大小形状。除此之外,玻璃义眼的易碎性,是玻璃义眼片较大的"硬伤"。

(3)高分子义眼:高分子义眼是继玻璃义眼后出现的一种高科技新型义眼。高分子材料是全球运用最多的义眼材料。高分子义眼实质上分为两种,一是高分子复合物义眼;二是高分子聚合物真空义眼。两者在原料上略有区别,主要体现在材料的密度:高分子聚合物真空义眼的材料密度要大于高分子复合物义眼,仅次于玻璃义眼片。且高分子聚合物材料的稳定性强,重量轻,最低可以达到0.8g以下。在舒适性上,高分子义眼的平滑性很高,所以高分子义眼目前受到了更多患者的青睐。

笔记栏

(4)折叠树脂义眼:树脂义眼实质上就是(有机)塑料义眼,合成树脂制作。树脂义眼成本低廉,但佩戴时有异物感,久戴易导致下眼睑下垂,且使用寿命短,属于基本淘汰的义眼产品。

随着时代的发展,通过一些措施实现和神经连接从而恢复盲人部分眼部功能的电子义眼开始被提出,它将从根本上改变义眼的无功能状态,使义眼发展走上新的台阶。

2. 适用范围　义眼适用于各种原因导致失去眼球的患者。某些情况下,义眼可以和受损的眼球同时存在,有些婴儿出生即没有眼球,或者眼球发育不良,此种情况下,植入义眼以保证眼眶的正常发育。义眼手术在眼球摘除同时植入义眼台,使其活动时带动义眼片活动,达到逼真效果。

3. 义眼的清洁和保养方法　义眼片的保养和护理非常重要,义眼片需要进行必要的修复护理保养,以延长义眼的寿命,增加佩戴的舒适度,使义眼外观更具光泽,达到更好的佩戴效果。

(1)在安装义眼片与取出义眼片之前,要洗净双手,以免细菌进入眼腔内部造成感染。使用塑料容器存放取出的义眼片,以免义眼片磨毛和碰伤。

(2)义眼片一般白天戴用,夜晚取下洗净后放入生理盐水中,优质的义眼片分泌物较少,在理想情况下,每周取下一次进行清洗也可。初期佩戴义眼片时可能会有不适应的感觉,应每天取下清洗。佩戴一段时间后不适感消失,分泌物减少,此时需要根据义眼片材质以及眼腔内部的适应情况,延长义眼片佩戴周期。如果义眼长期不使用,应该放在封闭的容器中干燥保存,切勿放在水中保存。

(3)任何义眼片在一年后,都应该至义眼定制机构进行保养维护。

(4)义眼片的材质会因长期佩戴使用而受到泪液的腐蚀,以及定期清洗和消毒会造成材料的老化,不可避免会出现色泽度下降,变色和表面磨损等现象。根据义眼使用和保护的情况,一般3~5年更换一次。

(三)盲杖

盲杖是视觉障碍者用于导向或识别周围环境的器具,主要由腕带、手柄、杖体、杖尖四部分构成。白色作为盲杖整体背景色,另加一条与轴线垂直的环形红色条纹。与一般手杖支撑身体的作用不同,盲杖是盲人延长他们触觉的一种工具,有类似"触角"的功能,是一种长而轻的手杖,适用于盲人和严重视力障碍者。目前的盲杖有非折叠式与折叠式(图6-11),折叠式盲杖携带更方便。

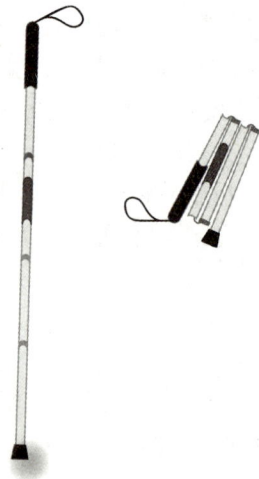

图6-11　盲杖
左:非折叠式盲杖;右:折叠式盲杖

第四节　语言障碍的康复辅具

一、定义和分类

语言是人们在社会交际中用来交流思想和经验、表达感受、沟通的工具。大脑的功能相当复杂,人类大脑皮质具有特定的语言中枢和与之联系的感觉系统及运动系统。有声语言只是人类语言行为的一种方式,但不是唯一方式,有效的语言交流还应该包括图片、文字、符号、手势,甚至眼神等。随着人民生活水平的提高,人与人交往的要求越来越高,有语言障碍的功能障碍者难以和他人进行正常的交流和沟通,这成为影响患者生存质量的重要指标。因此,他们必须通过一定的辅助沟通工具或者以特定的表达形式进行交流。

(一) 定义

语言(language)是指人类社会中约定俗成的符号系统。人们通过应用这些符号达到交流的目的。语言障碍是指在上下文中、口语和非口语的使用过程中,词语应用出现障碍。临床常见的语言障碍包括失语症和语言发育迟缓,它对人们的生活和工作影响较大,致残率也较高。

言语(speech)是音声语言(口语)形成的机械过程,言语的产生起源于大脑皮质。说话的思维会引起一系列的神经冲动,然后迅速传递到呼吸肌、喉和其他发声相关的器官。从肺部产生的呼气气流,在声门处转变成间断的气流,并生成声波。在这个过程中需要产生一定的呼气压,并且这个压力能够维持一定的时间。当气流通过声门后,还需要唇、软腭、舌、下颌等调音器官的协调作用,从而产生不同的音节。

当涉及构音的各个器官出现神经或肌肉病变时,会出现发音困难、气流中断或言语韵律困难。常见的言语障碍为中枢神经系统损伤造成的运动性构音障碍和因腭裂或口咽部器官切除造成的器质性构音障碍。

(二) 分类

语言障碍的康复辅具品种繁多,主要包括:辅助沟通增强与交流替代系统、人工喉、说话瓣膜。

二、临床应用

(一) 辅助沟通增强与交流替代系统

1. 定义 根据 1991 年美国言语语言听力协会(American Speech-Language-Hearing Association,ASHA)发表的正式定义,辅助沟通增强与交流替代系统(augmentative and alternative communication,AAC)是临床语言治疗领域,为暂时性或永久性语言障碍患者提供的,有效且便利的沟通方式。AAC 可以看作是任何可以补偿、改善或者代替自然口语表达或书写表达的方法,目的是为语言障碍患者寻求一切改善沟通能力的方法和工具。关于AAC 的最早记载可追溯到 20 世纪 20 年代,医务人员首次使用交流板与一名脑性瘫痪患儿进行沟通。随后各种先进的电子系统和设备运用于 AAC,帮助更多伴有重度肢体功能障碍者进行更流畅的沟通。

2. 适用人群 语言交流链中任何一个环节中断都会引起语言交流中断。对于身处医疗环境的患者来说,非常需要及时与医务人员和家属进行沟通。部分重度患者,在接受各种常规语言治疗方法后仍不能讲话,或者虽能讲话但清晰度极低,这种情况下建议使用 AAC来协助患者增加交流与沟通。

(1)发育性沟通障碍:如自闭症谱系障碍、唐氏综合征、学习障碍等。

(2)后天性沟通障碍:如脑卒中、脑肿瘤、脑炎、脑外伤、闭锁综合征、缺血缺氧性脑病等。

(3)退行性沟通障碍:如肌萎缩侧索硬化、帕金森病、多发性硬化、阿尔茨海默病、原发性进行性失语症、亨廷顿舞蹈症、重症肌无力等。

(4)暂时性沟通障碍:选择性缄默症,气管切开术后,咽喉部手术等。

3. 分类

(1)无辅助性 AAC(no-tech):指不借用任何身体之外的其他工具进行表达,如手势、手语、面部表情或眼神等。它依赖于对面部表情的解读和自主运动(如手语)来传递非语言信息。

(2)辅助性 AAC:指借助物理工具或设备进行表达,包括以下三种类型。

1)低科技(low-tech)AAC:包含图片、文字、字母等元素,使用扩展的图像和短语词汇辅助交流过程,常根据患者的日常生活需求进行设计,如谈话垫(talking mats)、图片交换沟通系统(picture exchange communication system,PECS)等(图 6-12)。由于工具比较简单,此种技术是语言治疗师的首选,但它在信息传递方面会受到一定限制。

2)轻科技(light-tech)AAC:包含简易电子沟通板和激光笔等(图 6-13),通常在低科技AAC 的基础上增加一些语音播放按钮等。

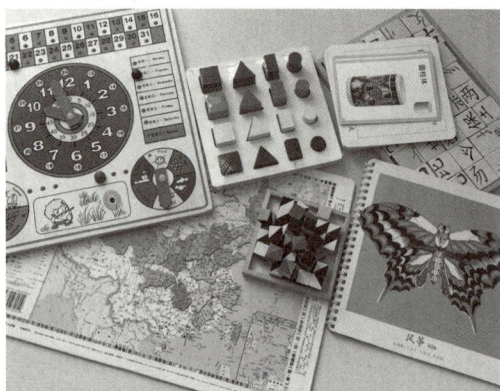

图 6-12 低科技 AAC

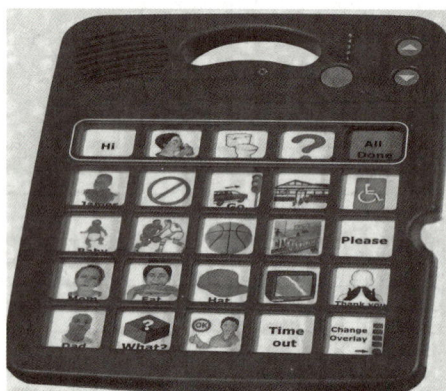

图 6-13 轻科技 AAC

3)高科技(high-tech)AAC:主要由计算机系统软件为患者量身定制,需要系统性训练才可以顺畅交流。对于重度肢体功能障碍的患者,高科技 AAC 可以通过检测身体运动、呼吸、发音或大脑活动产生的人体信号被激活。由于信息技术的高速发展,此类设备更利于患者个性化的复杂沟通需求(图 6-14)。①成像方法(imaging methods):常通过眼球凝视(eye gazing)、眼动追踪(eye tracking)或头部指向装置(head-pointing devices)激活 AAC。眼球凝视技术的工作原理是通过跟踪受试者的眼球运动来确定眼球凝视的方向(图 6-15)。在 AAC 背景下,无创眼动追踪更适合肢体功能障碍患者的日常需求,通过瞳孔的运动与眼睛表面被照亮的闪光位置关系来估计凝视的位置。②触觉激活方法(touch-activated methods):常通过触摸屏或触摸键盘激活 AAC。电阻式触摸屏依赖于手指产生的力或压力进行激活,电容式触摸屏依赖于手指的电荷进行激活,清晰度更高,更适合视觉障碍患者。③机械和机电方法(mechanical and electromechanical methods):常通过机械键盘或开关激活 AAC。患者可以使用手指随意控制键盘或开关(图 6-16),从而输出想要表达的词汇。对于双手协调障碍的患者,键盘布局可能需要重新调整。④呼吸激活方法(breath-activated methods):常通过麦克风或低压传感器(low-pressure sensors)激活 AAC。获得的呼吸信号模拟编码可以在低呼吸频率下,利用信号的振幅、频率和相位变化编码患者想要表达的含义。⑤脑机接口(brain-computer interface,BCI):常通过侵入性和非侵入性方法调制大脑信号激活 AAC。侵入性方法涉及植入电极的使用及大脑与周围神经的相互连接。非侵入性方法常使用脑电图、脑磁图、功能性核磁共振成像或近红外光谱等设备监测患者的大脑活动。以上介绍的激活方法既可以单独使用,也可以相互结合使用。

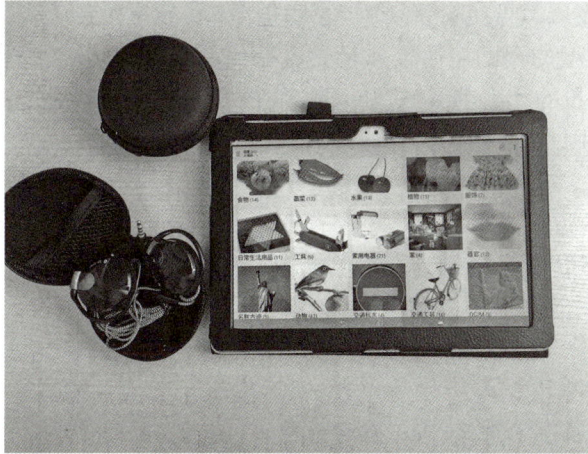

图 6-14 高科技 AAC

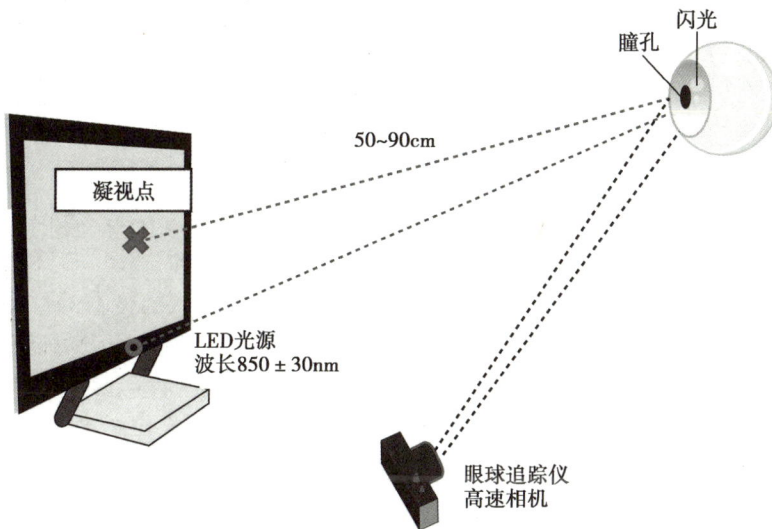

图 6-15 眼球凝视工作原理

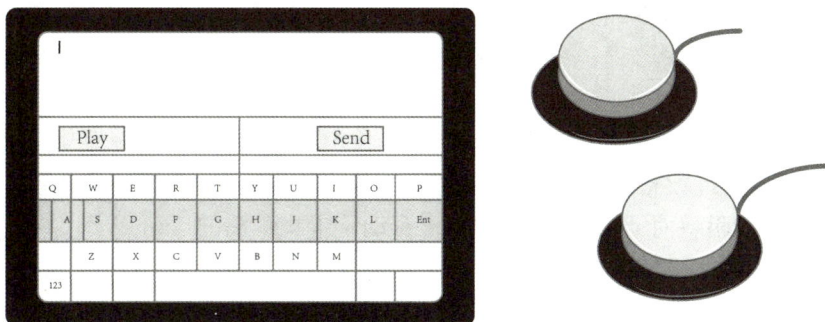

图 6-16 机械开关

4. 目的与作用

(1)目的：①表达个人需求及希望；②建立社会亲密关系；③进行信息交换；④完成社交礼仪。

(2)作用：①改善人际生活关系；②促进安全健康的医疗照顾；③提高生活环境中的独

立自主能力；④增加发展教育机会；⑤参与家庭生活；⑥参与社会活动；⑦增加就业机会。

无论使用哪种类型的辅助沟通增强与交流替代系统，都必须考虑患者的年龄、性别、受教育程度、宗教背景、目的和需求、动机和兴趣等个人因素。此外，还需要评估患者的认知功能和肢体功能等客观因素，从而选择方便且适合患者的方案。

（二）人工喉

喉是人类发音的重要器官，人类发音有四个步骤：产音，振动，共鸣和改扩发音。产音是由肺呼气气流移动而产生的，振动是喉声带振动而产生基本音，共鸣是喉以上的咽、口腔、鼻腔扩大声音，改扩发音是舌、齿、唇和软腭改造扩大基本音，从而成为可辨识的声音。

因各种疾病接受全喉切除手术的患者，术后发音重建成为患者迫切需要解决的问题。发音重建的方法有外科手术重建、人工喉和食管言语（esophageal speech）三类。

1. 定义　人工喉（artificial larynx）又称助讲器，即人工制造的一种起到声源和振动作用，以发出近似人类声音的装置。最早关于人工喉的记录是气动设计的，目的是在喉部狭窄的情况下创造声音，甚至早于最早的喉切除术。1859年，捷克生理学家约翰·切兹马克（Johann Cerzmak）发明了一种人工喉，为全喉切除术后的人工嗓音康复奠定了基础。

2. 适用人群　人工喉的适用人群相对比较单一，主要用于喉癌、声带癌等疾病接受全喉切除术的患者。

3. 分类

（1）机械式人工喉：又称气动人工喉（pneumatic artificial larynx），患者说话时将发声器的一端罩住颈部气管造口处，内部装有一段薄薄的硅橡胶薄膜；另一端长胶管放入口腔1.5~2.5cm。它是一种无创机械声源，利用肺中的呼出气流，进入机械喉的振动室引起橡胶膜振动，发出基本音，再借助舌、齿、唇等发音器官的活动发出语音。患者可以根据自己对音调高低的喜好，自我调节薄膜的松紧度。发声器不能一直罩在气管造口处，每句话之间需要移开发声器，通过气管造口进行呼吸。优点是比较接近自然讲话声音，提高说话的流畅度，延长说话的时间。缺点是比较影响美观，而且需要及时清洁。

（2）电子人工喉：简称电子喉（electrolarynx），它是一种外部装置，不依赖气流，以恒定的基频诱导口腔或黏膜振动，从而产生声音。患者只需要将电子喉放在适当的位置（下颌处或脸部），想说话的时候按动开关，声波通过头颈部肌肉的传导振动声道中的空气，同时配合舌头的运动和不同的口型进行发声（图6-17）。优点是体积小、性能好、操作简单、容易掌握，适用于任何年龄人群。缺点是比较像机器人讲话，音质较差，但语言沟通完全没有问题。20世纪80年代，一种口腔内电子喉设备被开发出来，该设备将一个小振动管插入口腔，放置在颊黏膜、咽黏膜或舌根处（放置位置取决于患者的技术和偏好），通过直接振动产生较高的声强，提高语音质量。此设备特别适用于因治疗引起严重颈部水肿或僵硬的患者。缺点是管腔可能会被分泌物阻塞而干扰发音，另外由于振动管干扰舌头的运动，"d""t""g""k"等发音的清晰度较差。

（3）植入式人工喉（voice prosthesis insertion）：包括会厌体和喉体。由于采用镍钛形状记忆合金作为会厌体的骨架材料，保证会厌体有良好的弹性，利于张开闭合，同时采用双层结构，外层便于肉芽渗透生长，起到固定喉体的作用；内层有效阻挡肉芽的过分生长，防止喉狭窄。优点是保留患者的喉发声功能和鼻呼吸功能，同时能有效防止误吸的发生，提高整体生活质量。缺点是需要耳鼻喉科医生进行二次手术，费用较高。

（三）说话瓣膜

1. 定义　对于气管切开患者，在气管套管口放置一个单向通气阀装置，从而协助患者恢复发声和语言交流功能,因此称为说话瓣膜(speaking valve)。

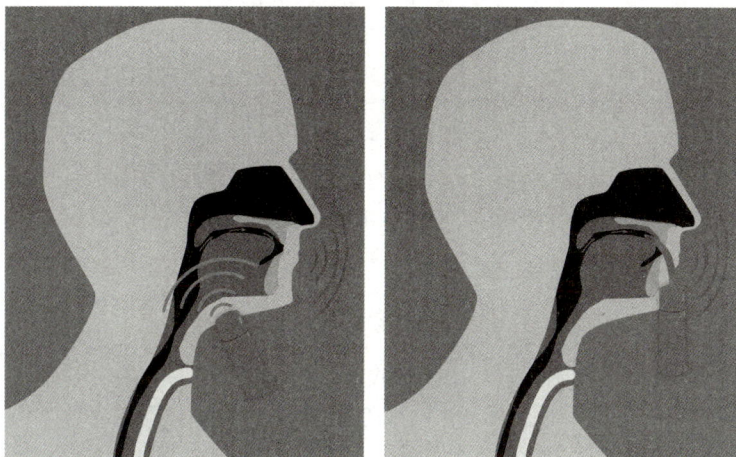

图 6-17　电子人工喉

2. 适用人群　说话瓣膜适用于气管切开术后佩戴塑料或金属气管套管,并且意识清醒,有恢复语言交流愿望的患者。不适用于意识障碍或昏睡、肺功能较差、严重气管狭窄或水肿、气管切口处肉芽增生的患者等。

3. 基本原理　说话瓣膜是一种单向通气阀。吸气时阀门开放,外部气流通过该阀门进入气道,完成吸气功能;呼气时阀门关闭,气流只能从气管套管与气管间隙通过,并向上振动声带,再从口鼻排出,产生自然语音(图 6-18)。

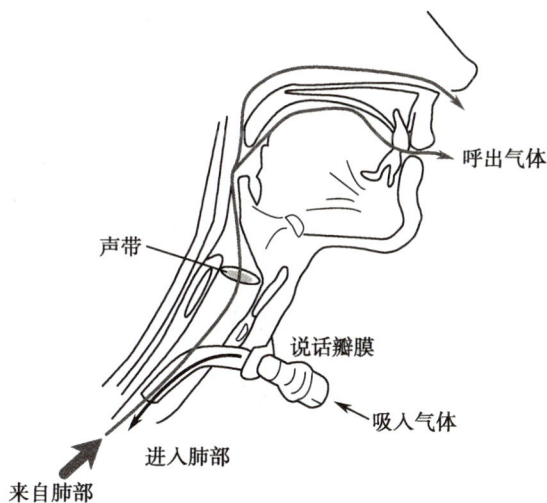

图 6-18　说话瓣膜原理

4. 分类

(1) Montgomery 说话瓣膜:是一种开放式的单向阀门,它的瓣膜跟管壁之间只有很少的一部分是连接的(图 6-19)。这种瓣膜只有在压力较高时才会开放,如果可以保持持续高压状态(如人工通气的时候),它的优势才能体现。缺点是肺部的气体和分泌物容易反流入气道,从而降低吞咽时的潮气量。另外它比较容易漏气,造成发音困难。

(2) Shikani-French 说话瓣膜:呈圆帽状,上端有一个内置的球囊状活性瓣膜。吸气时球

171

笔记栏

囊离开套管入口,气流进入气道;呼气时球囊被推进套管入口,封闭气道(图 6-20)。缺点是容易受到气道内痰液或分泌物的影响,使球囊丧失灵活性。

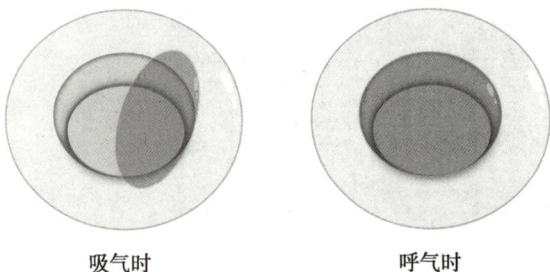

图 6-19 Montgomery 说话瓣膜

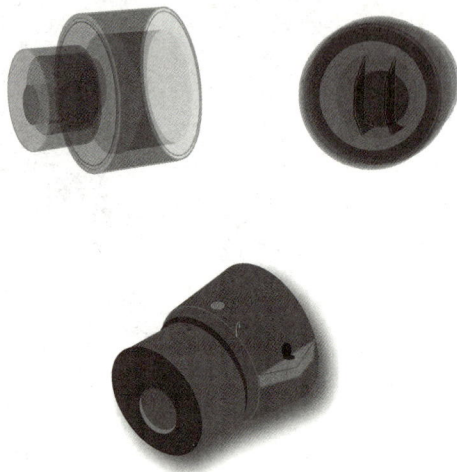

吸气时　　　　　呼气时

图 6-20 Shikani-French 说话瓣膜

(3) Shiley 说话瓣膜:在前端开放,后端的网格可以阻挡黏液进入,从而减少分泌物反流的影响。吸气时瓣膜开放,气流进入气道;呼气时瓣膜关闭,进行发声(图 6-21)。

(4) Passy-Muir 说话瓣膜(Passy-Muir swallowing and speaking valve,PMV):是目前临床上应用最广泛的说话瓣膜。它可以重塑患者的声门下压力,改善咽喉部的感觉功能,重建咳嗽反射,恢复发声、说话和吞咽功能,降低误吸的发生率(图 6-22)。每次佩戴说话瓣膜前必须完全清除气道内的分泌物,从而保持气道通畅。首次佩戴不建议超过 30 分钟,并循序渐进地延长佩戴时间,直至在白天可以全天佩戴。夜间睡觉和雾化治疗期间不建议佩戴说话瓣膜。

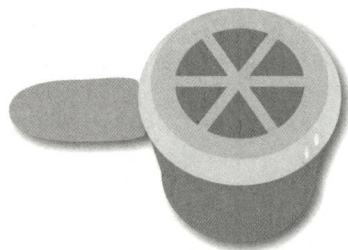

图 6-21 Shiley 说话瓣膜

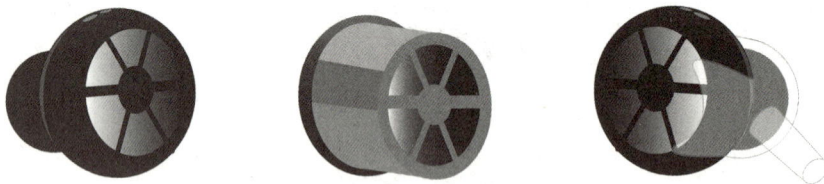

图 6-22 Passy-Muir 说话瓣膜

第五节　智力障碍的康复辅具

一、定义和分类

近年来,随着电子技术的发展,智力障碍者的康复辅具呈逐渐增多之势。但是此类器具的开发远远落后于其他残障类别,不仅量少而且不成熟。康复辅具的应用和服务是实现

"人人享有康复服务"目标的重要内容,是需要借助康复辅具的各类人员实现和享受无障碍生活的重要途径。智力康复辅具在我国具有广泛市场和使用人群,其生产、销售和服务不仅有着商机,而且还涉及多领域的发展,涉及如何提高残疾人群的生存质量和参与社会活动的能力。加强和规范辅助器具行业管理,制订行业操作标准,完备辅助技术内容,提高服务层次。争取智力障碍康复辅具的研发基金的投入和政策扶持,使之与国际接轨,并形成产业化规模,从而开创出适合我国的智力障碍康复辅具发展之路。

目前常用的智力障碍康复辅具种类包括:多感官训练系统、多媒体智能认知训练系统、卫星跟踪定位系统、可视音乐训练及提高生活质量的康复辅具等。

二、临床应用

(一) 多感官训练系统

1. 功能与原理 多感官训练起源于荷兰,名为 Snoezelen,中文译音为史露西伦,流传到英国后,英国人取其意义以"多感官环境"(multi-sensory environment)来称呼,并将其应用于特殊教育中。通过感官训练,强调在学习过程中应该调动身体各个器官,全方位地激发兴趣,全身心地为学习服务。为有学习需要的特殊学生体验视觉、听觉、嗅觉、触觉等感官刺激,降低学生焦虑不安的情绪、削弱不适应性行为、提升注意力、加强人际互动等。

多感官训练系统从最初以视觉为主(主要提供视觉刺激,通过室内色彩、大小形状变化,宛如动画的灯光移动,引导患者视线移动追视,提高弱视者的视觉注意)到目前的多元化,更加强调与环境的互动、参与性。游戏器材涉及各个感觉领域,一个系统可以同时刺激多个感官,器材之间具有连贯性,既可单独使用,也可组合在一起使用。多感官训练也可以增强多重弱能者的专注力和对事物的反应力,对中度学习困难者的沟通能力发展和增进人际关系方面都具有积极的影响。很多的研究除了肯定多感官训练对治疗智力低下人士的作用外,也开始指出多感官训练的教育功能。在特殊学校,教师不仅利用多感官训练室为严重智力低下学生提供舒适的环境,同时运用到更多教育范畴上,借此协助开发学生的潜能。多感官训练室可以提供包括本体感觉、前庭平衡、视觉、听觉、触觉、动作计划等多种感官刺激的特定空间环境,广泛应用于智力障碍、孤独症、学习障碍,以及感觉障碍者的临床治疗。

2. 结构与组成

(1)本体感觉刺激设备

1)灯光投射音乐地垫:在地垫上按图形或其他规律排列多个彩色形状软包感应按钮,房顶安装多个彩色射灯对准地上相应的软包按钮,当智力障碍者脚踩软垫按钮时,射灯启动并投出相应颜色的光线照到地上,同时播放相应音乐。模式控制器通过多种模式控制音量和时间,不仅提供本体感觉刺激,而且还提供视觉与触觉刺激(图 6-23)。

2)声光弹跳训练床:在墙上适当高度的位置安装不同色彩的圆形软包感应头,当智力障碍者在弹簧床上弹跳的同时,用手按压或锤子敲打感应头开启灯光,播放相应的音乐或声响。

3)浮弹训练系统:多层强弹力布按一定

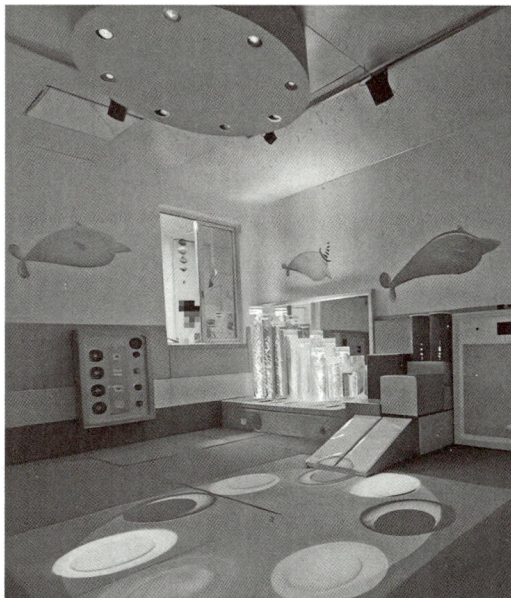

图 6-23 灯光投射音乐地垫

173

的间距水平固定在木制或钢制框架上,一面或多面靠墙。在墙面上安装白板,在白板上放置磁力贴,或者在墙上固定面板,其上安装软包感应 LED 灯。智力障碍者从地上一层一层地爬上弹力布,去按压感应灯,或将磁力贴放置到白板上,该设备提供本体感觉刺激,同时也提供触觉刺激。

(2)前庭平衡刺激设备

1)声光蹦床:在弹簧床的一圈加装声控和红外线控制彩灯,患者弹跳到不同的高度会有不同颜色的灯光亮起。

2)太极定位声控平衡板:由一个圆形基座和两个不同图案套盘组成的平衡板,有大小两种规格,分别适合单人和双人使用。在底座镶有声控系统及时反馈方位数据。

(3)视觉刺激设备

1)多媒体声光组合:多媒体声光组合包括高清投影机、旋转投影机、镜球、射灯、多声道数码动态环绕音乐系统、数字集成特效灯光系统、音频处理系统、数字调控台、动画图像软件库和色彩旋转投影片等。该组合提供丰富多变的视觉刺激,伴随音乐和声像效果,引领智力障碍者去追逐光线、图形的移动,去触摸、脚踩光线投射物体部位,同时获得听觉和触觉刺激。

2)鼓泡塔:在盛有水的有机玻璃圆柱体内放置彩色小球、鱼类造型的玩具。底部安装有气泡发射器和彩色 LED 灯。气泡发射器发射的气泡在上升过程中受到彩色灯光的照射形成丰富多变的颜色。

3)光纤瀑布或光纤束:用不同颜色的玻璃光纤丝做成帘布或集结成光纤束,智力障碍者可以触摸与抓捏彩色光纤丝,产生触觉与视觉刺激。

4)荧光窗帘:将荧光布做成不同图案,夹在两层透光窗帘之中,产生视觉刺激,在触摸时同时产生触觉刺激。

5)视觉感知活动板:活动板上安置颜色、形状、线条及其他视觉形象的实物和图案,智力障碍者可以触摸和操作这些物体,进行多种视觉刺激的游戏活动。

6)无穷远隧道或渐进灯光隧道:将多组灯光投射到镜面上或者投射在房间内,通过光线位置与速度的变化,产生一个没有尽头的隧道空间的错觉。

(4)听觉刺激设备

1)音乐跳跃垫:在软垫内安装有感应灯和音乐控制器,当患者触及感应灯时,将开启灯光和音乐播放。每种颜色的感应灯,配置的音乐不相同。

2)声感知展示板:设置有多种可产生不同声响或音乐的简单乐器,包括拇指钢琴、竖琴和钟等,当患者敲击、拨弄这些乐器时,可产生不同的声音,从而获得听觉刺激。

3)音效游戏板:安装有多个彩色软包图形按钮,如星星,手掌、动物图案等。声音控制器设置为多种模式,如动物、交通工具、流水的声音和音乐等。声音大小可以调节。当选择动物声音模式时,按压不同按钮可分别发出狗、鸡、猫等动物的叫声。

(5)触觉刺激设备

1)互动触觉板:布置有不同质地的物体,如毛线、铁链、棉质绳、布块、塑料管、纹路与质地不同的塑胶板等。

2)震动床垫:床垫内安装有震动器和发热控制器,患者躺在床上,通过振动与发热,提供触觉刺激。

3)风速游戏板:在一块木板上安装多个风扇与风速控制器,并固定在墙上,通过设置多种模式来调节风速的大小,儿童按压开关启动风扇。按键可以设置为不同操作模式,如手指按、手指抓捏移动、手指转动转盘和发声感应控制等方式,增加趣味性。该设备除产生触觉刺激的同时,还可以锻炼手指精细活动能力。

4)灯光球池:在软垫球池底部安装三色LED灯,放置PVC透明小球。在球池边上设置有软包灯光按钮,灯光开启后,彩色灯光照射在球池内透明PVC小球上,给儿童提供丰富的视觉刺激,儿童在球池内移动与抓摸小球时接受大量触觉刺激(图6-24)。

(6)嗅觉刺激设备

1)图案配对嗅觉游戏板:一块木板固定在墙上,安装有数个风扇,每个风扇旁有一个香味盒,盒外面插有相应香味植物花卉图片,当按压启动某一风扇时,将吹出相应植物的香味。在提供嗅觉刺激的同时,也让儿童学习配对,认识不同的香味。

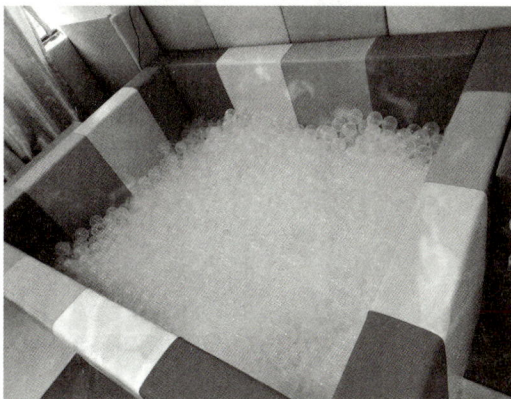

图6-24　灯光球池

2)嗅觉瓶:数对瓶子,瓶内装有各种各样的散发不同气味的物质,不能看到瓶内的物品,这些瓶子放入各自托盘内,孩子进行配对,瓶底进行标记,帮助分辨配对是否正确。帮助孩子嗅觉感官的精致化,对世界中的香味及气味产生感知。

(7)动作计划追踪设备

1)秋千灯光引导系统:在地垫上安装感应LED灯,以放射状间隔排成圆圈。在LED灯上方的房顶上安装秋千。通过不同的开关控制模式控制LED灯。①模式一:自动依次轮流开启LED灯,智力障碍者趴悬在秋千上,移动秋千去追逐移动的灯光;②模式二:灯全部亮起,智力障碍者趴在秋千上,手趴在地上逐一将灯按灭;③模式三:灯全部关掉,智力障碍者趴在秋千上,逐一将灯打开,该系统在提供前庭平衡刺激的同时,也提供本体感觉、触觉与视觉刺激。

2)声光摇摆系统:在地上安装一个圆形可以摇摆的平衡台,旁边墙上适当高度的位置安装多个不同颜色的感应式软包LED灯,智力障碍者站在摇摆平台上敲打或按压软包感应灯,感应灯开启并播放相应的音乐和声音。在触摸感应灯时,智力障碍者需要移动身体,控制身体平衡,提供前庭平衡刺激,同时也提供视觉、触觉与本体感觉刺激。

(二)多媒体智能认知训练系统

1. 功能与原理　多媒体智能认知训练系统根据智力障碍者的身心障碍特点和康复训练目标,将训练的内容以文字、图形、符号、声音、动画影像的方式整合在一起(图6-25),形成不同领域、不同难易程度的训练模式,自动生成训练任务,减少了康复治疗师自己设计训练方案与准备训练教具的麻烦。计算机认知系统采取多媒体人机对话和真人语音的形式,形象化与游戏化,能够激发患者的兴趣与沟通动机,促进自发性沟通与探索行为的出现,提高自我选择与自我控制力及语言沟通能力。通过操作键盘与鼠标完成任务,促进手眼协调和手指灵活性,提高反应能力。康复治疗师根据智力障碍者年龄与认知特点,选择相应的训练模式,引导智力障碍者循序渐进地实施训练,最终达到提高认知能力的目的,包括促进注意力、记忆力、数概念、形状认知、颜色概念、时间概念、视觉空间能力、分类能力、归纳推理能力、因果关系和解决问题能力的全面提高。

2. 结构与组成

(1)硬件部分:硬件部分包含台式或便携式电脑、触摸屏,笔式数位板、特殊键盘和大球鼠标等输入设备。输入设备经过特殊改动,以适合动作不灵活的智力障碍者操作使用,例如

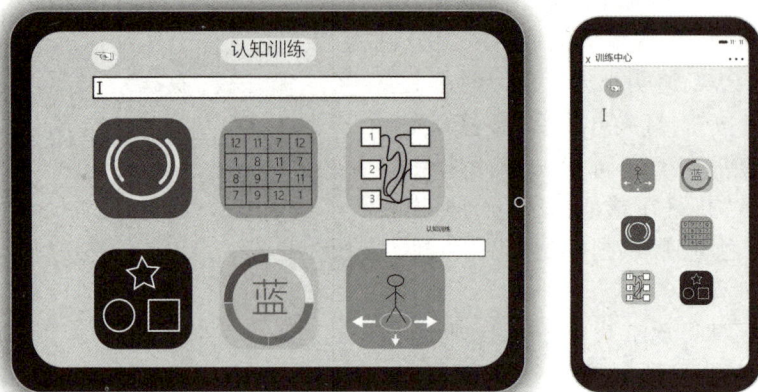

图 6-25 多媒体智能认知训练系统

将键盘的按键扩大到两倍,把一些复杂的功能键取消,将功能键移到键盘旁边,而防止被意外激活,或者把按键按照字母、数字、功能键区分为不同颜色,便于智力障碍者区分以防止按错键。对于伴有上肢功能障碍的智力障碍者,可以改用脚踏键盘或脚踏鼠标。

(2)软件部分:经过专业设计开发的认知训练软件,将数字、文字、符号、图形、语言声音、动画等基本材料构建成多媒体形式的图片库、声音库和动画影像库,根据不同的训练目标设计,形成各种不同的训练模板,每种训练模板按照难易程度,再形成不同的级别,在实际训练时,按照智力障碍者功能水平的高低,选择适当难度级别,自动生成训练任务进行训练,每次训练操作完成后的结果被保留在电脑,便于进行训练效果的阶段性自动分析评价。训练模块一般包括以下几部分内容:

1)记忆力:通过提供视觉与听觉任务,包括文字、图形、数字和符号等的记忆,学习记忆策略,提高记忆力。

2)注意力:通过提供视觉与听觉任务,训练智障者的注意警觉性、集中性与稳定性。

3)观察力:在完成视觉任务的过程中,培养对事物的观察与辨别能力。

4)认知速度训练:在完成任务的过程中,培养手眼协调及大脑的反应能力。

5)灵活性训练:在完成任务的过程中,除了培养手眼协调及大脑的反应能力之外,还能增强灵敏性及预判能力。

6)数字认知:将数字、数字序列以视觉与听觉的形式呈现,学习对数字的认识,形成数概念和学习简单的数学运算。

7)图形认知:学习认识几何图形,提高对图形的认知与理解空间概念的能力。

8)序列认知:通过提供数序列、物体大小序列、长短序列、粗细序列、高矮序列、时间序列等任务,学习与提高对事物之间的逻辑顺序及事件发生的因果关系的认知能力。

9)同类匹配:从备选图形、词汇、符号等条件中找出与某一已知条件相同或相似的对象,逐步形成同类概念能力。

10)异类鉴别:从备选图形、文字、符号或声音中找出与某一已知条件不同类的对象,训练患者的分析比较、类别鉴别能力。

(三)卫星跟踪定位系统

1. 功能与原理 卫星跟踪定位系统(global positioning system,GPS)是由覆盖全球的卫星组成的系统。中重度智力障碍者的视觉空间能力和记忆力差,对于方位的判断错误,单独外出时容易迷路而走失。卫星跟踪定位系统的主要功能是对智力障碍者进行跟踪定位,确定其当前所处位置进行实时监控。监护人利用计算机平台上的电子地图,直观地确定智力障碍者的具体位置或通过手机短信查询方式获得智力障碍者的具体位置。除确定患者位置外,卫星跟踪定位系统还可以具备以下功能:

(1)移动轨迹查询:实时记录智力障碍者所处位置,通过历史移动轨迹的回放,监控智力障碍者的行踪并进行跟踪。

(2)设置电子围栏:对智力障碍者的活动范围进行设置,当其离开所设置的范围就自动报警。

(3)报警功能:当智力障碍者发生紧急情况时按压定位器的按钮,发出应急报警的求救信号及当前位置信息。

(4)远程录音:记录智力障碍者与周围环境中的声音,便于对智力障碍者所处环境及其交流的人进行分析。

(5)双向通话:通过一键拨号功能,实现智力障碍者与监控人之间的通话。当设置为自动免提接听,拨通 GPS 定位器后即可免提远程喊话。

(6)低电报警:当定位器电量不够时,发出报警信号给智力障碍者及监控者。

2. 结构与组成 该系统包括跟踪定位器、传输网络和监控平台三大部分。

(1)跟踪定位器:跟踪定位器是卫星跟踪定位系统的终端设备,可以做成手表或其他形状,佩戴在智障者的手腕、脚踝、身体其他部位,或者固定在随身携带的背包等物件上。跟踪定位器由控制单元、全球定位系统模块、通用分组无线业务模块、全球移动通信系统手机、I/O接口及外围电路等组成。

(2)传输网络:使用通用分组无线业务模块的无线通信网络,利用卫星接收与传输信号进行定位。接收与传输信号的定位卫星主要是依赖目前国际上的四大卫星系统,分别是美国全球定位系统、俄罗斯的格洛纳斯全球卫星导航系统、欧洲伽利略全球卫星导航定位系统和我国的北斗卫星导航系统。

(3)监控平台:远程监控管理平台是卫星跟踪定位系统的核心部分,监控平台包括用户资料等相关数据库、电子地图、气体绝缘开关设备、业务处理终端、前端接入设备、相关应用软件等。跟踪定位器上的 GPS 模块发出的位置信息通过无线网络,传输到监控中心,在监控中心的电子地图上看到智力障碍者所在的直观位置,监控人员通过计算机登录监控管理平台查询到智力障碍者的具体位置,从而实现对智力障碍者的远程监控。另外,监控中心可以将智力障碍者所在位置通过短信发送到监控人手上,使监护人及时了解智力障碍者的行踪与位置。

(四)可视音乐治疗

1. 功能与原理 可视音乐治疗(visual music therapy)是集音乐治疗与视觉辅助刺激于一体,利用多媒体技术实施的新一代治疗方法,是一种将特定的音乐信号和视觉信号转换成其他能量,作用于人体,达到康复保健、治疗疾病目的的方法(图 6-26)。可视音乐治疗涉及音乐、心理、中西医学、电子、工程等多个学科,是一种"愉快的自然疗法"。现在,在西方有不少医院、医疗中心、学校、社区健康中心提供可视音乐治疗方法。近年来,国内外采用可视音乐治疗干预系统,使音乐治疗走入一个全新领域。

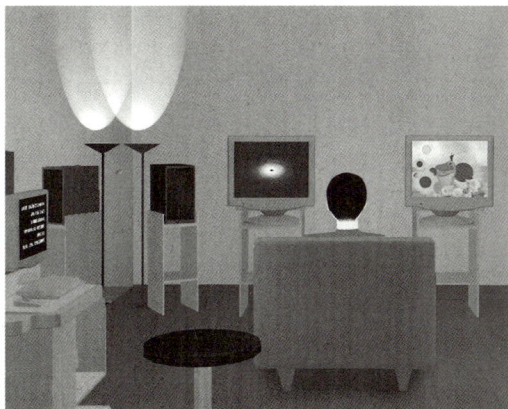

图 6-26 可视音乐治疗

可视音乐治疗通常选用音乐、画面、灯光三种治疗素材,这些治疗素材的使用要遵循一定的方法。例如,灯光的调节与音乐的筛选是对应的:正性音乐对应着红色灯光,因为红色意味着兴奋、躁动、热情;中性音乐趋向于正常、平缓的情绪;负性音乐对应的则是蓝色灯光,对应的是抑郁、低沉的状态。其次,对不同患者的不同情况,要选择不同素材的组合方法,训练时就要选择正确的素材加以组合。"可视音乐治疗仪"将听觉和视觉有机结合,使音色、旋律、节奏、色彩、形状的变换融为一体。通过多重感官和刺激,起到唤醒、促进、激励、抚慰、宣泄等精神心理作用,可获得药物和人际交流达不到的效果,最大限度地发掘大脑潜能。可视化音乐疗法,能够提高儿童集中力,利用视交叉原理,让形象思维和抽象思维得到最大限度的激活,调节情绪,激发认知和学习能力。

2. 结构与组成

(1)可视音乐干预:采用正性、中性、负性音乐,结合现实与虚拟画面,使听觉信号与视觉信号共同作用于人体生理与心理。

(2)视觉交叉干预:采用三屏动态显示技术,其中干预用左右屏,分别设置为现实显示屏与虚拟显示屏,通过对图像、视频等素材从虚拟到现实显示的动态迁移,实现视觉感知效果的变换。

(3)脑电波干预:通过脑电波嵌入音乐、特效视频(图像、动漫、虚拟画面)、灯光等多重刺激方式,诱导出期望脑电波状态;通过实时主频模拟调整技术,进行脑电波检测,观察受试者脑电波的活动状态并进行相应的特征分析。

(4)可视序列画面诱导:采用可视序列诱导式注意力训练和视交叉视听诱导治疗相结合,进行可视序列画面诱导。

(5)可视音乐素材库管理:童趣篇包含多个轻松愉快的主题;动漫篇包含以动画为主体,结合雕塑、摄像等多种艺术手法的主题素材;频谱篇共有 8 个自然主题风光,将音乐的时间域信号转换成频率域信号,可多参数、多指标地诱发康复对象的理性思维;联想视听的主题给人不同的音乐感受,有助于影响人的生理状态。

(6)康复效果监控:采用单一被试技术对康复训练效果进行全程监控。

(五) 提高生活质量的康复辅具

1. 功能与原理　随着科技的发展,越来越多的高科技产品逐渐应用在智力障碍患者身上,改写了其由于认知水平低,记忆力差,与人沟通困难,而不能适应复杂多变的环境的状态。智力障碍者的身体运动控制功能不好,肢体力量不够,手指灵活性与手眼协调性差,在操作物体和生活自我照料上都有困难,导致生活质量的降低。例如,他们不能完成基础的日常生活,也不能合理安排日常起居;或是由于上肢力量不足,手指抓握不灵活,导致他们不能顺利地自我进食;记忆力不好,不能记住电话号码,不能通过打电话与人交流,外出不能回家,因此监护人不让其外出活动,从而长期与外界社会隔绝缺少社会交往。提高生活质量康复辅具就是根据智力障碍者本身残疾程度和个人特点专门设计来帮助他们克服自身的障碍和矫正其功能的,达到更好地融入一般生活环境,享受普通人能够享受的生活,提高生活质量的目的。

2. 具有代表性的辅助器具

(1)人工智能电器(artificial intelligence):能够储存程序的洗衣机、洗碗机、定时清扫器等。家人可以根据其情况设定适合智力障碍人士应用的程序,定时操作功能,免去智力障碍患者无法支配或参与到家务活动的困扰。

(2)智能机器人(intelligent robot):可以输入有关应用者的任何信息,如兴趣爱好等,机器人可以根据情况安排好应用者的饮食起居,帮助其进行预判并确保安全。

(3)带照片电话:带照片电话是为记忆力差的阿尔茨海默病患者或中度以上的智力障碍者专门设计的电话,将电话上的功能键位置设为加大的按钮,每个按钮上贴有联系者的照片。当需要向某人打电话时,只要按贴有此人照片的按钮,将自动拨打相应的电话号码,从而使记不清电话号码的智力障碍者能够顺利完成拨打电话。

(4)平板电脑(tablet PC):平板电脑的出现为智力障碍者带来了福音,智力障碍者通过点击触碰屏幕上的图标,很方便地进入各种程序和操作系统,实现简单的电脑操作。例如,图画制作、打字、浏览照片、照相、摄像、玩游戏、听音乐,也可以浏览网页,查看自己喜欢的内容,看电视、电影,还可以在电脑上打网络电话。

(5)手语合成系统(sign language synthesis system):首先建立一个标准一致化的手语影像资料库,以影像处理技术为基础,将原始手语影带正规化处理;为了串接出自然且顺畅的手语句,光流法(optical flow)检测出每一影带内脸部的位置,接着使用一标记程式取得手掌位置、方向、手型与手臂位置;最后再利用主成分分析(PCA)的方式对手型做分析处理。从前面的处理动作之后,提出一个串接机制,用来在多个手语候选影带序列中,选定最适合的串接影带序列。选择机制主要是考量两者的串接成本,使得整句要表达的动作有最小的衔接差异。合成的串接影像,利用影像元件叠加的概念完成。最后,为了加强整个动作的连续性,分别针对身体部位区域与整体影像区域做平滑化处理,以达到整体视觉呈现上的自然平滑效果。

(6)智能轮椅(intelligent wheelchair):是一种具有视觉和口令导航功能,并能与人进行语音交互的机器人轮椅。机器人轮椅主要有口令识别与语音合成、机器人自定位、动态随机避障、多传感器信息融合、实时自适应导航控制等功能(图6-27)。

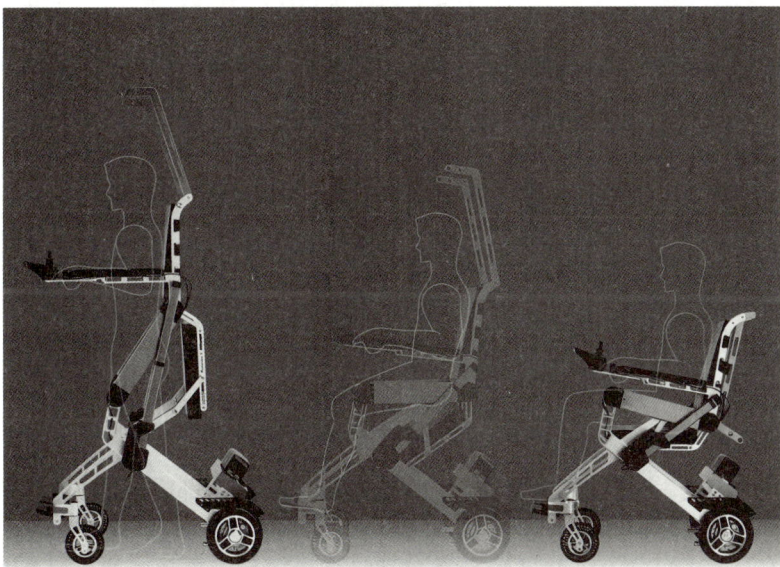

图6-27 智能轮椅

(刘学勇)

复习思考题

1. 患者吴某,男,48岁,脑卒中后气管切开,语言交流障碍,同时伴有四肢活动障碍。请根据该患者情况,给出合适的康复辅具建议来提高日常生活交流。

2. 患者李某,男性,28岁,车祸致颅脑损伤,经系统康复治疗后肢体功能明显改善,可完成基础性日常生活活动,但工具性日常生活活动明显受限。同时遗留严重认知障碍,经常走失。请针对该患者的情况,给出合理的康复辅具建议。

◆◆◆ 第七章 ◆◆◆

个人生活自理和防护的康复辅具

> **学习目标**
>
> 1. 掌握个人生活自理和防护的康复辅具的定义。
> 2. 熟悉个人生活自理和防护的康复辅具的分类。
> 3. 了解脑瘫、脑卒中、截瘫等常见疾病的个人生活自理和防护康复辅具临床应用。

  个人生活自理和防护的康复辅具(个人生活自理和防护辅助器具)属于国家标准 GB/T 16432—2016/ISO 9999 :2011《康复辅助器具分类和术语》规定分类的 12 个主类之一,涉及穿脱衣物、身体防护、个人卫生和失禁护理等诸多领域,尤其是在康复医学领域发挥着重要的作用。其能够预防某些并发症的发生,提高功能障碍者的生活自理能力,节省体力成本,使其树立自信心。这既是一种积极的治疗手段,也是功能障碍者回归社会的重要桥梁。本章主要针对个人生活自理和防护的康复辅具进行全面详细的介绍。

第一节 概 述

一、定义

  个人生活自理和防护的康复辅具是康复辅助的一个重要组成部分,在康复医学领域起着不可或缺的作用。康复辅具(Assistive products)是对身体功能障碍进行补偿、替代或修复最直接有效的手段之一,其服务对象既包括某些组织和功能全部或者部分丧失的残疾人,也包括身体功能退化需要辅助的老年人,还包括组织和功能暂时受损、需要借助康复辅具促进康复的伤病人。个人生活自理和防护的康复辅具着重于辅助功能障碍者的生活自理能力,预防并发症的发生,使功能障碍者借助残存功能提高其生活质量,提高幸福指数。

二、分类

  按照国标标准分类:根据国家标准 GB/T 16432—2016/ISO 9999 :2011《康复辅助器具分类和术语》对个人生活自理和防护的辅助器具的分类,按照其功能将其分为以下几类。

  1. 衣服和鞋 包括婴儿和儿童的衣服和鞋、保护组织完整性的辅助器具、纺织品编织和保养辅助器具以及工作场所健康保护和安全的辅助器具。

  (1)外衣:穿在其他衣服外面抵御寒冷、风和各类降水的室外衣服,包括室外穿外套,乘坐轮椅、婴儿车和雪橇的雨披和披肩等。

  (2)帽子:主要起到防护头部的作用,包括头部防护辅助器具。

（3）分指手套和不分指手套：主要起到防护手部的作用,包括操纵轮椅的手套等。

（4）短外套和衬衫,以及夹克衫和长裤。

（5）半身裙和连衣裙。

（6）内衣：主要指的是尿便吸收的辅助器具,用于吸收来自膀胱的尿和来自直肠的粪便,例如一次性内裤等。

（7）长筒袜和短裤：包括上下肢用的抗水肿袜套,治疗血液循环障碍的充气服和加压装置,以及防护膝或腿的辅助器具。

（8）睡衣。

（9）浴衣：包括水疗服和保护性浴裤等。

（10）围嘴和围裙：身体前部穿着的用于防止衣服或身体被玷污的衣物。

（11）鞋和靴：包括运动鞋和为达成某种需求的专用鞋、足矫形器,以及足跟、足趾或足部防护辅助器具。

（12）鞋和靴的防滑辅助器具：安装在鞋上的防滑装置和材料。

（13）钉扣装置和纽扣：包括拉链、弹力鞋带、围裙系扣器具、尼龙搭扣和其他便于钉扣和扣紧的装置。

（14）特殊系戴方式的领带：包括领带和领结。

2. 穿着式身体防护辅助器具　防止身体各部位受到外来伤害,保护组织完整性;用于工作场所的个人防护设备,避免强感官刺激造成感官器官的损伤。

（1）头部防护辅助器具：主要起到防护头部的作用,例如保护性头盔。

（2）眼睛防护和面部防护辅助器具：包括保湿室和观察镜装饰部分等,例如光疗护目镜可使眼睛免受紫外线的照射。

（3）耳防护或听觉防护辅助器具：例如可选用耳套、耳塞和降噪耳机等降低工作场所的噪声。

（4）肘防护或臂防护辅助器具：加在手杖、腋杖或助行器上,保护使用者不因反复接触助行器特定部分而擦伤或损伤肘和前臂皮肤。

（5）手部防护辅助器具：包括操纵轮椅的手套(图 7-1);还包括防止皮肤擦伤或损伤的衬垫和助行器上的相关配件。

（6）膝防护或腿防护辅助器具：包括截肢穿的残肢套和长筒袜等。

（7）足跟防护、足趾防护或足部防护辅助器具：详见鞋和靴。

（8）躯干防护或全身防护辅助器具：包括带防止摔倒骨折的防护装置的长裤和内衣等。

（9）气道防护辅助器具：防止呼吸道受到外部有害气流侵袭的装置,例如气管造口护理辅助器具。

3. 稳定身体的辅助器具　包括座椅安全带、腰带和背带;治疗期间用于身体定位的辅助器具;汽车安全带等稳定装置;轮椅乘坐者的约束系统等。

4. 穿脱衣服的辅助器具　帮助穿或脱衣服和鞋的器具,增强功能障碍者的自理能力,包括钉扣装置和纽扣,以及标识材料和标识工具等。

（1）穿短袜和连裤袜的辅助器具：帮助需求者穿短袜、长筒袜和紧身衣的器具,例如穿

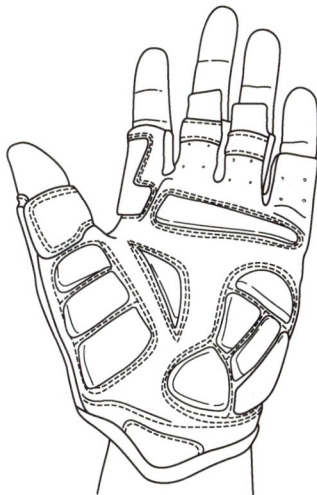

图 7-1　操纵轮椅的手套

袜器。

(2)鞋拔和脱靴器:帮助穿、脱鞋的器具,例如长柄鞋拔子。

(3)穿衣架:穿衣时用于固定衣服的器具。

(4)穿脱衣钩或穿脱衣棍:穿、脱衣服时固定或夹持衣物的器具,例如穿衣钩、穿衣杆(图7-2)。

(5)拉动拉链的装置:帮助人拉拉链的装置。

(6)系扣钩:帮助人系解衣服和鞋子纽扣的装置,例如系扣器(图7-3)。

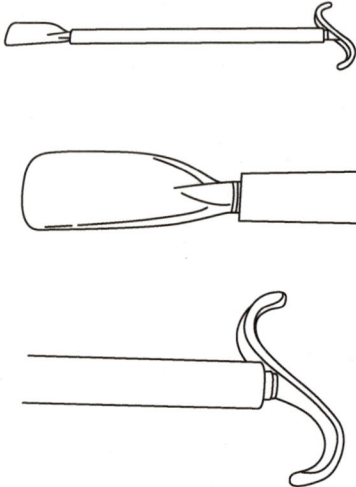

图 7-2 穿衣杆

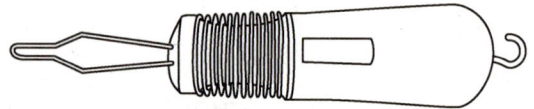

图 7-3 系扣器

5. 如厕辅助器具 指如厕辅助设施和相应的清洁设备,具体包括插入栓剂的辅助器具、保护组织完整性的辅助器具、尿引流器、非穿戴式尿壶和贮尿瓶、坐浴盆、升降人的辅助器具、支撑栏杆和扶手杆等。

(1)坐便椅:内置贮存箱在远离洗手间外大小便的椅子,带或不带脚轮,例如折叠坐便椅(图7-4)。

(2)坐便器:包括高度可调节的坐便器和内置冲洗器的坐便器。

(3)坐便器座:连接在坐便器上或坐便椅上便于人坐的器具,使人感觉稳当或舒适。

(4)框架型加高的坐便器座:置于地面上加高的坐便器座(独立的),座可以轻易地从便池移开。

(5)嵌入型加高的坐便器座:直接置于便池上加高的坐便器座(松散结合),座可以轻易地从便池上移开。

(6)安装在坐便器上加高的坐便器座:永久安装在便池上,用于增加座位高度,便于坐下、起身的装置,包括底座等。

(7)内置帮助起身、坐下的升降机构的坐便器座:内置升降机构,帮助人在坐便器上起身、坐下的坐便器座。

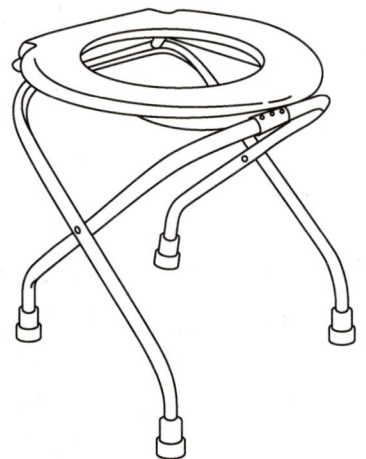

图 7-4 折叠坐便椅

(8)装配在坐便器上的扶手和靠背:安装在坐便器上便于坐下、起身的支撑装置,包括安装在坐便器上的身体支撑架和扶手等。

(9)落地式坐便器的扶手和靠背。

(10)手纸夹：夹持手纸便于擦下身的器具，例如短柄手纸夹和长柄手纸夹。

(11)卫生间里的滚动架子(手纸盒)：便于拿取位置固定手纸的器具。

(12)便盆：收集人体排泄物的容器，以便于功能障碍者在床上等地方大小便，包括男用便盆、女用便盆等。

(13)作为坐便器附件的冲洗器和风干器：安装在坐便器上，人坐在坐便器上时，可喷射水柱冲洗下身，有或无吹风吹干人体下身的器具。

(14)能搬运的卫生间：包括能搬运的厕所等。

(15)安装在墙上的尿池：安装在墙上便于人站着小便的卫生设备。

6. 气管造口护理辅助器具　主要包括气管切口呼吸用器具、呼吸辅助器具和潜水通气管等。

(1)气管造口套管：在气管造口功能障碍者的气管切口处插的用来呼吸的管子，例如普通型气管插管、加强型气管插管。

(2)气管造口保护器：保护功能障碍者气管切口免受外部有害感染的器具。例如气道防护辅助器具。

7. 肠造口护理辅助器具　通过在肠上切口收集人体排泄物的器具。

(1)一件式封口造口袋：通过造口收集人体排泄物、不能够排空的柔软密闭容器。

(2)两件式封口造口袋：造口周围有一个用于挂封口袋而自身保持原位不动的固定元件的排泄物收集装置。

(3)带防回流阀的一件式开口造口袋。

(4)带防回流阀的两件式开口造口袋：造口周围有一个用于挂从造口处收集小便或软大便的袋子而自身保持原位不动的固定元件的排泄物收集系统。

(5)造口袋支撑和压固辅助器具：通过施加压力、提供支撑保持造口排泄物收集袋在正确位置的器具。

(6)造口护理压盘和带子：袋子周围使用的、保证肠造口护理辅助器具处于正确的位置的器具。

(7)造口护理胶粘器具：通过粘合，在身体上固定肠造口辅助器具的产品。

(8)造口袋密封件：用于倒空或再次密封开口造口袋的器具。

(9)造口护理气味吸收器和除臭器：肠造口护理用的吸收异味或散发香味的器具和材料。

(10)造口袋的护套：放置从造口收集排泄物的袋子的器具。

(11)灌肠辅助器具：包括冲洗肠道的器具等，如筒式灌肠器、球式灌肠器、手摇灌肠器、全自动灌肠器、一次性灌肠器(图7-5)。

(12)造口防护罩：保护肠排泄物出口免受外部有害感染的器具。

(13)造口导液管：通过切口直接从造口内部容器引流排泄物到卫生间等的管子。

(14)造口护理用冲洗注射器：冲洗从肠口收集排泄物的内部容器的器具。

(15)一件式开口造口袋：从造口收集人体排泄物、从开口可倒空的柔软容器。

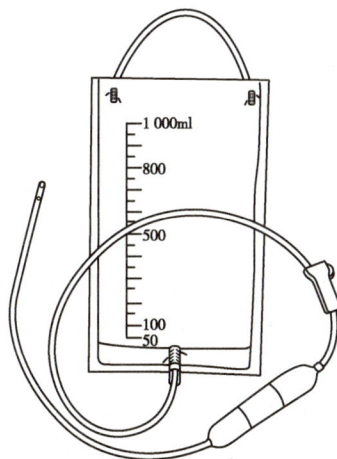

图7-5　一次性灌肠器

(16)两件式开口造口袋:造口周围有一个用于附着或移走开口袋而自身保持原位不动的固定元件的排泄物收集系统。

(17)造口护理皮肤遮盖层:用在皮肤上密封、固定造口袋,保护造口周围皮肤,防止排泄物和分泌物玷污,并通过吸收或者渗透汗液保持皮肤完整的器具。

(18)术后造口袋及配件:行造口术,造口保养时,术后用袋子及配件。

8. 护肤和洁肤产品　用来保护皮肤免受各种伤害的护理胶粘产品。主要包括伤口护理用品和皮肤覆盖物等。

(1)褪胶剂:去除胶粘材料的物质。

(2)洁肤剂:清洁皮肤的物质。

(3)消毒剂:用来杀死细菌的物质。

(4)密封材料:使皮肤上某一区域完全封闭的材料。

(5)护肤剂:保护皮肤的物质。

9. 排尿装置　在膀胱控制功能缺失时排尿用器具,主要指常见的导尿装置和自我辅助的导尿产品。

(1)长期留置导管:插入尿道长期导尿、冲洗膀胱的管子。

(2)间歇性导尿管:插入尿道,单纯引流和冲洗膀胱的一次性管子。

(3)阴茎尿套:套在阴茎上的柔软的护套,尿经过出口管排出进入集尿袋。

(4)尿引流器:将尿直接从身体引流至卫生间等的器具,站立时可用。

(5)女用穿戴式软尿壶:非穿戴式尿壶和贮尿瓶。

(6)自我导尿辅助器具:包括镜子、阴唇扳开器、膝打开垫、符合人体工程学设计的手插入辅助器具,导尿手及阴茎支架等。

(7)男用穿戴式软尿壶:戴在阴茎上,用带子牢牢固定在耻骨上并与集尿袋连在一起的器具。

10. 尿便收集器　包括相连附件(管子、连接件、阀门)等。

(1)封口贮尿袋:无排尿口的柔性封口集尿器。

(2)开口贮尿袋:有排尿口的柔性封口集尿器。

(3)非穿戴式尿壶和贮尿瓶:包括女用的具有相似功能的集尿装置,例如便盆和女用穿戴式软尿壶。

(4)集尿器悬吊架和固定装置:在人体、轮椅、床固定的集尿袋的器具。

(5)尿收集系统:通常使用的集尿器的所有组件和附件,包括尿袋、尿套、导尿管、排尿管(图7-6)。

(6)粪便收集袋:收集直肠粪便的贴身用柔软容器。

11. 尿便吸收辅助器具　用于吸收来自膀胱的尿和来自直肠的粪便的器具。

(1)儿童用一次性失禁用品:儿童专用的由紧身或弹性网面短裤固定的吸收垫,也称为衬里或护垫。

(2)儿童可洗失禁用品:类似于儿童的内裤,整体式可洗、可重复使用的,有衬垫或其他吸收尿液等潮气的材料的衣物。

(3)成人一次性衬垫:用紧身内衣或弹性网面短裤固定的吸收垫。

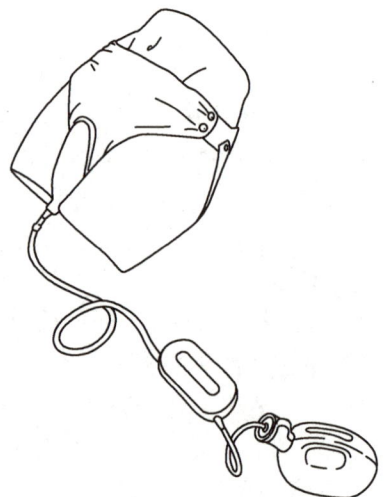

图7-6　尿收集系统

(4)成人一次性尿布:成人尺寸的婴儿尿布,腹部、腿部通常有弹性,有自粘接袢扣,也称为连体服、尿布或短内裤。

(5)成人一次性防护内衣:类似训练儿童排便用的短衬裤,也称拉拉裤。

(6)男性一次性失禁用品:套在阴茎、阴囊(有时)上的男性失禁用辅助器具,例如阴茎集尿器。

(7)无防水材料的一次性成人失禁品:需要塑料背衬固定的辅助器具。

(8)成人一次性大便失禁用品:专门用来收集粪便的辅助器具。

(9)可洗成人失禁裤:整体式可洗、可重复使用的,类似于男内裤或女内裤,有衬垫或其他吸收尿液等潮气的材料的衣物。

(10)尿便吸收贴身用品固定辅助器具:包括可洗和一次性的固定辅助器具等。

(11)非贴身一次性尿便吸收用品:包括一次性尿不湿、一次性卫生垫、一次性床单和一次性床罩等。

(12)非贴身可洗尿便吸收用品:包括可洗卫生垫、床单和床罩等。

12. 防止大小便失禁的辅助器具 因某些原因需要延迟二便的排泄时机而配适的辅助器具。

(1)阻尿器:防止小便不自主流出的辅助器具,包括尿道插塞、阴道阀、阴茎夹、夹紧导尿管用的可充气气球。

(2)阻便塞:防止大便不自主流出的辅助器具,包括肛门棉塞和肛门塞栓等。

13. 清洗、盆浴和淋浴辅助器具 针对功能障碍者清洁问题,主要包括如厕辅助器具、转移和翻身辅助器具、升降人的辅助器具、支撑栏杆和扶手杆、管线装配和水龙头,以及握持适配件和附件。

(1)盆浴或淋浴椅(有轮和无轮)、浴室坐板、凳子、靠背和座:坐着进行盆浴或淋浴时用的支撑器具。

(2)防滑浴盆垫、防滑淋浴垫和防滑胶带:浴室盆浴或淋浴时,防止人滑倒的材料。

(3)淋浴器及其元件:包括淋浴间的浴门、浴帘、淋浴器和可调节淋浴头等。

(4)洗浴床、洗浴桌和更换尿布桌:盆浴、淋浴或更换尿布时,人躺卧的固定的或便携的桌子。

(5)洗盆:用于清洗人体各部位的固定或便携的水盆,主要包括固定式洗盆、便携式洗盆、高度可调节的洗盆支架和高度可调节的洗盆底座和支架。

(6)坐浴盆:主要用于清洗生殖器和臀部的固定或便携的水盆。

(7)浴缸:也称为浴盆,包括轻便的和可折叠的澡盆等。

(8)浴缸架:浴缸上用于摆放洗澡所用物品的装置,也称为浴盆架。

(9)用于减少浴缸的长度或深度的辅助器具:放在浴盆内用来减少长度或深度的装置或材料。

(10)带有把手、手柄和握把的洗澡布、海绵和刷子:用来擦洗身体的器具。

(11)肥皂盘、肥皂架和给皂器:用来摆放或提供肥皂或清洁剂的器具。

(12)自我擦干的辅助器具:自己擦干身体用的器具和材料,包括作为坐便器附件的冲洗器和风干器,以及吹风机等。

(13)漂浮辅助器具:盆浴或游泳时帮助人漂浮的器具,包括救生圈、游泳脖套、充气浴帽等。

(14)潜水通气管:盆浴或游泳时帮助人在水下呼吸空气的器具。

(15)浴缸温度计:测量浴缸水温的设备。

14. 修剪手指甲和脚指甲的辅助器具 手、手指甲、脚、脚趾和脚指甲护理用具。

(1)指甲刷:用于擦净、清洁和磨光指甲的工具。

(2)指甲锉和砂纸板:用于锉指甲的工具。

(3)指甲剪和指甲刀:用来剪短指甲的工具,包括带放大镜的指甲剪、带放大镜的指甲刀。

(4)磨茧锉:手动茧皮修剪器。

15. 护发辅助器具 用来洗发和定型的器具。

(1)用洗发水洗头发的辅助器具:洗头发用的器具。

(2)梳子和头发刷:整饰头发的用具。

(3)吹风机:头发吹干和定型的器具。

16. 牙科护理辅助器具

(1)无动力(手动)牙刷:协助或代替臂部功能、手部功能、手指功能或它们的组合功能的辅助器具。

(2)动力(电动)牙刷:包括口腔冲洗器等。

17. 面部护理和皮肤护理辅助器具 使用脸部化妆品或护肤品,或其他脸部修饰用品的器具,同样包括护肤和洁肤产品。

(1)修胡刷、剃刀和(电动)剃须刀。

(2)化妆品使用辅助器具:使用化妆品、润肤乳和面霜等的器具。

(3)脸部保养用的镜子。

18. 性活动辅助器具 性需求是所有成年人应有的需求,因此需要保证功能障碍者的相关需求而设计了辅助器具,包括训练和辅助性活动的器具。

(1)性活动仿造性器官:在性活动中起训练和辅助作用的仿造物,包括仿造阴茎、仿造阴道和仿造人体等。

(2)勃起辅助器具:性活动用振动器和按摩器具。

(3)性活动用振动器和按摩器具:用于性活动、性高潮、射精和勃起的器具。

(4)性适应训练和性康复辅助器具:包括唤起性敏感带和自慰的器具。

三、自助器具

自助器具属于康复辅具的一部分,但是从严格意义上讲,其并不属于我国标准康复辅具分类的 12 个主类之一。它是各个主要分类的整合,包括个人生活自理和防护辅具、操作物体和器物的辅具和家务辅具等,由于其临床应用较为广泛,故将其在此进行详细介绍。

(一) 定义

自助器具(self help devices)是利用功能障碍者的残存功能,无需外界能源的情况下,单凭功能障碍者自身力量即可独立完成日常生活活动而设计的一类器具。自助器具属于康复辅具中的一类,多与上肢功能和日常生活活动有关,它的使用不仅是一种治疗手段,还在一定程度上消除或抵消了功能障碍者的缺陷和不足,有助于树立功能障碍者重返社会的信心。

(二) 常用自助器具的种类和用途

自助器具种类繁多,主要包括:进食类、洗澡用具类、修饰类、穿着类、如厕类、阅读书写类、通信交流类、取物类和文娱类等。

1. 进食类自助器具 主要是将日常的进食工具进行一定的改装和改造,以利于功能障碍者使用。

(1)直接操作的匙、叉、筷子类

1）加长把手的叉、匙：适用于够不到碟或碗的功能障碍者。

2）加粗把手的叉、匙：适用于手指屈曲受限，握力不足的功能障碍者。

3）匙把向下弯的匙：适用于不能将匙勺放在碟上的功能障碍者。

4）叉、匙把向一方弯曲的成角叉、匙：适用于因匙或叉与碟碗的角度问题而无法正常使用的功能障碍者。

5）加装弹簧的筷子：适用于手指伸肌无力或灵活性较差不能自行释放筷子的功能障碍者（图7-7）。

（2）直接操作的刀类：适用于手指力弱，不能以手掌面下压刀背，切物时只好借助整个手和臂的力量来进行割切者。

1）倒T形锯刀（图7-8）：利用垂直的大压力和呈锯状等优势来克服切割的困难。

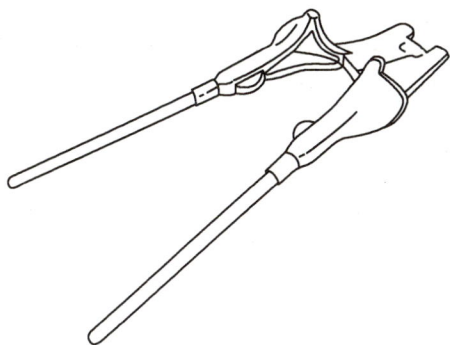

图7-7　加装弹簧的筷子

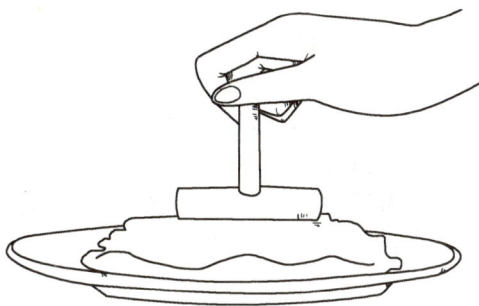

图7-8　倒T形锯刀

2）I字形摇切刀：不仅可利用握力，而且可利用向两边摇动的刀进行切割。

3）L形刀（图7-9）：亦可用手握进行切割。

4）锯刀：可利用手和臂的力量及刀呈锯状的优势，来克服切割的困难。

（3）碟盘和杯类

1）分隔凹陷式碟子：适用于偏瘫等只能单手操匙进食的功能障碍者。

2）配有碟档的碟子：适用于单手操匙者和手灵活性、稳定性欠佳者。

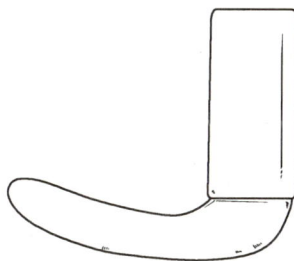

图7-9　L字形刀

3）C形握把杯子：适用于握力不足的功能障碍者，用时四指一起穿入C形的中空部分。

4）带吸管夹及吸管的杯子：适用于不能自己喝水的功能障碍者，为防止吸管在杯中乱转，也可在塑料杯盖上钻孔用以固定，或在杯子里利用塑料夹子固定。

2. 洗澡用具类自助器具　在原有洗澡物件的基础上进行适当的改良，以起到利于抓握或防滑等作用。

（1）加环洗澡巾：将毛巾两端加上双环，适合双手抓握功能较差的功能障碍者。

（2）洗澡手套：用于手抓握功能受限者。

（3）长臂洗澡刷：适合上肢关节活动受限者（图7-10）。

（4）洗澡椅：适合于体力低下或平衡功能障碍者。

（5）防滑地胶垫：用于湿滑的地方，可防止摔倒。

3. 修饰类类自助器具　通过对梳子、剃须刀和指甲刀等修饰物件的改装，更利于功能障碍者的使用。

（1）长柄发梳、长柄牙刷：适合上肢关节屈曲活动受限者使用。

（2）带有 C 形把的电动剃须刀：用于握力不足或抓握功能受限的功能障碍者。

（3）改装指甲剪：底部粘两个吸盘，能固定在台上，适合于手功能不佳者，尤其适合偏瘫或截瘫等。

4. 穿着类自助器具　主要改善功能障碍者的穿衣能力。

（1）穿衣自助器具

1）穿衣钩：用于手粗大运动尚可而关节活动受限者、坐位平衡功能较差不能弯腰的功能障碍者、肢体协调障碍者。

2）魔术扣：可以代替外衣纽扣，便于手指不灵活者穿衣。

3）系扣钩：为一环形结构，可固定于拉链上，将手指套入扣环完成拉拉链的动作。适用于手功能障碍者。

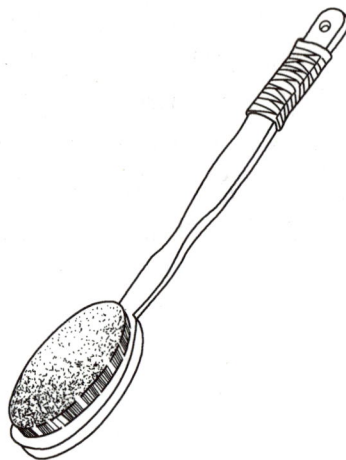

图 7-10　长臂洗澡刷

（2）穿鞋袜自助器具

1）穿袜器：用一张硬壳纸或两条线制成，适合髋、膝关节屈曲活动受限或肩关节不能前屈者使用，尤其适合穿戴踝足矫形器或足矫形器的功能障碍者。

2）穿鞋器：适合于弯腰困难、手精细活动受限者使用。

3）弹性鞋带：让功能障碍者在穿鞋时不用手即能松开和收紧的鞋带。

5. 如厕类自助器具

（1）轮椅式便池：座位上铺有软垫，其下方有便盆，需如厕时可移开座位上的木板，座位下的便盆即可使用。

（2）加高坐垫：使髋、膝关节屈伸有困难者易于坐下和起立。坐垫可直接安装在厕所上，易于清洁。

6. 阅读书写类自助器具

（1）加粗笔：可用橡皮圈绑在笔杆上；或卷上泡沫胶；或在笔杆上穿上一块乳胶；或穿上小弹簧；或用黏土成型固定柄，即可加粗。可方便有握持困难的功能障碍者使用。

（2）免握笔：将笔固定在附有自动粘贴带的小带中，绑于手掌上，或将笔固定于特制的低温热塑板材上，可帮助手指无力者使用。

（3）翻书器：将橡皮固定于把手的一端易于翻书，用于手功能障碍者阅读时翻书。

7. 通信交流类自助器具

（1）打电话自助器具：为固定于电话听筒上一 U 形物品（无绳电话），帮助抓握困难者持电话，而手功能更差者需使用免提电话，不需要拿起话筒，电话最好是有号码记忆功能的，这样不需要功能障碍者拨电话号码。

（2）电脑输入自助器具

1）敲键杖：用于手指功能差而不能敲击键盘者，固定于手掌上通过腕关节屈曲或尺偏完成输入，对于上肢功能严重障碍者可以使用头棍或口棍输入。

2）改装键盘：手功能障碍需要选用单手输入键盘、加大键盘等。

3）改装鼠标：手功能障碍者可根据功能需要选用追踪球、摇柄式鼠标、吹吸口控鼠标等。

（3）沟通板：用于严重认知障碍或言语障碍而不能通过语言沟通者。

8. 取物类自助器具

（1）拾物器：一端为控制握把，另一端为可开合的叉状开口，通过绳索相连，通过控制握把可拾起地上或稍远处物品。用于各种原因而不能拿稍远处物品者(图 7-11)。

(2)长柄夹:作用类似于拾物器,但没有绳索结构。

9. 文娱类自助器具

(1)持牌器:用于手功能障碍者,可固定扑克牌在持牌器上而无须用手持牌。

(2)游戏手柄:通过加粗或加长游戏手柄可使手功能障碍者亦能轻松玩电子游戏。

(三) 自助器具的制作原则

自助器具的制作及应用的流程包括:评定、设计、处方、购买或制作、使用训练、随访等。

根据功能障碍者的残损情况,选择自助器具需要遵循以下原则:

1. 可以提高个体的能力以达到使用者在环境中的功能独立性。

2. 能很好地提高功能障碍者的学习和交流能力。

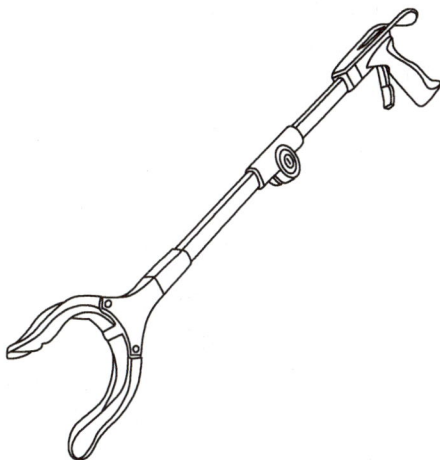

图 7-11　拾物器

3. 需足够的简单,使用者或照顾者能较短时间内学会合理使用。

4. 可以按个体需要调节,并随着个体的功能进展而调节。

5. 需强调在社区中的功能,以及帮助功能障碍者很好地融入社区,而不是突出功能障碍者在社区中与其他成员之间的差异。

6. 需要美观,如果功能障碍者不喜欢则很难达到治疗目的和规范使用。

7. 使用的材料对功能障碍者无损害,轻便、舒适、易清洁。

8. 材料价格低廉,购买方便。

第二节　常见疾病个人生活自理和防护的康复辅具

一、脑瘫

(一) 主要障碍

1. 运动功能障碍

运动障碍的特点:运动发育的未成熟性;运动发育的不均衡性;运动发育的异常性,主要表现在运动发育延迟的同时伴有异常姿势和异常的运动模式;运动障碍的多样性,主要是因为脑损伤的位置不同而表现出来的运动障碍不同,例如小脑损伤后的平衡障碍、共济失调及震颤等;异常发育的顺应性,脑性瘫痪的患儿长期得不到正确的运动、姿势和肌张力的反馈,形成异常的神经通路和神经反馈,使发育向异常方向强化,症状逐渐加重。

2. 持续性运动模式异常

(1)运动模式异常:以屈曲模式为主,运动范围变小,抗重力伸展不足,姿势具有明显的不对称性。动作发展速度慢,功能不充分,姿势异常导致姿势变换有困难,活动应变能力弱;分离运动受限,动作幅度小,方向固定,运动速率慢等。

(2)运动发育异常:表现为运动发育落后于同龄正常儿童,一般落后于 3 个月以上。

(3)运动笨拙:主要以小脑受损的功能障碍者为主。功能障碍者多为平衡协调障碍,步态不稳,不能调节步幅,表现出醉酒步态或步态蹒跚,容易跌倒,步幅变小,重心多在足跟部,两脚左右分开呈现宽基步态;身体僵硬,方向性不准,运动速度慢,不平滑,协调障碍。

3. 反射发育异常　矫正反射和平衡反应延迟出现,原始反射延迟消失。

4. 肌张力、肌力异常　肌张力增高,且以屈肌张力增高为主;躯干及上肢伸肌、下肢部分屈肌及部分伸肌肌力降低。由于长期肌张力增高,关节活动度变小加重运动障碍和异常姿势。不随意运动型脑性瘫痪患儿可表现为肌张力变化,即该型肌张力多表现为可高可低,静止时肌张力低下,随意运动增强。主动肌、拮抗肌、固定肌、协同肌的收缩顺序、方向及力的大小不能协调,肌张力强度和性质不断发生变化,主动运动或姿势变化时肌张力突然增高,安静时变化不明显。由于多关节出现过度活动,导致姿势难以保持,因而平衡能力较差。

5. 随年龄增长的继发性损伤和其他问题

(1)语言障碍:由于语言中枢或传导通路的损伤,可导致构音障碍或语言发育障碍。因损伤的语言中枢位置不同,其临床表现也不尽相同。也有部分脑性瘫痪儿童在语言发育迟缓的同时伴有智力发育障碍。

(2)癫痫:脑损伤的异常放电导致癫痫。部分患儿因没有明显的临床症状被忽视,因此应该及时进行脑电图检测,做到早期及时发现并采取有效措施。

(3)智力障碍及学习困难:脑性瘫痪儿童伴有轻度或中度智力发育障碍的比例较高,因此应及时进行相关评定,采取综合康复方法,促进脑性瘫痪儿童的智力发育。部分脑性瘫痪儿童存在学习困难,如阅读困难或计算困难,难以建立形状的概念而画图画的能力极差等。

(4)孤独症谱系障碍及心理行为异常:脑性瘫痪儿童也可同时伴有孤独症谱系障碍的临床表现,存在程度不等的交流障碍及刻板行为等。也有些脑性瘫痪儿童伴有自残行为、睡眠障碍、性格异常及情绪不稳定、自我控制能力弱、依赖性强、易冲动、攻击性强等性格特征。

(5)饮食困难及胃食管反流:大多数脑性瘫痪儿童伴有饮食困难,婴儿期表现为吸吮困难,稍大后表现为咀嚼、吞咽困难。脑性瘫痪儿童的咽喉部肌张力偏高,难以使空气顺畅地进入气管和肺,也容易导致液体或固体食物进入气管和肺部,引起呛咳或反复感染。脑性瘫痪婴幼儿常会出现胃中食物反流现象,由于胃酸的长期反流,导致食管壁损伤而疼痛,最终导致脑性瘫痪儿童厌食。

(6)流涎及牙齿、牙龈问题:由于中枢性咀嚼吞咽肌群的控制障碍,脑性瘫痪儿童很难控制口水和口唇闭合,很难规律地吞咽口水,持续流涎致使口周和前胸总是处于潮湿状态。由于舌运动不灵活并伴有残存的原始反射,导致咀嚼吞咽困难,牙齿常有附着物存留,因此更易患牙龈感染等牙病。

(7)直肠及膀胱问题:脑性瘫痪儿童由于活动少导致大便干燥,排泄困难并影响饮食。脑性瘫痪儿童学习控制膀胱的能力很差,如果膀胱长期不能排空,则容易引起膀胱的细菌感染。

(8)感染:有研究表明,脑性瘫痪儿童由于咀嚼吸吮及吞咽障碍,饮食及排泄均困难,得不到充足的营养和微量元素,免疫力较低。长期固定的异常姿势和体位,如长期以特定姿势卧床,极易引起局部组织器官的感染;气管及肺部、泌尿系统感染等也因前述的多种原因极易发生。

(二) 临床应用

1. 衣服和鞋　脑性瘫痪儿童因上肢屈肌张力升高,肌力下降等因素,并不能很好地完成日常的穿衣和穿鞋的作业活动,为改善其当下状态,拥有更好的作业表现,可以选择侧开拉链或侧开搭扣式的衬衫、外套、夹克衫和长裤等衣物。脑性瘫痪儿童下肢肌张力升高,常呈现尖足状态,其肌力下降,导致踝关节稳定性下降,针对此种状态可以选择防护鞋;为了防止因路面光滑而跌倒,可以选择鞋和靴的防滑康复辅具。部分脑性瘫痪儿童很难控制口水和口唇的闭合,持续的流涎导致胸前潮湿,若清洁不够很容易引起感染,此种现象可以有针对性地选择围嘴和围裙以减少并发症的发生与发展。

2. 穿着式身体防护康复辅具　脑性瘫痪儿童易发生跌倒,因此预防跌倒后的损伤就变得格外重要。为预防跌倒造成的损伤可以选择头部防护康复辅具、肘防护康复辅具、手部防护康复辅具、膝或腿防护康复辅具、躯干或全身防护康复辅具等。脑性瘫痪患儿因其下肢功能障碍而常常需要穿戴矫形鞋,而矫形鞋常常会导致足部皮肤受压变红,因此需要选择加厚袜以起到减压的功效。

3. 穿脱衣服的康复辅具　大多数脑性瘫痪儿童在穿衣方面的表现不尽如人意,我们可以通过改良衣物的使用方法以简化穿衣过程,同时也可以采用穿脱衣服的康复辅具使其变得相对简单。使用穿袜器以简化穿短袜和连裤袜的进程;使用长柄鞋拔子,节约儿童的体力,方便儿童独自穿鞋;针对衣服的穿脱可以选择穿衣钩、穿衣杆等;拉动衣服拉链有困难的儿童可以选取拉链拉动装置,以简化该过程;系衣服扣子困难的儿童也可以选用系扣器达成目的。

4. 如厕康复辅具　脑性瘫痪儿童的如厕问题同样值得关注。在儿童自身能力有限的前提下,可以通过康复辅具的使用顺利完成如厕作业。选择折叠坐便椅方便将蹲便改成坐便,以缓解脑性瘫痪儿童下肢肌力不足的状况。同时可以选用固定在座便器上的身体支撑架以给儿童提供支撑,降低其跌倒的风险。同时可以选取短柄手纸夹和长柄手纸夹以方便儿童进行自我的如厕后清洁。

5. 二便吸收辅助器　基于 ICF 的理论体系,脑性瘫痪儿童同样需要注重参与能力的训练。对于二便控制困难的儿童可以选取诸如一次性尿布、一次性卫生垫、一次性床单和一次性床罩等非贴身一次性尿便吸收用品,必要时可以选取儿童一次性尿布或者尿不湿等一次性失禁用品。

6. 清洗、盆浴和淋浴康复辅具　脑性瘫痪儿童的清洁问题更需要注意,本身在淋浴的过程中,洗澡水会增加地面的光滑性,增大跌倒的风险和可能性。在地面上铺防滑的浴盆垫、淋浴垫以减少地面光滑带来的跌倒风险;选取淋浴椅、沐浴靠背、沐浴扶手、沐浴凳、有轮浴盆椅和无轮浴盆椅等进行沐浴作业。

7. 牙科护理康复辅具　脑性瘫痪儿童的口周肌肉失衡,难以将牙齿上的残留物全部清除,故易形成龋齿,选用无动力或动力牙刷进行牙齿的清洁,减少儿童龋齿的发生率。

二、脑卒中

(一) 主要障碍

1. 运动功能障碍　脑卒中后高级中枢受损,下运动神经元失去高级中枢的抑制作用,反射活动活跃,功能障碍者的肢体不能完成特定体位下单个关节的分离运动和协调运动,出现多种形式的障碍。

2. 感觉功能障碍　感觉是其他高级心理活动的基础,它是对客观事物个别属性的反映。这些个别属性整合起来构成事物的整体形象,即:知觉。脑卒中后感觉传导通路受损,出现感觉障碍,主要表现为一般感觉障碍和特殊感觉障碍。一般感觉包括浅感觉的痛觉、温度觉和触觉等;深感觉的运动觉、振动觉和位置觉,以及复合感觉的实体觉、定位觉和两点辨别觉;特殊感觉障碍指的是诸如偏盲等感觉障碍。

3. 平衡功能障碍　平衡功能的作用发挥需要结构和功能完整的深感觉、前庭、小脑和锥体外系等的参与,由各种反射活动、外周本体感觉和视觉调整及肌群间的相互协作共同完成。脑卒中的损伤波及上述任何一个环节均会引发平衡功能的障碍。

4. 认知障碍　认知是机体认识和获取知识的智能加工过程,是人的最基本的心理过程,涉及感觉、知觉、记忆、思维、想象和语言等。认知障碍指与上述学习记忆及思维判断有关的大脑高级智能加工过程出现异常,从而引起严重的学习、记忆障碍,同时伴有失语、失用或行为异常等,可单独存在,但多相伴出现。

5. 言语障碍　言语障碍是由脑损伤后引起的语言和行为语言认知过程的障碍。言语障碍可粗略分为理解和表达两个方面,包括语言表达、语言理解、书写及阅读等几个方面。脑卒中后言语障碍主要表现为失语症和构音障碍。构音障碍指的是由于神经系统损伤后导致与言语有关的肌肉无力、肌张力异常和运动不协调等,引起发声、发音、共鸣和韵律等言语运动控制障碍。

6. 吞咽障碍　吞咽障碍在脑卒中功能障碍者中很常见,主要表现为流涎、构音障碍、进食呛咳、反复的肺部感染、体重下降、口腔失用等障碍。吞咽功能减退可造成误吸、支气管痉挛、气道阻塞、脱水和营养不良,从而增加功能障碍者的病死率。

7. 协调运动障碍　高级中枢对低级中枢控制失灵,损伤平面以下的反射异常,肌张力过高,肢体各肌群之间失去了相互协调能力,正常的精细、协调、分离运动被粗大的共同运动或痉挛所取代,一般上肢较下肢重,远端比近端重,精细动作比粗大动作受影响明显,运动协调障碍在动作的初始和终止时最明显,尽管偏瘫侧肢体有肌肉收缩活动,但这些动作是屈肌共同运动中伴随痉挛出现而产生的,不能协调进行复杂的精细动作,无法随意恢复到原来的伸展位。

8. 其他并发症

(1)肩关节半脱位:脑卒中后的早期,肩关节稳定性减弱,偏瘫侧肩关节周围肌张力低下,维持肩关节正常解剖位置的肌肉松弛,使固定肩关节的稳定结构强度降低,导致肩关节脱离关节窝的正常结构。

(2)深静脉血栓形成:当下肢偏瘫严重时,缺血性脑卒中功能障碍者的深静脉血栓的发生率极高。其典型症状就是患腿肿胀,痛觉保留的功能障碍者可有痛感。学者推断其发生的原因可能与静脉血流滞缓、静脉壁损伤和血液呈高凝状态相关。

(3)肺部感染:昏迷或有吞咽障碍的功能障碍者常常会由于吸入食物、呕吐物、气管分泌物而导致肺部感染。

(4)泌尿系统感染:二便失禁是重症脑卒中功能障碍者的常见问题,因此留置导尿管帮助排尿和观察排出量在疾病早期十分常见,留置导尿管易造成泌尿系统感染。

(5)压疮:又称压力性损伤,主要由于压力或压力联合剪切力所致皮肤和/或深部组织的局限性损伤,通常位于骨突隆起处。脑卒中损伤早期,功能障碍者运动功能几乎丧失,皮肤受压时间增长,皮肤潮湿或排泄物刺激导致局部皮肤屏障能力降低,功能障碍者营养状况同样得不到保障,其感觉功能障碍,都是造成脑卒中后压疮发生率增高的主要原因。

(6)跌倒:研究表明,超过 50% 的脑卒中功能障碍者在出院后的 2 个月内反复发生跌倒。脑卒中后功能障碍者跌倒通常是多种因素作用的结果。脑卒中后肌肉无力或痉挛、感觉缺失、视野缺损、平衡功能障碍、注意力下降、视空间障碍均可能增加跌倒的风险。

(二) 临床应用

1. 衣服和鞋　部分脑卒中功能障碍者损伤后患侧躯干不能充分伸展,患侧肢体无力,活动困难,他们往往要花费远比正常人更多的时间来完成独立穿衣,甚至无法独立完成,或者在穿衣过程中有很大的跌倒风险。可以选择侧开拉链式或侧开搭扣式衬衫、外套、夹克衫

笔记栏

和长裤以简化穿衣过程,以完成独立穿衣。为了降低脑卒中后跌倒的风险,可以配以鞋和靴的防滑器具。

2. 穿着式身体防护康复辅器 为防止脑卒中后运动能力下降引发的损伤,可以选用穿着式身体防护康复辅具来降低损伤。选用保护头盔以保护头部;选用躯干防护或全身防护康复辅具以预防身体的意外损伤;选用操纵轮椅的手套以保护长期操纵轮椅的操作手;选用硬帮鞋和加厚袜以保护足部;选用加厚长筒袜以保护膝关节和小腿。在特定环境可以选择防护面罩、护目镜和耳套、耳塞、降噪耳机进行面部、眼睛和听觉的防护。

3. 穿脱衣服的康复辅具 脑卒中后功能障碍者的上肢精细功能下降,导致原来拥有的功能部分丧失,借助穿脱衣服的康复辅具以帮助功能障碍者完成穿衣;采用穿袜器以简化穿短袜和连裤袜的过程;采用长柄鞋拔子以辅助穿鞋;采用穿衣钩和穿衣杆以辅助完成穿脱衣服的过程;采用系扣器以辅助完成系扣动作。

4. 如厕康复辅具 借助如厕康复辅具可以部分缓解脑卒中功能障碍者如厕过程中的不便,以增加生活自理能力。选用折叠坐便椅将蹲便转换成坐便;视情况选用不同类型的坐便椅;选用固定在座便器上的身体支撑架以辅助功能障碍者体位转移;选用短柄手纸夹或长柄手纸夹以辅助清洁;选用便盆以简化如厕过程;选用坐便器冲洗器和坐便器热风干燥器以完成清洁过程。

5. 气管造口护理康复辅具 部分脑卒中功能障碍者由于严重的吞咽困难、气道保护不足或需要长期机械通气而行气管切开术。选用气管切开护理保护器、气管插管加湿保护器和气管插管防喷保护器以行气管造口后的保护措施。

6. 肠造口护理康复辅具 出于治疗的目的,将一段肠管拉出腹壁外所做的人工回/结肠开口,粪便由此排出。肠造口没有括约肌,粪便直接从造口流出,因此更应该注意粪便的收集和清理。选用条形封口夹和圆形封口夹以护理造口袋;选用通用型防护罩、铠甲型防护罩或卷帘型防护罩以防护造口;选用成人一件式造口袋、带防回流阀的一件式造口袋、嵌入式两件式造口袋、粘贴式两件式造口袋或带回流阀的两件式造口袋以收集粪便;其他的造口护理康复辅具还包括一件式封口造口袋、造口护理用冲洗注射器等。

7. 护肤和洁肤产品 脑卒中后因为皮肤局部压力增大外加微环境潮湿易引发压疮的发生,可以选用纱布敷料、薄膜敷料、水胶体敷料或胶布等进行局部创口的护理。其他产品还包括褪胶剂、消毒剂和护肤剂等。

8. 排尿装置 脑卒中排尿障碍者的常见处理方式便是留置尿管,而留置尿管是造成泌尿系感染的最主要危险因素,有研究表明间歇导尿术能有效降低尿路感染,导尿管包括长期留置导尿管和间歇性导尿管。

9. 尿便收集器 包括穿着式柔性封口/开口集尿器、与导管一同使用的袋子、集尿器吊带/紧固带、尿收集系统(尿袋、尿套、导尿管、排尿管)和粪便收集袋等。

10. 二便吸收康复辅具 对于脑卒中引发的长期卧床功能障碍者,二便吸收康复辅具就显得格外重要了。主要包括纸质尿衬垫、成人一次性尿布、成人尿不湿、成人一次性布内衣、成人一次性纸内衣、成人尿布内裤、一次性尿布、一次性卫生垫、一次性床单和一次性床罩等。

11. 清洗、盆浴和淋浴康复辅具 主要包括淋浴椅、沐浴靠背、沐浴扶手、沐浴凳、防滑的浴盆垫、洗浴床、固定式洗盆、固定坐浴盆、带把手的洗澡布、肥皂盒等。

12. 其他 采用长柄梳子以辅助脑卒中功能障碍者完成梳头的活动;采用化妆品使用康复辅具以辅助完成面部护理等。

三、截瘫

截瘫是脊髓损伤的一种表现。脊髓损伤(spinal cord injury,SCI)是由于多种致病因素引发的脊髓结构、功能的损害,造成损伤平面以下运动、感觉、括约肌和自主神经功能障碍。其中,胸段以下脊髓损伤引起的躯干及下肢瘫痪而未累及上肢者称为截瘫。

(一) 主要障碍

1. 运动功能障碍　胸段以下脊髓损伤引起躯干及下肢瘫痪;脊髓休克期呈现弛缓性瘫痪,一般持续6周以上或更长时间。脊髓休克期结束后,脊髓锥体束受损的功能障碍者出现痉挛性瘫痪。

2. 感觉功能障碍　损伤平面以下各种感觉减退或消失,完全性损伤功能障碍者鞍区(会阴区)感觉消失。

3. 膀胱功能障碍　脊髓损伤会造成脊髓反射中枢与皮质高级中枢的联系障碍,从而出现尿潴留或尿失禁。

4. 直肠功能障碍　脊髓休克期主要表现大便失禁。脊髓休克期后,脊髓腰段以上的完全性损伤主要表现为便秘。

5. 呼吸功能障碍　胸腰椎移行部以上的脊髓损伤时,因肋间肌麻痹而导致呼吸功能低下。

6. 自主神经反射障碍　主要表现为阵发性高血压、搏动性头痛、眼花、视物不清、心动过缓、损伤平面以上出汗、面部潮红和鼻塞等症状。

7. 性功能障碍　脊髓损伤功能障碍者多有不同程度的性功能和生育功能障碍。

8. 其他并发症

(1)中枢性疼痛:截瘫功能障碍者主观上感觉到损伤平面以下区域以自发痛为主要症状的难治性疼痛,可发生在脊髓损伤4周后的任何阶段。表现为刀割痛、烧灼痛、紧缩痛、刺痛、放射痛、冷痛等。

(2)肌肉萎缩:截瘫功能障碍者,下肢运动功能障碍,肌肉缺少运动训练易引发失用性肌肉萎缩。

(3)压疮:好发于骨突隆起处,常因局部压力、剪切力增加,皮肤微环境较差,功能障碍者自身营养状况等因素共同决定,是截瘫功能障碍者常见的并发症。

(4)深静脉血栓:是截瘫功能障碍者长期卧床伴有运动受限,下肢静脉壁处于松弛状态,静脉内血液较长时间淤滞而形成血栓的一种疾病。

(5)骨质疏松:截瘫功能障碍者长期卧床或者乘坐轮椅,使下肢负重功能被剥夺。骨骼长时间得不到应力刺激,导致双下肢骨质流失,易引发骨质疏松。

(6)异位骨化症:异位骨化症是非骨组织部位形成骨组织,造成关节活动受限或丧失,多发生在软组织中,多发生在脊髓损伤平面以下。

(二) 临床应用

1. 如厕康复辅具　对于截瘫功能障碍者其下肢运动功能部分或完全丧失,其在进行如厕的过程中,需要其上肢的力量完成自己如厕时的转移动作,同时更应该选用坐便椅简化功能障碍者的如厕进程。选用框架型或嵌入型加高的坐便器简化截瘫功能障碍者的下蹲活动;对于状况不佳者可以选用内置帮助起身、坐下的内置升降机构的坐便器座;选用装配在坐便器上的扶手和靠背以辅助支撑身体。

2. 护肤和洁肤产品　压疮是截瘫功能障碍者常见的并发症,严重影响截瘫功能障碍者的生活质量,而压疮发生后的局部皮肤护理就显得特别重要了。选用褪胶剂、洁肤剂、消毒剂和护肤剂进行皮肤的全面性护理,严重者可以选用覆盖敷料予以缺损皮肤的填充。

3. 排尿装置 脊髓损伤后,因脊髓本身或者脊髓与大脑中枢的联系通路受到损伤或中断,引起膀胱及尿道的功能障碍,结果造成反复的尿路感染,为防止尿路感染,早期的导尿就显得尤为重要。选用间歇性导尿管进行早期的排尿训练,使膀胱有规律地扩张和排空。后期可以选用阴茎尿套、尿引流器、穿戴式软尿壶等器具辅助排尿。

4. 尿便收集器 尿收集系统包括尿袋、尿套、导尿管和排尿管,其中贮尿袋包括封口和开口的两种,比如穿着式柔性集尿器和与导尿管一同使用的袋子;粪便收集袋则包括一次性粪便收集袋和可冲洗粪便收集袋。

5. 二便吸收康复辅具 主要包括贴身的一次性衬垫、一次性尿布、一次性防护内衣、一次性大便失禁产品、可洗的失禁裤等;非贴身的二便吸收康复辅具包括非贴身一次性尿便吸收用品和非贴身可洗尿便吸收用品等。

6. 防止大小便失禁的康复辅具 主要包括阻尿器和阻便器两种,其中阻尿器包括尿道插塞、阴道阀和夹紧导尿管用的可充气气球,阻便器包括肛门塞栓等。

7. 性活动康复辅具 包括仿造阴茎、仿造阴道、仿造人体、振动器和按摩器等。

四、其他

除了上面介绍的个人生活自理和防护康复辅具外,还有一些常见的康复辅具如下。

1. 修剪手指甲和脚指甲的康复辅具 包括指甲刷、指甲锉、砂纸板、指甲剪和磨茧锉等辅助工具,其中带放大镜的指甲剪可以辅助老年人完成自我指甲清洁活动。

2. 护发辅助工具 包括用洗发剂洗头发的康复辅具、梳子、头发梳和吹风机等。

3. 牙科护理康复辅具 主要包括电动牙刷和手动牙刷等。

4. 面部护理和皮肤护理康复辅具 主要包括修面刷、剃刀、手动剃须刀、电动剃须刀、化妆品使用康复辅具和脸部保养用的镜子。

(陈国平)

复习思考题：

1. 在临床工作中,如何将康复评定和个人生活自理和防护的康复辅具应用得当?
2. 如何将个人生活自理和防护的康复辅具与现代科技相结合?

◇◇◇ 第八章 ◇◇◇

无障碍设施与环境改造

学习目标

1. 掌握方便残疾人使用和通行的城市道路设施的设计内容和设计要求,盲道的定义、分类及其铺设要求。

2. 熟悉室内的楼梯、走廊、梳洗室、浴室等设施和室外的坡道、扶手、出入口等设施的设计要求。

3. 了解环境改造的内容和要求,国际通用残疾人专用的标志及其含义。

第一节 概 论

无障碍设计来源于丹麦人在 20 世纪 50 年代提倡的"正常化原则"的观念,主张身心障碍者也应该能过一般人的生活,使身心障碍者能够回归主流。其出发点是建立在使用者都能够公平使用的基础上,这种观念很快得到了美国、英国、日本等发达国家的认同与支持。1974 年,在联合国残障者生活环境专家会议上提出了"无障碍设计"报告书,"无障碍"这个用语开始出现。无障碍设计提出之初是为了排除残障人士在进行社会生活时的障碍,主要针对的是建筑和公共环境,以关注重视残疾人、老年人、妇女、儿童等弱势群体的特殊需要为中心。

一、定义

无障碍(barrier-free,no barrier)是相对障碍而言,而障碍(barriers)是个人环境中限制功能发挥并形成残疾的各种因素,如有障碍的物质环境、缺乏相关辅助技术、对残疾的消极态度,以及妨碍健康人生活的各种服务、体制与政策等。环境(environment)是指形成个体生活背景的外部或外在世界的所有方面,并对个体功能产生影响。无障碍设施(accessibility facilities)指为保障残疾人、老年人、伤病人、儿童和其他社会成员的通行安全和使用便利,在道路、公共建筑、居住建筑和居住区等建设工程中配套建设的服务设施。无障碍环境(accessibility)是指功能障碍者在平等参与社会活动的过程中,无论从事何种活动都没有任何障碍的环境。环境改造就是通过对环境进行适当的调整,使环境能够适应残疾人的生活、学习或工作的需要。环境改造的目的就是通过建立无障碍设施,消除环境对残疾人造成的各种影响,为残疾人参与社会活动创造基本条件。例如盲道,在人行道上或其他场所铺设的一种固定形态的地面砖,使视觉障碍者产生盲杖触觉及脚感,引导视觉障碍者向前行走和辨别方向以到达目的地的通道。

二、分类

2001 年世界卫生组织（WHO）发布了《国际功能、残疾和健康分类》（ICF），包括中国在内的 190 个成员国一致签署协议，同意广泛应用。根据 ICF 观点，残疾人所遇到的活动受限和参与限制是由于残疾人的损伤（功能、结构）和环境障碍交互作用的结果。因此明确环境的障碍所在，然后针对环境障碍提出解决方案，再改造或重建无障碍环境才能实现残疾人的全面康复。

（一）环境因素的分类

根据 ICF 归纳出的环境因素有 9 个，主要有两大类型，一类是涉及残疾人活动的 7 个环境：生活环境、移动环境、交流环境、教育环境、就业环境、文体环境、宗教环境；另一类是 2 个建筑环境：居家环境和公共环境，共 9 个环境。

（二）人造环境的分类

人造环境（human-made environment）是人类制造的产品和技术，如高楼大厦、电灯电话、道路桥梁等构成的环境。

1. 按 ICF 分类

（1）e115：个人日常生活用产品和技术。

（2）e120：个人室内外行动和交通用产品和技术。

（3）e125：交流用产品和技术。

（4）e130：教育用产品和技术。

（5）e135：就业用产品和技术。

（6）e140：文化、娱乐及体育用产品和技术。

（7）e145：宗教和精神活动实践用产品和技术。

（8）e150：公共建筑物的设计、施工及建造的产品和技术。

（9）e155：私人建筑物设计、施工及建造的产品和技术。

2. 按人造环境的属性分类

（1）人类基本活动环境：是指人类生存需要的产品和技术，包括生活环境、行动环境和交流环境。

（2）人类技能活动环境：是指人类发展需要的产品和技术，包括教育环境和就业环境。

（3）人类社会活动环境：是指人类提高生活质量需要的产品和技术，包括文体环境、宗教环境、居家环境、公共环境。

本章节重点讨论室内和室外无障碍设施与环境改造相关内容。

第二节　室内无障碍设施与环境改造

一、概述

无障碍化设计是联合国组织提出的一个设计新主张。无障碍设施是建设现代化城市的重要内容之一，是残疾人、老年人、妇女儿童等社会特殊群体参与社会生活的基本条件，也是方便所有人出行和生活的重要设施。20 世纪 60 年代以来，世界发达国家总结无障碍设计经验，积极为社会特殊群体探索并提供便利的物质环境条件，提高这部分人的自立程度。如果我们在室内的设计中可以寻求到有助于达到这一目的的办法，那么，进行室内无障碍化设计的必要性就显而易见了。

　　当前,我国人口老龄化加速发展,我国已是世界上老年人口较多、老龄化速度较快的国家,在人口老龄化问题日益突出的同时,空巢老人、孤寡老人和失独家庭的数量也在不断增加。近年来,随着家庭少子化、空巢化以及居住观念的改变,依托子女的传统养老照料模式已经难以为继。老年人的居家养老生活将越来越需要自立。严峻的人口结构形式使我国家庭无障碍建设面临着紧迫的社会需求。

　　随着社会文明的进步,在"以人为本"设计的指导下,室内环境无障碍设计势必会成为室内设计师的新课题。开展社会特殊群体无障碍改造工作,是社会特殊群体权益、改善民生、提高社会特殊群体生活质量、使社会特殊群体有尊严地生活的重要举措,家庭无障碍环境的改善,将为特殊群体实现小康奠定坚实的物质基础。

二、通用设计

(一) 通用设计的概念

　　通用设计是指无须改良或特别设计就能为所有人使用的产品、环境及通信。它所传达的意思是:如果能被失能者所使用,就更能被所有的人使用。目标是通过创造更具包容性的环境和产品,为所有人带来便利,吸引更多的消费者支持。

　　通用设计是一种基于人性需要、人人平等、充满爱与体贴关怀的设计概念。它并不是一种不可理解的、特殊性的设计理念,而是能给更多人提供平等的、都能使用的设计,强调其设计的范围除了考虑到一般大众,也能顾及其他少数或弱势的使用群体。

　　但通用设计并非等同于无障碍设计,无障碍设计是专为老人、妇女、儿童,以及有身体残障等弱势群体等所做的特殊性设计;而通用设计是以全体大众为出发点,设计者做出普遍能为所有人接受并使用的设计,让设计的产品、环境、设施、建筑与空间等能适合尽可能多的人。

(二) 通用设计的原则

　　作为对通用设计条件的理解,参考美国北卡罗来纳州立大学通用设计研究中心提出的7条原则,即"无论谁都能公平地使用""可以灵活地使用""简单而直观地使用""能感受到的信息""疏忽的错误不会带来危险""接近于使用的尺寸和空间""从平等性的角度来考虑",这就是评价通用设计的基本原则。适应于所有人的产品,说起来简单,而实际的产品开发却很难。综上所述,将通用设计原则归纳为以下7个方面。

　　1. 公平性　要求设计可以让具有不同能力的人在使用过程中都能够平等地、根据自身情况方便地使用,且不会给其他人带来不便;避免排除或隔离某些使用者;提供所有使用者同样的隐私权、安全性。如:自动门方便了所有的人,尤其方便了乘坐轮椅的残疾人或手拿物品的人。

　　2. 方便性　不论使用者的经验、知识、语言能力及关注程度如何,其使用方法都很容易了解;不论周围环境状况或使用者感官能力如何,都能有效地为使用者传达相关的设计信息。可使用不同方式(图案、声音、触觉等)来提供必要的信息,为不同障碍的人提供多种技巧或辅助手段以协助操作,减少不必要的复杂性。要尽量与使用者的期待和直观感觉相吻合,将使用方法等信息按其重要性依次排列并加以标识,使用过程中及使用结束后应提供有效的实时反应和反馈信息。

　　3. 安全性　要求设计应将使用过程中发生危险和错误的概率降到最低;尽量降低或避免错误使用带来的危险和负面影响;即使在使用过程中发生错误也要及时提出警告,并保护使用者;在可能的情况下提供使用成功或失败的信息;对一些容易产生危险的部件应有避免误触的提示设计。尤其是家用电器的设计更应加大安全性方面的考虑。

4. 愉悦性　要求设计应涵盖广泛的个人喜好与审美能力;不仅应使所有使用者对产品的设计感兴趣,还要求在使用过程中能够得到愉悦的使用体验;提供多种使用方法以供具有不同能力的人选择;能够适应使用者的需求并与之并驾齐驱。尤其是电子产品的设计,不仅要求其外观能够满足大范围的使用者的审美需要,其具体操作方法既不会降低使用者的激情,又能增强使用者继续挑战的信心。

5. 实用性　设计必须符合经济性和耐久性的理念,满足中、低层消费者的需要。设计在功能的规划与材料的选用上都应当考虑到实用、耐久等因素,不能为了达到产品通用性的目的,而大幅度或较大幅度地提高产品的经济成本,即要求设计必须有合理的价格,要求设计在不增加成本或低程度增加成本的基础上,就可实现产品通用性的目的。

6. 美观性　设计是为了实现人们对美好生活向往的目标,作为一名设计师,其职责也是为了让人们的生活更加方便、更加舒适,这是产品实现其功能性的目的所在。然而,美观性是最吸引消费者眼球的关键点,是消费者产生购买行为的首要考虑因素。因此,设计必须考虑到审美品位和外观形态等一些细部设计,在视觉享受、材质触感及使用方式等方面都能得到使用者的喜爱。所以,设计的静态美感和动态美感是衡量产品是否畅销通用的一个标准,更是通用设计理念不可缺少的重要原则之一。

7. 空间性　要求不论使用者的身材、姿势或行动能力如何,设计都能够保证适当的体积与使用空间以便于使用者操作。对于实施坐姿或站姿的使用者,均能提供明确的视觉指引和合适的操作高度。若是以手来操作的设计要考虑到不同的使用者,适合不同的手部尺寸,提供足够的行动空间,同时还要考虑到满足使用辅助器具者的需求。

三、居家环境无障碍设施与环境改造

居家环境是从事事务活动的环境,包括居家建筑环境和居家活动环境两方面。居家环境无障碍是指功能障碍者为实现居家活动而需要增加的人造环境,以便克服居家建筑和居家活动的障碍。

(一)居家建筑环境内容

1. 按照 ICF,居家建筑环境的内容有 3 项,包括:①私人建筑物的出入口设施;②私人建筑物内的设施;③私人建筑物为指示道路、行进路线和目的地而建造的标识。

2. 按照我国《无障碍设计规范》,居家建筑环境的内容及改造有 6 项,包括:①住宅门口;②客厅和走廊;③浴室和厕所;④厨房和饭厅;⑤卧室和书房;⑥阳台和窗户。

(二)居家建筑环境改造

由于不同特殊群体的自理能力及原有住房条件差别大,下列提供的居家建筑无障碍环境改造仅供参考,其中具体实施参照 2021 年 9 月发布的中华人民共和国国家标准 GB 55019—2021《建筑与市政工程无障碍通用规范》。

1. 住宅门口包括门前、门、门槛的改造。

(1)门前:①门前要有不小于 1.50m × 1.50m 的轮椅活动面积;②门前有台阶时,要建可移动或固定坡道;③标准坡度是 1/12,最多长 9m,接着是长 1.50m 的休息平台,然后才能接坡道。

(2)门:①最好是自动门,也可采用推拉门、折叠门或平开门,但需要水平门把手;②全屋门开启后的通行净宽不应小于 1.00m(表 8-1);当设置手动启闭装置时,可操作部件的中心距地面高度应为 0.85~1.00m。

手动门应符合下列规定:新建和扩建建筑的门开启后的通行净宽不应小于 900mm,既

有建筑改造或改建的门开启后的通行净宽不应小于 800mm；平开门的门扇外侧和里侧均应设置扶手，扶手应保证单手握拳操作，操作部分距地面高度应为 0.85~1.00m；除防火门外，门开启所需的力度不应大于 25N。

自动门应符合下列规定：开启后的通行净宽不应小于 1.00m；当设置手动启闭装置时，可操作部件的中心距地面高度应为 0.85~1.00m。

全玻璃门应符合下列规定：应选用安全玻璃或采取防护措施，并应采取醒目的防撞提示措施；开启扇左右两侧为玻璃隔断时，门应与玻璃隔断在视觉上显著区分开，并且玻璃隔断应采取醒目的防撞提示措施；防撞提示应横跨玻璃门或隔断，距地面高度应为 0.85~1.50m 之间。

表 8-1　门的净宽

类别	净宽（m）
自动门	≥1.00
推拉门、折叠门	≥0.80
平开门	≥0.80
弹簧门	≥0.80

（3）门槛：满足无障碍要求的门不应设挡块和门槛，门口有高差时，高度不应大于 15mm，并应以斜面过渡，斜面的纵向坡度不应大于 1∶10。

2. 客厅和走廊

（1）室内空间：应方便乘轮椅者进入和使用，内部应设轮椅回转空间，轮椅需要通行的区域通行净宽不应小于 900mm。

（2）扶手：走廊应设置扶手。

（3）墙角：做成圆弧形。

（4）墙面：应设置地面高 0.35m 的护墙板，防轮椅脚托板撞墙。

（5）地面：地面应坚固、平整、防滑、不积水。

（6）设施：家具的摆放要考虑乘轮椅者能通过并进行一些操作和活动，如轮椅到椅子和沙发的转移，电灯、电话、电视、音响、空调、插座等电器的操作方便。

3. 淋浴间和厕所

（1）淋浴间：内部空间应方便乘轮椅者进出和使用；淋浴间前应设便于乘轮椅者通行和转动的净空间；淋浴间坐台应安装牢固，高度应为 400~450mm，深度应为 400~500mm，宽度应为 500~550mm；应设置 L 形安全抓杆，其水平部分距地面高度应为 700~750mm，长度不应小于 700mm，其垂直部分应设置在淋浴间坐台前端，顶部距地面高度应为 1.40~1.60m；控制淋浴的开关距地面高度不应大于 1.00m；应设置一个手持的喷头，其支架高度距地面高度不应大于 1.20m，淋浴软管长度不应小于 1.50m。

（2）洗浴器：①浴盆上安放活动坐板或在浴盆一端设置 0.45m 的洗浴坐台，便于轮椅转移。浴盆内侧的墙面要有两层水平抓杆或水平连垂直的抓杆，外侧有 0.90m 高的扶手，便于淋浴时扶稳和洗浴后的转移支撑。②若淋浴，则淋浴椅高度要与轮椅一致，要方便打开水龙头。

（3）坐便器：坐便器两侧应设置安全抓杆，轮椅接近坐便器一侧应设置可垂直或水平 90° 旋转的水平抓杆，另一侧应设置 L 形抓杆．轮椅接近无障碍坐便器一侧设置的可垂直或水平 90° 旋转的水平安全抓杆距坐便器的上沿高度应为 250~350mm，长度不应小于 700mm；

坐便器另一侧设置的 L 形安全抓杆,其水平部分距坐便器的上沿高度应为 250~350mm,水平部分长度不应小于 700mm;其竖向部分应设置在坐便器前端 150~250mm,竖向部分顶部距地面高度应为 1.40~1.60m。坐便器水箱控制装置应位于易于触及的位置,应可自动操作或单手操作;取纸器应设在坐便器的侧前方;在坐便器附近应设置救助呼叫装置,并应满足坐在坐便器上和跌倒在地面的人均能够使用。

(4)洗手盆:台面距地面高度不应大于 800mm,水嘴中心距侧墙不应小于 550mm,其下部应留出不小于宽 750mm、高 650mm、距地面高度 250mm 范围内进深不小于 450mm、其他部分进深不小于 250mm 的容膝容脚空间;应在洗手盆上方安装镜子,镜子反光面的底端距地面的高度不应大于 1.00m;出水龙头应采用杠杆式水龙头或感应式自动出水方式。

(5)应急:①设紧急呼叫按钮,呼叫按钮的中心距地面高度应为 0.85~1.10m,且距内转角处侧墙距离不应小于 400mm,按钮应设置盲文标志;②门扇向外开,其上需设置观察窗口;③能开关电灯。

4. 厨房和餐厅

厨房设施和电器应方便乘轮椅者靠近和使用,操作台面距地面高度应为 700~850mm,其下部应留出不小于宽 750mm、高 650mm、距地面高度 250mm 范围内进深不小于 450mm、其他部分进深不小于 250mm 的容膝容脚空间;水槽应与工作台底部的操作空间隔开。厨房和餐厅无障碍设施与环境主要包括:门、案台、吊柜、炉灶、洗涤池、饭桌及其他设备。厨房面积要考虑到乘轮椅者进入和操作的位置及回转方便等。

(1)门:厨房和饭厅合一且为开敞式,以方便残疾人。若有门,则推拉门比较方便实用。

(2)案台:台面距地面 0.75~0.80m 的高度,对乘轮椅者和可立姿的残疾人都可使用;案台下方为便于乘轮椅者深入,最小空间宽度是 0.70m,高度是 0.60m,深度 0.25m;案台最好是高度可调的,案台两侧可设抽屉式落地柜。

(3)吊柜:案台上的吊柜底面距案台 0.30m,吊柜自身高度为 0.60~0.80m,深度为 0.25~0.30m,方便取餐具、调料、食物和开关柜门。最好是高度可调的吊柜。

(4)炉灶:应采用案台上安放的炉灶,控制开关在案台前面操作。

(5)洗涤池:①洗涤池应采用单杠杆水龙头或感应水龙头;②洗涤池的上口与地面距离不应大于 0.80m,洗涤池深度为 0.10~0.15m;③洗涤池下方轮椅的空间同于案台。

(6)饭桌:桌面高度和桌下空间要求同于案台。

(7)其他设备:冰箱和冰柜、微波炉、电水壶、电开关等根据不同功能障碍的实际需求进行改造。

5. 卧室和书房

(1)均要有轮椅活动的足够空间,家具,如床和椅子的高度与标准轮椅坐高一致(0.45m),便于转移。

(2)床边有助站扶手,床位的一侧要留有直径不小于 1.50m 的轮椅回转空间。

(3)乘轮椅者要能自行开关窗户和窗帘、电灯,使用电话,以及床头柜和衣柜取物。

(4)书桌的桌面高度和桌下空间要求同于案台。

6. 阳台和窗户

(1)阳台深度在 1.50m 以上,便于乘轮椅者休闲。

(2)窗扇的开启和窗把手的高度要适合乘轮椅者的使用要求,高度距地面高度应为 0.85~1.00m。

(3)乘轮椅者的视线水平高度一般为 1.10m,阳台围栏或外窗窗台的高度不大于 0.80m,以适合乘轮椅者的视野效果。

除个人建筑无障碍外,在居家环境无障碍中还需要个人居家活动无障碍的辅助器具(表8-2)。

表8-2　个人居家无障碍辅助器具

序号	IC 代码	居家活动项目	ISO 代码	辅助器具举例
1	d630	准备膳食	1530	语音厨房秤、带易握刀和固定器的切菜板、土豆刷、削皮器、打蛋器、切碎器、烹饪用具
2	d640	做家务		
2.1	d6400	清洗和晾干衣服	1515	洗衣机、脱水机、晾衣架
2.2	d6401	清洁烹饪区和餐具	1506	高度可调洗涤槽、带吸盘瓶刷、盘子滤干器、洗碗机
2.3	d6402	清洁生活区	1512	海绵刷、掸子、地毯清扫器
2.4	d6403	使用家用电器	1503	微波炉、冰箱、洗碗机
			1512	自动吸尘器、地板抛光机
2.5	d6404	贮藏日用品	1836	搁板、厨、床头柜、药品柜
2.6	d6405	处理垃圾	1512	电动簸箕、自动开启垃圾桶
3	d650	照管居室物品		
3.1	d6500	缝补衣服	1515	缝纫机、带放大镜刺绣箍、开口缝纫针、穿针器、易握剪刀
3.2	d6504	维修辅助器具	2427	螺旋固定夹、台钳、磁性垫、工具固定器
3.3	d6505	照管室内外植物	3021	室外园艺用工具、跪凳
3.4	d6506	照管宠物	3033	宠物喂食槽

四、工作环境无障碍设施与环境改造

(一) 办公与政务服务

1. 应对行政办公区建筑内部空间进行无障碍路线规划,其路线应连接办公建筑出入口、政务服务区域、群众来访议事区域、多功能会议区域、职工餐厅,以及与此相关联的公共卫生间等场所和区域,无障碍路线及与其相连接的相关设施处,应设置系统的引导标识。

2. 应对政务服务区域的盲道系统进行规划,其内应设置行进盲道和提示盲道,将视力障碍者引导至相应的服务接待场所。

3. 其政务服务区域内应设置配有盲文提示的无障碍路线和功能导示牌,导示牌前应设置提示盲道。靠近建筑主出入口、政务服务大厅和地下车库电梯厅处应设置无障碍停车位,并设置相应的引导标识。

4. 建筑主出入口前有高差处可结合景观环境设置无障碍坡道地形或无碍坡道,并应设置可供无障碍通行的门体和低位按钮。

5. 政务服务大厅宜设置于建筑底层,且应为无障碍楼层。服务窗口均应采用低位坐姿接待,无障碍服务窗口应具有容膝空间,设置相应的无障碍引导标识,并配置一定数量的轮

椅(图8-1)。

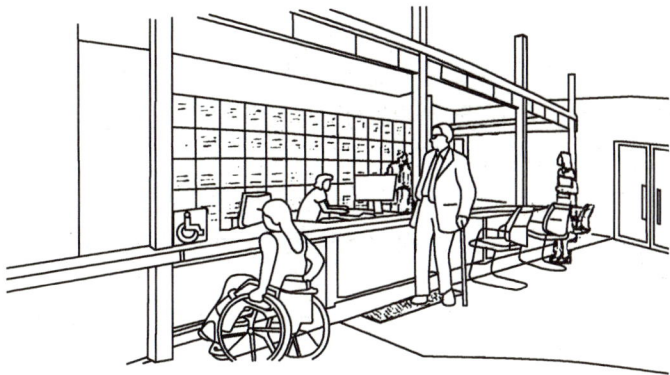

图 8-1 低位服务台示意图

6. 通往政务服务大厅和多功能会议室的垂直电梯应为无障碍电梯,电梯候梯处、扶梯和每层楼梯梯段起止处应设置提示盲道。楼梯扶手宜设置楼层盲文提示,楼梯踏面前缘均宜设置色彩鲜明的提示条。

7. 接待群众来访的区域内不应设置高差,应保证轮椅通行、回转和停放的空间要求,办公接待台面下应具有容膝空间(图8-2)。

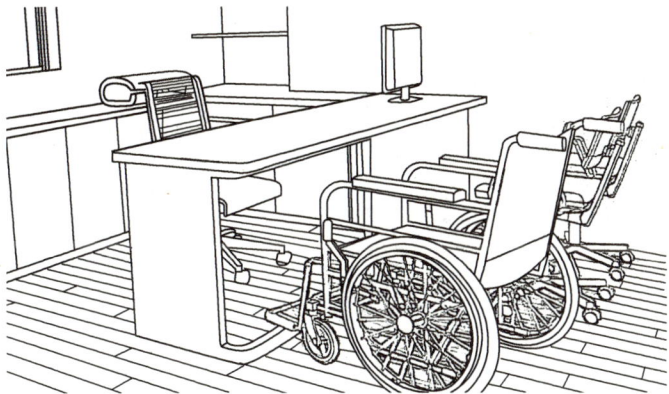

图 8-2 接待群众来访办公室接待台示意图

(二) 配套服务设施

1. 多功能厅、会议室和接待室内不应设置高差,会议桌面下应具有容膝空间。设有阶梯座位的多功能厅应设置与无障碍路线相连接的无障碍席位,其主席台应设置轮椅坡道(或可移动式轮椅坡道),并设置相应的无障碍引导标识。

2. 公共卫生间应设置独立的无障碍卫生间,其门体应采用电动侧推门或平开门,应设置低位按钮和相应的无障碍引导标识。

3. 职工餐厅应与场地内或建筑内无障碍路线相连接,设置可供轮椅使用者就餐的桌位,以及相应的低位取餐和餐具收贮设施,该桌位尺度、桌下空间和间距应保证轮椅通行和使用要求。

4. 行政办公建筑作为临时救灾指挥场所和救灾物资储备场所时,其配套储备物资内应配备担架、拐杖和轮椅等辅具设施。

五、就学环境无障碍设施与环境改造

(一) 交通空间

1. 主要教学功能区内至少应设置一部无障碍电梯(或设置楼层轮椅坡道),无障碍电梯及低位呼叫按钮前应设置提示盲道及相应的引导标识。其走廊空间内设有台阶时,应设置坡地形(或轮椅坡道),使走廊地面无障碍连接。

2. 校园内所有楼梯均应为无障碍楼梯,每层楼梯梯段起止处应设置提示盲道,每层楼梯扶手起止处宜设置楼层盲文提示,踏面前缘均应设置色彩鲜明的提示条。

(二) 教学空间

1. 教室门应向室内开启,门体应采用杆式低位拉手,有视力障碍学生上课的教室应在教室门前设置提示盲道。

2. 教室内应设置无障碍课位,该位置应方便出入教室,并宜采用可调节高度的课桌椅,课桌下方应具备容膝空间。

(三) 住宿空间

1. 宿舍的无障碍出入口门前应设置提示盲道,刷卡处应设置低位设施。宿舍楼门前应设置低位刷卡设施和低位按钮(图 8-3)。

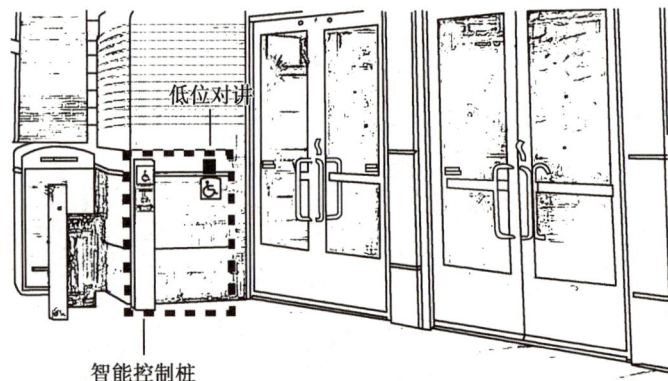

图 8-3　宿舍无障碍出入口示意图

2. 无障碍宿舍楼层或区域应设置于一层或设置无障碍电梯,与其所在楼层相连接,其走廊地面不应设置台阶。

3. 无障碍宿舍楼层或区域的墙体两侧应设置相应的助力扶手,无障碍宿舍应符合轮椅通行和回转的空间尺度要求,铺位高度应与轮椅平齐,并设置相应的可移动助力辅具,桌子下方应具有容膝空间。视力障碍学生居住的宿舍和公共卫生间门前应设置提示盲道,其靠近门口的扶手起止处应设置盲文提示。

4. 公共盥洗间内应设置无障碍淋浴间和无障碍洗手盆,无障碍淋浴间内应设置浴间坐台,需要刷卡的应设置低位刷卡感应设施。公共盥洗间内的无障碍淋浴间应满足坐姿洗浴和轮椅通行回转的空间尺度要求,并采取相应的助力和防跌倒措施(图 8-4)。

(四) 就餐空间

1. 食堂取餐窗口和服务台应设置具有容膝空间的低位服务柜台,并设置相应的无障碍引导标识。

2. 食堂就餐区域应设置具有容膝空间的无障碍专用餐桌,方便摆放轮椅和使用拐杖的学生就座,其通道应满足轮椅通行和回转的要求。

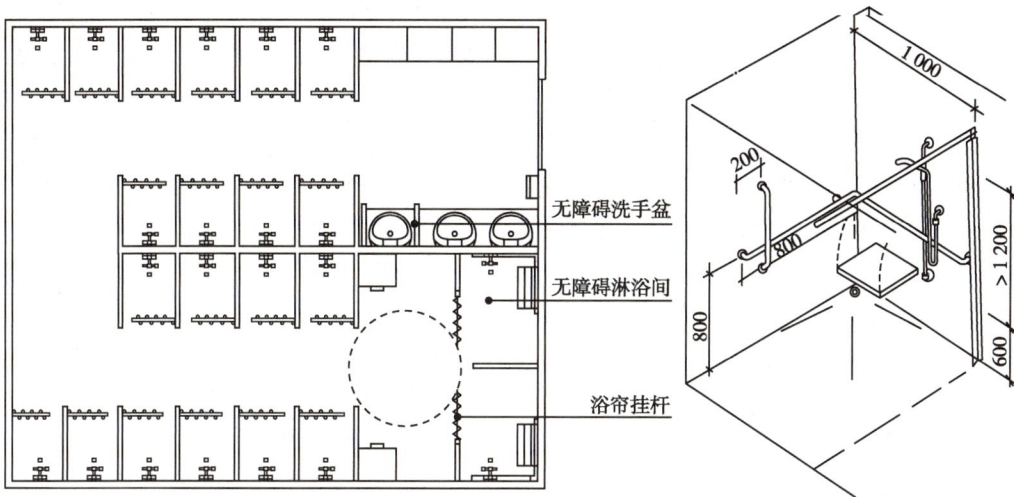

图 8-4 公共盥洗室无障碍浴位示意图

（五）配套服务设施

1. 校园内文体活动设施、报告厅和图书馆等应符合相关无障碍设计要求，满足有功能障碍者的通用性使用要求。

2. 图书馆阅览室内不应设置高差，应设置可供有功能障碍者使用的无障碍阅览区（位）和相应的无障碍引导标识，并应设置与借书问询台相连接的服务呼叫器。

图书馆阅览室内除应设置可供有功能障碍者使用的无障碍阅览位外，还应采用挂件、固定架等设施，将书架、柜子等大件家具与墙壁或柱子相连接，避免发生地震灾害时，家具倾倒砸伤使用者。

3. 借书问询处应设置具有容膝空间的低位服务台，并设置相应的无障碍引导标识。

4. 校园内风雨操场应与周边场地和校园内无障碍路线相接驳，场地内有高差处应设置坡地形，并设置可供有障碍者进行健身活动的场地和设施，以及相应的无障碍引导标识。

5. 风雨操场的观众台座位应设置与无障碍路线相连接的无障碍席位，其升旗仪式台和操场主席台应设置可移动式轮椅坡道。

6. 风雨操场和抗震等级较高的校园建筑作为社会紧急避难场所和应急抗灾指挥中心时，其配套储备物资内应配备轮椅、拐杖和担架等辅具设施。

7. 校园内公共卫生间均应设置无障碍厕位、无障碍小便池和无障碍洗手台，其设计应考虑少年儿童人体工学尺度。

8. 校园内的热水取水处应设置低位饮（取）水台，并设置可放置拐杖等辅具的装置和相应的无障碍引导标识，方便使用轮椅和拐杖的有障碍学生取水。

第三节　室外无障碍设施与环境改造

一、概述

我国政府非常重视无障碍环境建设问题。《中华人民共和国残疾人保障法》规定：残疾人在政治、经济、文化、社会和家庭生活等方面享有同其他公民平等的权利。

作为社会中弱势群体的残疾人、老年人、儿童、病人、孕妇等，常常由于建筑物内存在的物理障碍或是室外的道路交通等的阻碍而影响到他们的日常生活和工作。结合城市化道路当中的特殊情况和残疾人、老年人等社会群体的行为和心理特点及其对空间的诉求,针对城市室外进行无障碍的环境设计是一个必然的选择。

2001年6月21日颁布了《城市道路和建筑物无障碍设计规范》。经过努力,在北京、天津、上海、广州、深圳、沈阳等城市,新建和改建公共建筑、居住建筑、城市道路、交通等各方面都有一批无障碍的典型工程,达到了方便残疾人和受益全社会的效果。

目前,在我们的城市生活中已经有不少无障碍设施投入使用,如火车站、地铁、飞机场中也设置了方便轮椅的通道和设施;在很多社区内,无障碍坡道已经成为必备的硬件设施。但从整体来看,我们的城市无障碍化建设程度还未达到国际大都市的要求。在许多大型的公共空间内,如地铁、商场、医院、图书馆、活动中心等,还没有一套完整的、整体化的、以人为本的无障碍化环境的建设解决方案。

二、道路无障碍设施与环境改造

城市道路实施无障碍的范围是人行道、过街天桥与过街地道、桥梁、隧道、立体交叉的人行道、人行道口等。无障碍通行设施的一般规定是:城市开敞空间、建筑场地、建筑内部及其之间应提供连贯的无障碍通行流线。无障碍通行流线上的标识物、垃圾桶、座椅、灯柱、隔离墩、地灯和地面布线(线槽)等设施均不应妨碍行动障碍者的独立通行。无障碍通行流线在临近地形险要地段处应设置安全防护设施,必要时应同时设置安全警示线。无障碍通行设施的地面应坚固、平整、防滑、不积水。

参照2021年9月发布的中华人民共和国国家标准 GB 55019—2021《建筑与市政工程无障碍通用规范》,无障碍通行设施要求如下:

1. 缘石坡道 为了避免人行道路缘石带来的通行障碍,各种路口、出入口和人行横道处有高差时应设置缘石坡道。缘石坡道的坡口与车行道之间应无高差。缘石坡道距坡道下口路缘石 250~300mm 处应设置提示盲道,提示盲道的长度应与缘石坡道的宽度相对应。缘石坡道的坡度应符合下列规定:全宽式单面坡缘石坡道的坡度不应大于 1:20;其他形式缘石坡道的正面和侧面的坡度不应大于 1:12。缘石坡道的宽度应符合下列规定:全宽式单面坡缘石坡道的坡道宽度应与人行道宽度相同;三面坡缘石坡道的正面坡道宽度不应小于1.20m;其他形式的缘石坡道的坡口宽度均不应小于 1.50m。缘石坡道顶端处应留有过渡空间,过渡空间的宽度不应小于 900mm。缘石坡道上下坡处不应设置雨水箅子。设置阻车桩时,阻车桩的净间距不应小于 900mm。在缘石坡道的类型中,单面坡缘石坡道是一种通行最为便利的缘石坡道,丁字路口的缘石坡道同样适合布置单面坡的缘石坡道。实践表明,当缘石坡道顺着人行道路的方向布置时,采用全宽式单面坡缘石坡道(图 8-5)最为方便。其他类型的缘石坡道,如三面坡缘石坡道(图 8-6)等可根据具体情况有选择性地采用。

2. 轮椅坡道 轮椅坡道的坡度和坡段提升高度应符合下列规定:横向坡度不应大于1:50,纵向坡度不应大于 1:12,当条件受限且坡段起止点的高差不大于 150mm 时,纵向坡度不应大于 1:10;每段坡道的提升高度不应大于 750mm。轮椅坡道的通行净宽不应小于1.20m。轮椅坡道的起点、终点和休息平台的通行净宽不应小于坡道的通行净宽,水平长度不应小于 1.50m,门扇开启和物体不应占用此范围空间。轮椅坡道的高度大于 300mm 且纵向坡度大于 1:20 时应在两侧设置扶手,坡道与休息平台的扶手应保持连贯。设置扶手的轮椅坡道的临空侧应采取安全阻挡措施。

3. 扶手 满足无障碍要求的单层扶手的高度应为 850~900mm;设置双层扶手时,上层扶手高度应为 850~900mm,下层扶手高度应为 650~700mm。行动障碍者和视觉障碍者主要使用的楼梯、台阶和轮椅坡道的扶手应在全长范围内保持连贯。行动障碍者和视觉障碍者主要使用的楼梯和台阶、轮椅坡道的扶手起点和终点处应水平延伸,延伸长度不应小于300mm;扶手末端应向墙面或向下延伸,延伸度不应小于100mm。扶手应固定且安装牢固,形状和截面尺寸应易于抓握。截面的内侧边缘与墙面的净距离不应小于40mm。扶手应与背景有明显的颜色或亮度对比。

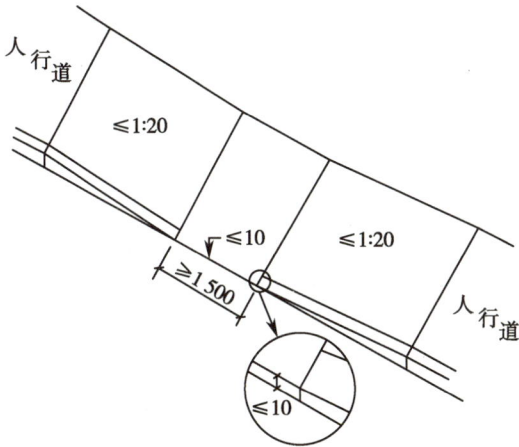

图 8-5　全宽式单面坡缘石坡道

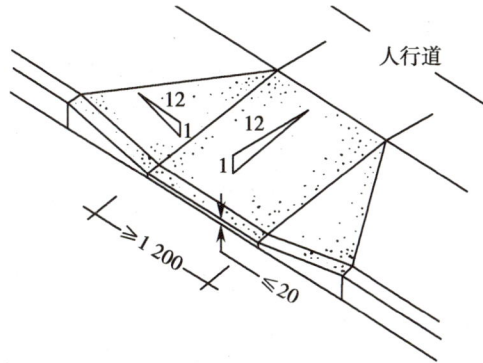

图 8-6　三面坡缘石坡道

4. 盲道　盲道分行进盲道(图 8-7)和提示盲道(图 8-8)。

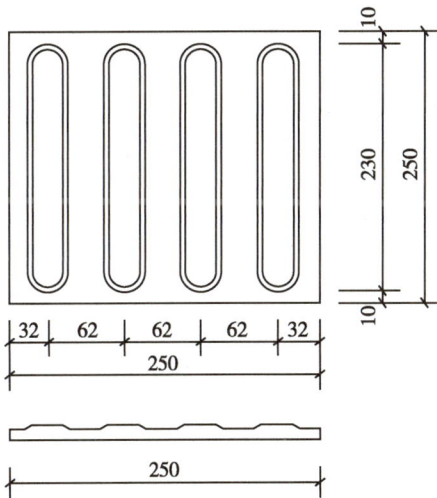

图 8-7　行进盲道

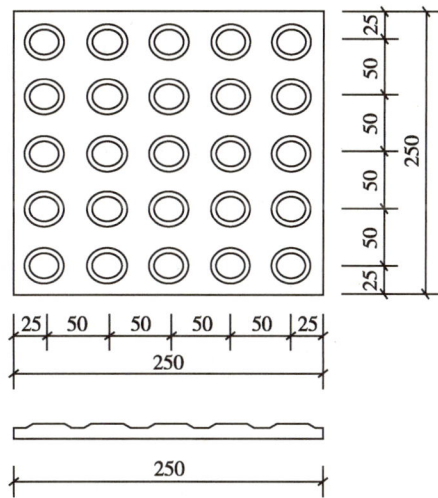

图 8-8　提示盲道

行进盲道是用表面呈长条形的凸起标识。用于指引视觉障碍者继续向前直行;提示盲道是用表面呈圆点形的凸起标识。表示盲道要拐弯或为终点,具有提醒注意作用。

盲道的铺设应符合下列规定:①盲道的铺设应保证视觉障碍者安全行走和辨别方向。②盲道铺设应避开障碍物,任何设施不得占用盲道。③需要安全警示和提示处应设置提示盲道,其长度应与需安全警示和提示的范围相对应。行进盲道的起点、终点、转弯处,应设置提示盲道,其宽度不应小于 300mm,且不应小于行进盲道的宽度。④盲道应与相邻人行道铺面的颜色或材质形成差异。

5. 无障碍通道　无障碍通道是在坡度、宽度、高度、地面材质、扶手形式等方面方便行动障碍者通行的通道。无障碍通道上有地面高差时,应设置轮椅坡道或缘石坡道。无障碍通道的通行净宽不应小于 1.20m,人员密集的公共场所的通行净宽不应小于 1.80m。无障碍通道上的门洞口应满足轮椅通行,各类检票口、结算口等应设轮椅通道,通行净宽不应小于 900mm。无障碍通道上有井盖、箅子时,井盖、箅子孔洞的宽度或直径不应大于 13mm,条状孔洞应垂直于通行方向。自动扶梯、楼梯的下部和其他室内外低矮空间可以进入时,应在净高不大于 2.00m 处采取安全阻挡措施。

6. 楼梯和台阶　视觉障碍者主要使用的楼梯和台阶应符合下列规定:①距踏步起点和终点 250~300mm 处应设置提示盲道,提示盲道的长度应与梯段的宽度相对应。②上行和下行的第一阶踏步应在颜色或材质上与平台有明显区别。③不应采用无踢面和直角形突缘的踏步。④踏步防滑条、警示条等附着物均不应突出踏面。行动障碍者和视觉障碍者主要使用的三级及三级以上的台阶和楼梯应在两侧设置扶手。

7. 无障碍电梯和升降平台　无障碍电梯的候梯厅应符合下列规定:①电梯门前应设直径不小于 1.50m 的轮椅回转空间,公共建筑的候梯厅深度不应小于 1.80m。②呼叫按钮的中心距地面高度应为 0.85~1.10m,且距内转角处侧墙距离不应小于 400mm,按钮应设置盲文标志。③呼叫按钮前应设置提示盲道。④应设置电梯运行显示装置和抵达音响。无障碍电梯的电梯门应符合下列规定:①应为水平滑动式门。②新建和扩建建筑的电梯门开启后的通行净宽不应小于 900mm,既有建筑改造或改建的电梯门开启后的通行净宽不应小于 800mm。③完全开启时间应保持不小于 3s。公共建筑内设有电梯时,至少应设置 1 部无障碍电梯。升降平台应符合深度不应小于 1.20m,宽度不应小于 900mm,应设扶手、安全挡板和呼叫控制按钮;传送装置应设置可靠的安全防护装置。

三、公共交通无障碍设施与环境改造

公共交通工具有公共汽车、火车、地铁、轮船、飞机等,都需要进行无障碍改造,以适应残疾人外出活动的需要。公共交通工具的无障碍改造标准由国家有关部门制订后实施。

以公共汽车为例:

(一) 汽车客运站

1. 汽车客运站建筑进行无障碍设计的范围包括各类长途汽车站。

2. 汽车客运站建筑的无障碍设计应符合下列规定。

(1)站前广场人行通道的地面应平整、防滑、不积水,有高差时应设置轮椅坡道。

(2)建筑物至少应有 1 处为无障碍出入口,宜设置为平坡出入口,且宜位于主要出入口处。

(3)门厅、售票厅、候车厅、检票口等旅客通行的室内走道应为无障碍通道。

(4)供旅客使用的男、女公共厕所每层至少有 1 处无障碍厕所或在男、女公共厕所附近设置 1 个无障碍厕所,且建筑内至少应设置 1 个无障碍厕所。

(5)供公众使用的主要楼梯应为无障碍楼梯。

(6)行包托运处(含小件寄存处)应设置低位窗口。

(二) 公交车站

1. 公交车站处的站台设计应符合下列规定。

(1)站台有效通行宽度不应小于 1.50m。

(2)在车道之间的分隔带设公交车站时应方便乘轮椅者使用。

2. 盲道与盲文信息布置应符合下列规定。

(1)站台距路缘石 0.25~0.50m 处应设置提示盲道,其长度应与公交车站的长度相对应。

(2)当人行道中设有盲道系统时,应与公交车站的盲道相连接。

(3)宜设置盲文站牌或语音提示服务设施,盲文站牌的位置、高度、形式与内容应方便视觉障碍者的使用。

四、公共建筑出入口无障碍设施与环境改造

公共建筑的范围包括办公、科研、商业、服务、文化、纪念、观演、体育、交通、医疗、学校、园林、居住建筑等。参照 2021 年 9 月发布的中华人民共和国国家标准 GB 55019—2021《建筑与市政工程无障碍通用规范》,无障碍出入口设施要求如下。

(一) 无障碍出入口包括以下几种类别。

1. 地面坡度不大于 1:20 的平坡出入口。

2. 同时设置台阶和轮椅坡道的出入口。

3. 同时设置台阶和升降平台的出入口。

(二) 无障碍出入口应符合下列规定。

1. 除平坡出入口外,无障碍出入口的门前应设置平台。

2. 除平坡出入口外,在门完全开启的状态下,建筑物无障碍出入口的平台的净深度不应小于 1.50m。

3. 无障碍出入口的上方应设置雨棚。

4. 设置出入口闸机时,至少有 1 台开启后的通行净宽不应小于 900mm,或者在紧邻闸机处设置供乘轮椅者通行的出入口,其通行净宽不应小于 900mm。

五、无障碍环境标识

达到无障碍要求的道路、桥梁及公共建筑物应在显著位置上安装国际通用标志牌,其图案样式如图 8-9 所示。

标志牌尺寸为 0.10~0.45m 的正方形,白色轮椅图案黑色衬底或相反,轮椅面向右侧;加文字或方向说明时,其颜色应与衬底形成鲜明对比;所示方向为左行时,轮椅面向左侧。

标志牌用于指示方向,提供如下信息。

1. 指示建筑物出入口及安全出口。

2. 指示建筑物内、外通道。

3. 指示专用空间位置。

4. 指示城市道路、桥梁等设施。

无障碍标志应设置在有无障碍设施的下列范围。

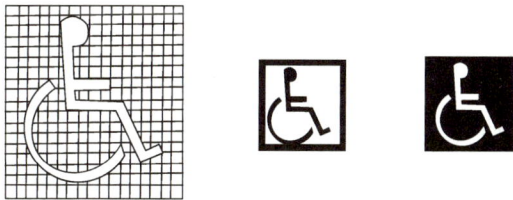

图 8-9　国际通用标志牌

1. 政府办公建筑与主要公共建筑的无障碍通路、停车位、建筑入口、服务台、无障碍电梯、无障碍厕所或无障碍厕位、无障碍浴室,轮椅席位、无障碍客房等无障碍设施的位置及走向,应设国际通用无障碍标志和无障碍设施标志牌。

2. 市区主干道、次干道广场、旅游景点、停车库(场)、室外道路、坡道、入口、电梯、公共建筑的公用电话等处,应设带指示方向的无障碍设施标志牌;上述场厅、部位之外的无障碍设施处应设国际通用无障碍标志。

3. 无障碍标志应纳入公共建筑或区域的引导标志系统内。

(杨佩耿)

复习思考题

试述我国无障碍设施现状及无障碍设施建设的意义。

第九章

其他技术在康复工程中的应用

　　康复工程学是多学科交叉的新兴边缘学科,所涉及的专业领域十分广泛。不但涉及康复医学、生物力学、解剖学、生物控制论和生物材料等生物医学类专门学科,还涉及机械、电子、计算机、声光技术和材料学等工程学理论和技术。自 20 世纪 80 年代以来,伴随着微电子学、信息技术、人工智能等其他技术的应用,康复工程学取得了飞速发展。

第一节　康复机器人

　　近年来,随着机器人技术与康复医学的结合,用于康复的机器人已经应运而生。康复机器人体现了康复医学和机器人技术的完美结合。除了涉及机器人运动学、动力学、伺服控制技术外,康复机器人还涉及人体的运动机制和运动模型、人与机器人的协调运动控制、人机安全、特种机构、人的运动状态测量及康复评价方法等多项技术,已经成为机器人领域的一个研究热点。目前,康复机器人已经广泛地应用到康复护理、假肢和康复治疗等方面,这不仅促进了康复医学的发展,也带动了相关领域的新技术和新理论的发展。

💻 **知识链接**

什么是机器人?

　　机器人学是近 30 年来迅速发展起来的一门综合学科,它涉及力学、机构学、机械设计学、计算机工程、自动控制、传感技术、人工智能、仿生学等学科的相关知识和最新研究成果。美国机器人协会给机器人下的定义是:一种可编程和多功能的,用来搬运材料、零件、工具的操作机;或是为了执行不同的任务而具有可改变和可编程动作的专门系统。

　　20 世纪 80 年代,机器人学被定义为研究感知与行动之间智能连接的一门科学。

根据这一定义,机器人通过安装移动装置(轮子、履带牵引装置、腿、螺旋桨)来实现在空间中的移动,通过操作装置(悬臂、末端执行器、假肢)来对物体进行加工。其中,一些合适的装置赋予了机器人具有人的灵性。通过分析由传感器获得的机器人状态参数(位置、速度),以及与周边环境相关的参量(力和触觉、距离和视野),机器人就具有了"感觉";而其智能连接是通过一个经过了编程、规划和控制的控制架构来实现的,这种结构依赖于机器人的感觉和动作模式、周围环境,以及自身学习能力和技能习得过程。

在 20 世纪 90 年代,人类诉诸机器人的各种需求推动了机器人研究的发展。这些需求包括在危险的时候解决人类的安全问题(野外机器人),或提高人类的操作能力并且降低人类疲劳程度(人类机能增强),或实现人们改善生活质量的愿望(服务机器人)。这些应用场景的一个共同之处就是它们必须在一个几乎非结构化的环境中运作,最终达到增加能力和获得更高程度自主权的要求。

现如今,从制造业,到医疗保健、交通运输,以及对外层空间和深海的探索,机器人正在对现代化生活的许多方面产生着相当大的影响。未来,机器人将会和现在的个人电脑一样普及和私人化。

机器人(robot)是自动执行工作的机器装置。它既可以接受人类指挥,又可以运行预先编排的程序,还可以根据人工智能技术制定的原则、纲领行动。机器人系统具有类人的功能,比如说作业功能、感知功能、行走功能,还能完成各种动作,在工业、医学、农业、建筑业,甚至军事等领域中均有重要用途。

机器人的外貌有的像人,有的却并不具有人的模样,但其组成与人很相似。机器人系统由机器人的机构部分、传感器组、控制部分及信息处理部分组成。机构部分包括机械手和移动机构,机械手相当于人手一样,可完成各种工作;移动机构相当于人的脚,机器人靠它来"走路"。传感器相当于人的眼、耳、皮肤等感觉器官,可以感知机器人自身或外部环境变化的信息,它包括内传感器和外传感器。电脑是机器人的指挥中心,相当于人脑或中枢神经系统,它能控制机器人各部位协调动作;信息处理装置(电子计算机),是人与机器人沟通的工具,可根据外界的环境变化灵活地变更机器人的动作。

一、定义

康复机器人是能自动执行任务的人造机器装置,用以取代或协助人体的某些功能,从而在康复医疗过程中发挥作用。是为了帮助患者进行康复训练,或用机器人辅助患者的某些生理功能,或为照顾老人或残疾人的日常生活,或为帮助处理医院里的一些日常事务而设计的一类机器人。

二、功能

在康复机器人技术中,人是整个运作过程的中心,使用机器人的目的是加强或恢复人的一些操作能力,这就使得安全性成为第一重要因素。目前,康复机器人能完成以下任务和操作。

1. 环境控制及个人服务任务　如帮助肢体运动有困难的患者完成翻书页、喂食、设备控制、操作计算机或计算器,以及打电话等。

2. 帮助患者完成各种运动功能恢复训练　如手臂运动训练、行走训练、脊椎运动训练、颈部运动训练等。机器人具备许多人所无法比拟的优点,例如长期、稳定的重复训练;精确、客观地测定训练与运动参数,提供实时反馈;远程训练等。

3. 职业与教育任务和操作 如编计算机程序,处理办公材料,把纸送进打字机并进行操作使用。

4. 娱乐性操作 如玩电子游戏机、下棋、搭积木、绘画、讲故事等。

三、分类

从广义上讲,康复机器人系统包括医院机器人系统、家庭日常生活护理机器人和智能轮椅等;从狭义上讲,康复机器人系统是帮助残疾人解决生活中遇到的困难的一种工具,它可以在家里或在工作场合使用,使残疾人获得更强的独立生活能力,并相当大地提高其生活质量。

康复机器人的种类很多,有多种分类方法。

1. 按结构分类 康复机器人一般由机械装置部分和电子控制系统两大部分组成。目前,已开发出的康复机器人有以下 3 种类型。

(1)工作站式机器人:工作站式康复机器人为用户提供了一个集成环境,一般包括操作臂和适合于操作臂完成各种任务的环境系统,由电动手臂和专门设计的工作台相结合,是最常见的康复机器人。这种机器人由预先程序化的指令来控制手臂,拿取工作台上的物品。例如 Handy1 和美国的 ISAC,可以帮助上肢残疾的用户进餐。DeVAR 工作站和 RAID (robot for assisting integration of the disabled)工作站则为残疾人提供了一个完善的办公环境(图 9-1、图 9-2)。

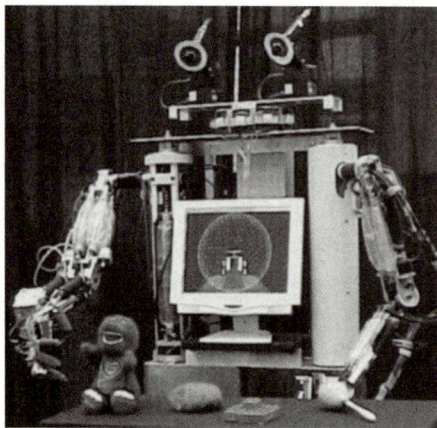

图 9-1 DeVAR 工作站

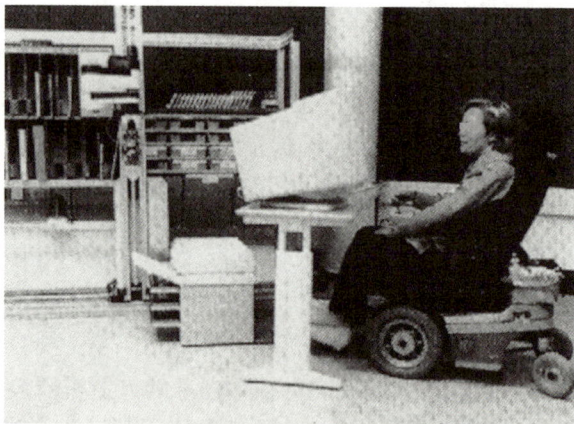

图 9-2 RAID 工作站

(2)搭载式机器人:这种机器人大部分是将已有的机器手臂和电动轮椅相结合,然后设计安装各种传感系统、导航系统、运动规划系统、人机接口系统和控制系统,能帮助严重功能障碍的残疾人和老年人提高生活自理能力。例如:德国的 FRIEND 系统就是将一个 MIT-Manus 机器人手臂安装在电动轮椅上,由语音识别系统控制。轮椅的左面安装了一个小平台和一个平板显示器。系统以程序化运动和用户控制运动两种模式工作。在程序化模式中,操作对象必须放在平台的固定位置上,用户发出简单的命令来调用模块化的程序完成一套动作。在用户控制模式下,手臂可根据用户的语音命令工作。

(3)移动式机器人:这类机器人可以在用户的简单控制下运动,可以帮助拿取物品、料理简单的家务、监测环境及人体的一些信息,也可以作为获取信息和通信的平台,还可以帮助老人起床、引导行走等。移动式机器人一般带有环境感知的传感器,可实现导航、避障,具有操作和信息反馈的人机接口,可以根据用户的行走习惯设定工作参数。例如,德国的 Care-O-Bot Ⅱ是帮助残疾人和老年人独立生活的移动家庭看护系统。该机器人具有摆放桌椅、拿饮料、控制空调等功能,并具有报警系统;可以帮助用户从床上或椅子上支撑起身,并辅助其步行;还具有管理视频电话、电视等媒体,与医疗和公共服务机构的通信交流,监测危险信号并具有紧急呼救的能力。爱尔兰的 VA-PAMAID、日本的 RFID 和 Walking Helper 导航机器人等可以帮助老年人和弱视者独立行走。

2. 按功能分类　康复机器人从功能上可分为辅助型康复机器人和康复训练型机器人。

(1)辅助型康复机器人:通常根据它们是侧重于操作、移动还是认知来进行分类。操作辅助机器人又可以进一步分为固定平台、便携平台和移动自主平台几种类型。固定平台机器人可以在厨房、桌面或者床边执行任务。便携式机器人通常是安装在电子轮椅上的机械臂,可以抓取或移动物体,可以和其他设备进行交互,比如:开门。移动自主式机器人可以通过语言或其他方式的控制,在家里或者工作场所工作,可以帮助患有痴呆、孤独症或其他影响交流和身体健康疾病的患者。

(2)康复训练型机器人:最近几年,除用于残疾人生活助理的护理机器人(patient care robot)外,康复机器人在辅助神经肌肉康复(robot-aided neuro-rehabilitation)训练方面也有相当多的研究并取得了重要进展。康复训练机器人主要功能是帮助患者完成各种运动功能训练,如行走训练、手臂运动训练、脊椎运动训练、颈部运动训练等。训练形式包括被动运动(passive movement)、助力运动(assistive movement)、主动运动(active movement)和抗阻运动(resistive movement)等。

四、典型的康复机器人

(一)辅助型康复机器人

1. Handy1　Handy1 康复机器人是 20 世纪 90 年代初生产的,是目前世界上最成功的一种低价的康复机器人系统(图 9-3)。它的主要功能是使大脑麻痹患者能够实现独立进食,后来还包括辅助患者洗脸、使用化妆品,以及用户的个性化需求。组件式、可更换的托盘装在 Handy1 的滑车上,通过一个 16 脚的插座,从内部连接到机器人的底座中。Handy1 可以根据用户的不同要求提供 4 种可以拆卸的滑动托盘:吃饭 / 喝水托盘(图 9-4)、洗脸 / 刮脸 / 刷牙托盘(图 9-5)、化妆托盘(图 9-6)及绘画托盘,通过更换托盘可以帮助使用者实现独立吃饭、喝水、洗漱、绘画等功能。Handy1 的操作简便性及功能多样性增加了它对所有残疾人群体、护理人员的吸引力。该系统为有特殊需求的人提供了较大的自主性,增加了他们融入"正常"环境的机会。

2. 护理机器人

(1)Master 系统:法国原子能协会研制的 Master 系统实际上是一个以工作站形式进行工作的机械手,属于固定作业式护理机器人,是经过临床测试的辅助系统。Master 系统机械手安装在平台上,平台四周的相应位置上放置着残疾人日常生活工作所需的各种物品及设备。机械手、平台及物品构成一个工作站,在工作站内根据预先编制的程序,机械手可以代替残疾人完成一系列工作。该系统的输入接口是两个按键和一个操纵杆,另外还有语音控制输入。受控设备除了机械手外,还有许多种环境设备,如翻页器、电话、电灯、音响、电视、计算机等。残疾人利用 Master 的自动程序或编制程序可实现喝水、吃饭、抽烟、下棋、翻书、打电话、听音响、电视、装磁盘等工作。该系统设计是很全面和完善的,因此被公认为是具代表性的固定式康复护理机器人杰作之一。

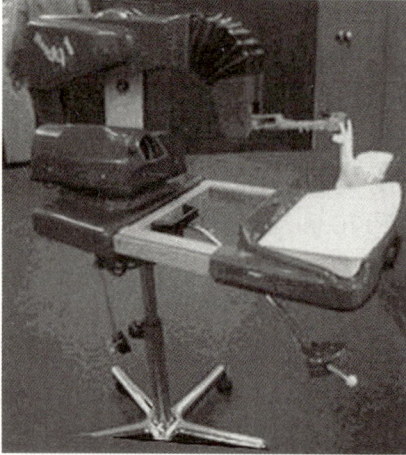

图 9-3 Handy1 康复机器人

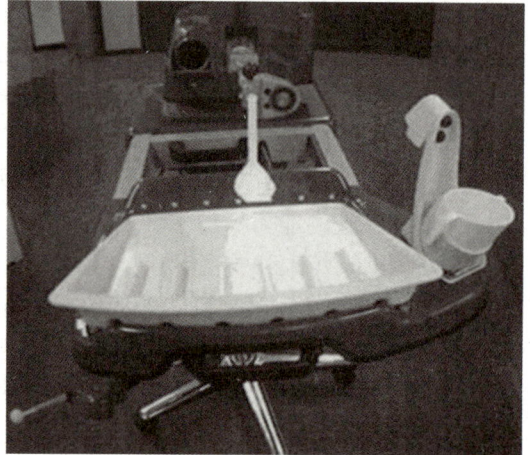

图 9-4 吃饭 / 喝水托盘

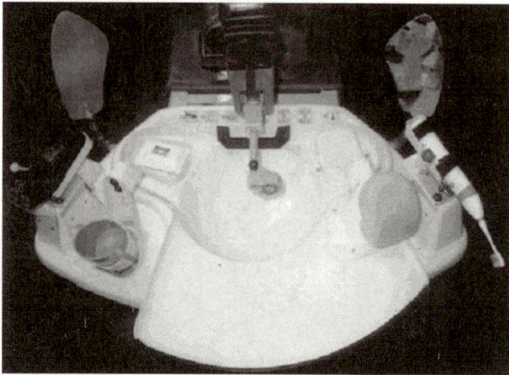

图 9-5 洗脸 / 刮脸 / 刷牙托盘

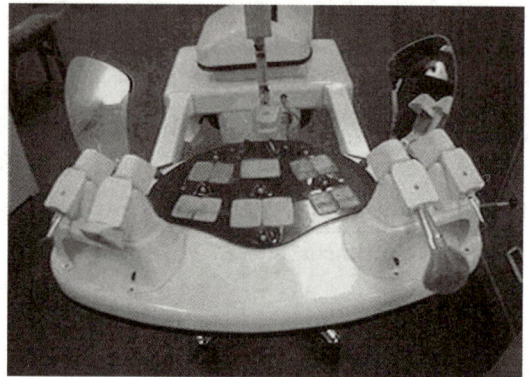

图 9-6 化妆托盘

(2)机器人护士"Ri-Man":是由日本的物理与化学研究所(RIKEN)研制的搬运工模型。"Ri-Man"高 158cm,重约 100kg,装备了 5 个触觉传感器和 19 个传动装置,以确保它能和人一样保持身体平衡并完成看护患者的任务。下图(图 9-7)显示了机器人护士"Ri-Man"将真人大小的患者模型从病床上抬起的过程。

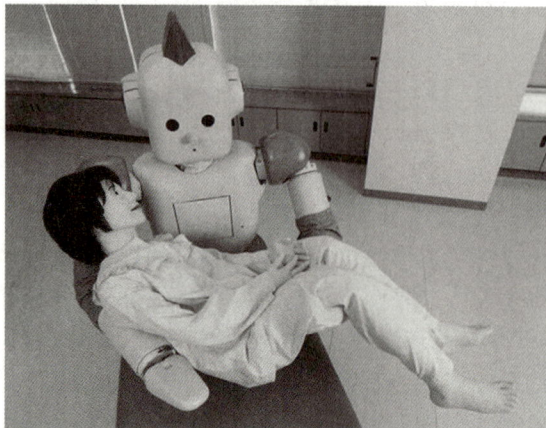

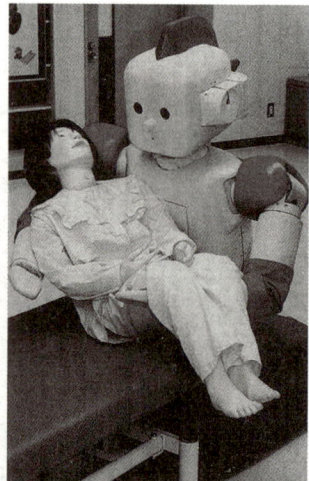

图 9-7 机器人护士"Ri-Man"抬起患者模型

(3)护士助手：是在 1985 年研制的一个移动式护理机器人，由行走部分、行驶控制器及大量的传感器组成，可以在医院中自由行动，其速度为 0.7m/s 左右。该机器人是自主式机器人，它不需要通过导线控制，也不需要事先作计划，一旦编好程序，它随时可以完成以下各项任务：运送医疗器材和设备；为患者送饭、送病历、报表及信件；运送药品、试验样品及试验结果；在医院内部送邮件及包裹等。

机器人中装有医院的建筑物地图，在确定目的地后机器人利用航线推算法自主地沿走廊导航，由结构光视觉传感器及全方位超声波传感器探测静止或运动物体，并对其航线进行修正。它的全方位触觉传感器保证机器人不会与人和物相碰；车轮上的编码器测量它行驶过的距离；在走廊中，机器人利用墙角确定自己的位置，而在病房等较大的空间时，它可以利用天花板上的反射带，通过向上观察的传感器帮助定位；需要时它还可以开门。在多层建筑物中，它可以给载人电梯打电话，并进入电梯去到所要到的楼层。紧急情况下，例如某一外科医生及其患者使用电梯时，机器人可以停下来，让开路，2 分钟后它重新启动继续前进。通过"护士助手"上的菜单可以选择多个目的地，到达目的地后，机器人停下来等候用户的指示。它的保险机构能够防止未经允许的人从它的后柜中拿走东西。机器人有较大的荧光屏及用户友好的音响装置，用户使用起来迅捷方便。

(二) 康复训练机器人

1. 双手协调训练装置　作为上肢康复机器人研究的起点，1993 年加利福尼亚大学的 Peter S.lum 研究设计了名为 hand-object-hand（手 - 物体 - 手）的双手康复装置，该装置从人类日常生活中对双手协调性工作的需要出发，利用健手带动患手的主从方法，通过实现简单的双手移动和挤压物体以达到训练双手协调性的目的。为保证动作模式的正确性，装置中设计了两个刚性夹板，将手部自由度限制在手腕屈伸运动，并通过该装置检测和传递力信息。

2. MIT-Manus 康复机器人　MIT-Manus 是第一台经过广泛临床测试并已经取得商业成功的手臂康复训练机器人。1995 年，美国麻省理工学院和 Spaulding 康复医院的一个研究小组发明了其样机（图 9-8）。该机器人是一个高 30 英寸的平面两关节臂，使用了可选择性顺从装配机器人臂（SCARA）。该机器人臂是用两个大型的机械接地电动机驱动轻量级五连杆系统的机械臂，由一个低摩擦的桌子来支撑，并可与计算机屏幕相连接。MIT-Manus 应该是完成平面运动的最简单的机械设计，它可以给手臂提供大范围的力辅助，而不需要力反馈控制。

该机器人能够像康复治疗师一样帮助脑卒中患者进行肩部和肘部的被动、主动或抗阻性运动，有助于恢复患者上肢的运动功能。而且，机械臂带有过载保护装置，可以确保训练安全。在康复训练时，将患者的手臂与机械臂固定在一起，由机械臂带动患者的肩部和肘部运动；进行被动运动训练时，患肢在机械臂的驱动下，按康复医师设定的训练处方（运动规律）运动，运动轨迹显示在电脑屏幕上，并为患者提供视觉生物反馈；用于主动运动训练时，患肢推动机械臂按规定训练模式

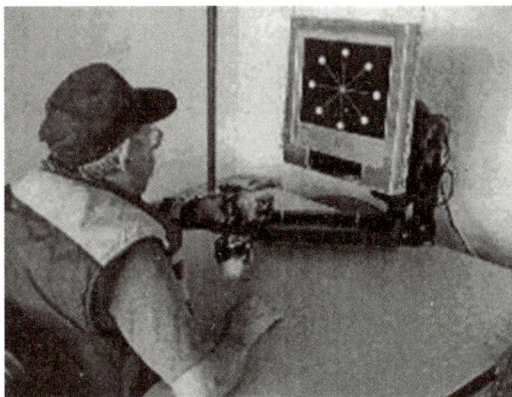

图 9-8　MIT-Manus 上肢康复机器人

运动，机器人提供阻抗控制和助力功能以适应不同训练阶段的需要。

3. 镜像运动增强 MIME（mirror-image motion enabler）康复机器人　1999 年，斯坦福大

学开发了名为镜像运动增强的系列康复机器人。该系统使用一个 Puma-560 机械臂来辅助患者手臂的运动。该设备通过一个定制夹板和连接器与手相连,如果交互力太大,手臂可以摆脱设备。与 MIT-Manus 相比,该设备有 6 个自由度,因此可以允许更加自然的手臂运动。但该设备必须依赖力反馈,患者才能够驱动机械臂。它开发了四种控制模式:①被动模式,患者放松,机器人以期望模式运动手臂;②主动辅助模式,患者向目标发起运动趋势,通过桌面上的物理锥表示,触发机器人向目标平滑运动;③主动约束模式,该设备作为一个虚拟棘轮排序,可以使运动轨迹接近目标轨迹,并阻止患者偏离目标轨迹;④镜像模式,轻度功能障碍的手臂运动通过数字化连杆来测量,受损手臂被控制来跟踪镜面对称的路径。临床试验表明,机器人组对上肢功能障碍的改善甚至比治疗师更显著。

4. ARM-Guide(assisted rehabilitation and measurement guide)　2000 年,芝加哥大学研制了名为 ARM-Guide 的上肢训练设备。该设备呈长号状,具有 3 个自由度,通过手动调节其中 2 个自由度(Yaw 和 Pitch)可以指向且锁定不同的方向,并在一条直线上协助患者够取物品。训练过程中患者手臂固定在夹板上,沿直线轨道练习 5 个目标点的够物运动,并利用传感器测量患者前臂施力的大小。慢性脑卒中患者在够取期间接受该机器人的帮助可以改善他们的运动能力,但该训练装置由于设计思路与现有机构决定了其训练方式的单一性,因此很难进行训练方式的扩展及深入研究。

5. Lokomat　下肢康复机器人 Lokomat 是一个外骨骼式机器人,患者在跑步机上行走时可以穿在身上,是由 Hocoma 公司与瑞士 Balgrist 大学附属医院脊髓损伤中心紧密合作开发的(图 9-9)。该系统能够通过模拟正常人的步态,帮助脑卒中或脊髓损伤患者进行步行训练。训练时,先通过系在患者腰间的皮带装置将其固定在 Lokomat 的活动步道上,并利用滑轮上提以实现减重;再将患者双腿固定到机器人的下肢固定架上。由计算机记录其臀部的宽度,臀到膝、膝到踝的长度等个人参数,作为设置训练参数的依据。若患者的下肢有一定程度的移动能力,就由患者自己带动下肢固定架一起“向前”运动;而对于下肢没有运动能力的患者,则由 Lokomat 模拟其自然步态,通过下肢固定架带动其迈步。训练过程中,机器人不仅可以控制行走的速度,而且可以调整行走的姿势,跑道的移动会与机

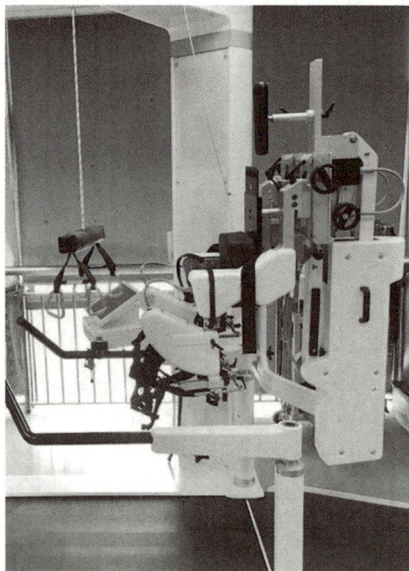

图 9-9　Lokomat 下肢康复机器人

器人的行走保持同步。对于患者来说,康复训练机器人可帮助患侧腿按照预先设置好的移动轨迹运动,犹如真正地行走,收到了更好的康复训练效果。所以,有人将其称为帮助瘫痪患者学会重新走路的机器人。这种机器人已经上市,但价格不菲。

第二节　环境控制系统

一、定义

环境控制系统(environmental control system,ECS)在康复工程中,是为四肢瘫痪或其他重度残疾者设计的一种自动控制系统。系统可以帮助患者利用其尚存的活动能力,有效地

控制病床周围环境中的一些常用设施,并按照编好的程序完成特定的任务。环境控制系统是残疾人与环境间的桥梁,可以帮助残疾人不同程度地减少日常生活依赖他人程度、提高生活自理能力,在提高重度残疾人的生活质量方面有着积极的意义。

二、组成

环境控制系统一般由接口单元、控制单元、控制信号监视单元和输出单元四部分组成。

(一)接口单元

接口单元又称界面单元,它提供了残疾人与环境控制装置的联系,要根据残疾人残存的能力设计合适的人 - 机接口。接口单元要能够利用残疾人的残存能力至少产生一个开关动作。对于高位截瘫患者,其残存能力就是晃头、眨眼、皱眉、咬牙、叼口棒、吹气吸气、语音、注视等。接口单元最常用的是特殊设计的机械开关,包括头触微动开关、脚踏开关、颌触开关、头指点器和口指点器用的指点键盘、吹吸气开关、皱纹开关、操纵杆、鼠标等;此外,还有各种电子开关、生物电位开关等。其中,声控采用的是语言识别技术,对残疾人来说,这是最便利的接口方式;注视采用的是摄像和图像处理技术。

(二)控制单元

控制单元又称处理单元或分配与控制单元,是环境控制装置的核心,由电子电路或微机软硬件组成,其作用是对来自接口单元的开关信号进行解码,并转化为输出控制信号。

(三)控制信号监视单元

控制信号监视是控制信号的视觉反馈信息,向残疾人指示自己选择的项目是什么。常用 LED 陈列指示、LCD 数码指示或电视监视器字符、图符指示等视觉反馈。为使残疾人无须高度注视显示板,还可采用音响指示或语音指示等声音反馈形式。

(四)输出单元

输出单元接收控制单元的控制命令,对受控环境设备执行操作。被控生活设施的类型可根据实际需要而设定。主要由周围环境设备组成,如电灯、收音机、电视机、窗帘开合器、警报器、门锁、电动床、加热器、电话、对讲机、打字机、翻书页辅助器、进食辅助器、洗澡辅助器、大小便辅助器,以及各种家用电器等。

三、典型的环境控制系统

环境控制系统能帮助高位截瘫患者对室内各种护理和服务设施进行控制。如图 9-10 所示,嘴控生活环境控制系统是由吹 - 吸指令管控制的生活环境系统。利用该系统,四肢瘫的患者仅靠呼吸的力量,通过吹吸管(Ⅰ)和控制选择器(Ⅱ),就可随意控制电灯(Ⅲ)的开关,窗帘(Ⅳ)的开关,电视(Ⅴ)的开关,空调器(Ⅵ)的开关,电话(Ⅶ)和电动床(Ⅷ)等 10 类环境设施,完成开关门、拉窗帘、控制电扇、开电视、控制对话机和打电话等任务。

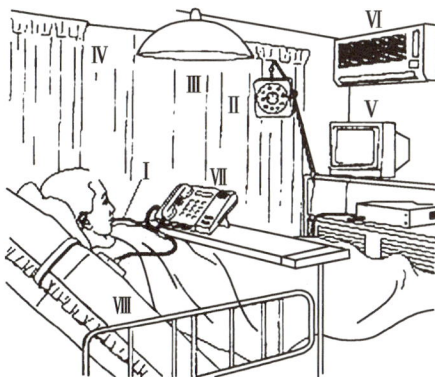

图 9-10　典型的环境控制系统

有的环境控制系统还配备医用机器人,可以根据指令从冰箱或食品柜中取出饮料、食品,并根据患者的需要喂食;有的环境控制系统具有字符处理能力,患者利用吸气或呼气选择字母、符号并完成编辑,再通过与系统连接的打印机将信件等输出。

第三节　功能性电刺激

一、概述

功能性电刺激(functional electrical stimulation,FES)是以一定强度的低频脉冲电流,按照特定的程序刺激一组或多组失去神经控制的肌肉,使其收缩并产生功能性活动(如抓握、行走、吞咽)的电刺激方法,属于神经肌肉电刺激的范畴。FES 是治疗上下肢中枢性运动障碍的一种疗法,属于康复技术范畴,其目的是促进肢体产生功能性的运动。

目前,FES 可以代替或补充肢体和器官已丧失的某些功能,已广泛应用于临床各个领域。常用的有心脏起搏器,用于心律失常和窦房结功能低下(病窦综合征);膈肌起搏器(膈神经刺激器)用于救治呼吸中枢麻痹、调整呼吸;FES 在脑卒中患者上、下肢功能恢复方面的作用已得到康复医学界的广泛认可,不但应用于脑卒中、脊髓损伤、脑瘫后的上下肢运动功能障碍(手功能训练、进行站立、步行功能训练),还能有助于解决马尾或脊髓损伤后的排尿功能障碍等。

二、基本原理和组成

FES 利用神经细胞对电刺激的响应来传递外加的人工控制信号。通过外电流的作用,神经细胞能产生一个与自然激发引起的动作电位完全一样的神经冲动,使其支配的肌纤维产生收缩,从而获得运动的效果。

FES 一般由电刺激器、反馈控制器、导线和电极组成。能输出低频脉冲电流的电刺激器由微机控制,可以预先设置各通道的刺激程序和刺激电流。治疗时,根据目标动作,将刺激电极分别置于各有关肌肉、肌群的表面或内部,各通道的刺激电极按预置的程序进行低频电刺激,使各肌肉先后产生收缩活动,形成接近正常的动作。简言之,FES 利用电刺激的方式诱发瘫痪肌群产生收缩,形成有效动作,从而达到恢复肌肉功能的目的。

三、临床应用

(一) FES 在上运动神经元瘫痪治疗中的应用

FES 适用于脑血管意外、脑外伤、脊髓损伤、脑性瘫痪、多发性硬化等上运动神经元病变所致的瘫痪。

1. 辅助站立和步行　最早用单侧单通道刺激来纠正足下垂,其原理是在患侧摆动相开始时,足跟离地,放在鞋后跟里的开关接通,电流刺激腓神经或胫骨前肌,使踝背屈;进入站立相后,开关断开,电刺激停止。对于截瘫患者,可用 4 通道刺激,在双站立相(即双足同时站立时),刺激双侧股四头肌;在单侧站立相,1 个通道刺激同侧股四头肌,1 个通道刺激对侧处于摆动相的胫骨前肌,另外 2 个通道,分别刺激双侧臀中肌或臀大肌,控制骨盆活动,使患者能够在 FES 的作用下完成站立、转移、行走。将 FES 系统与交替迈步式矫形器 RGO (reciprocating gait orthosis)配合使用,能使患者行走的效率、速度均提高,减少能量消耗。还有人成功设计了多达 26 通道的 FES 系统用以控制整个下肢,它的程控化很高,甚至能使患者上、下楼梯。

2. 控制上肢运动　上肢的运动比下肢复杂许多,应用 4~8 通道的 FES 系统刺激手和前臂肌肉,可使患者完成各种抓握运动。因为手和前臂肌肉较小,一般采用植入式电极,通过同侧肩部肌肉或对侧上肢来控制开关。这种电刺激是将电极植入刺激的目标肌肉内,故又称为肌内电刺激(intra-muscular stimulation),导线经过皮肤,与体外的刺激器连接。它的特点是可以将电极植入到任意的目标肌肉,具有稳定性好、重复性好、肌力调节的精细度高、植入时创伤小、使用安全的优点。因此,特别是对于精细动作的控制,如手功能的重建,肌内电刺激更能显示出它的优越性。Cooper 等(1988)发明了声控的 FES 系统,他们先将上肢运动程序输入电脑,然后训练电脑使其能识别 10~25 个词的发音,这些词是用来控制上肢运动的。经训练,C_5~C_6 脊髓损伤的四肢瘫痪患者可以通过语音指令,较好地完成手抓握、放松等动作。

(二) FES 在呼吸功能障碍治疗中的应用

FES 系统可以作为膈肌起搏器用于控制和调节呼吸运动。一对植入电极埋入双侧膈神经上(亦可用体表电极置于双侧颈部膈神经运动点上),与固定于胸壁上的信号接收器相连。控制器发出无线电脉冲信号,由接收器将其变为低频电流,经电极刺激膈神经,引起膈肌收缩。主要用于脑血管意外、脑外伤、高位脊髓损伤所致的呼吸肌麻痹。

(三) FES 在排尿功能障碍治疗中的应用

1. 尿潴留　FES 对尿潴留的治疗都是采用植入式电极,通常有以下几种方式:①直接刺激逼尿肌;②刺激脊髓排尿中枢;③刺激单侧骶神经根;④刺激骶神经根的部分分支。典型的刺激参数是频率 20Hz,脉冲宽度 1ms,使逼尿肌收缩,并达到一定的强度,克服尿道括约肌的压力,使尿排出。

2. 尿失禁　FES 对男性患者可用体表电极或直肠电极,对女性患者可用阴道电极,刺激尿道括约肌和盆底肌,增强其肌力。刺激频率 20Hz,波宽 0.1~5ms,通断比为 8:15,波型为交变的单相波或双相波。有报道用阴道电极治疗的有效率很高,成功率达 62%,FES 对紧张性尿失禁的有效率为 66%,对压力性尿失禁的有效率为 72%。

(四) FES 用于特发性脊柱侧弯的矫正

特发性脊柱侧弯常见于青少年,传统的治疗方法是佩戴脊柱矫形器。但因佩戴后限制患者活动,所需时间太长(每天需 22~23 小时),而且外形不美观,令患者感到不舒服,往往使治疗半途而废。

20 世纪 70 年代,人们开始寻求用电刺激替代传统矫形器的方法,这种能替代矫形器的 FES 称为"电子矫形器"(electrical orthosis)。Bobechko 等首先在 1979 年报道,用植入电极和射频发射控制系统治疗脊柱侧弯获得成功。由于植入电极有危险性和副作用,80 年代以来改用体表电极。

目前,常用双通道体表电刺激器。两组电极分别放置在侧弯凸侧的体表特定位置,两通道交替输出的矩形电刺激波,使两组椎旁肌轮替收缩与舒张,电流强度以引起肌肉强收缩而又不引起疲劳为限。电流参数通常选择:频率 25Hz,脉冲宽度 0.2ms,通断比为 1:1,上升时间 1.5s,下降时间 0.8s,强度 60~80mA。每晚睡觉后治疗,每天持续 8~10h,使侧弯的脊柱获得持续的矫正力。连续治疗 6~42 个月,或直到患者的骨骼成熟为止。FES 疗效与矫形器的效果一致,年龄较小、弯曲度(Cobb 角)在 20°~40° 之间的进行性侧弯患者,适合 FES 治疗。

除此之外,应用 FES 的双相方波刺激冈上肌和三角肌后部,治疗肩关节半脱位,克服了支具、吊带等传统治疗限制上肢活动的缺点,亦取得了较好的临床疗效。

第四节 3D 技术

3D 是 three dimensional 的缩写,即三维图形。在计算机里显示 3D 图形,就是指在平面里显示三维图形。不像现实世界真实的三维空间里有着真实的空间距离,计算机里只是看起来很像真实世界。因此,在计算机显示的 3D 图形就是让人眼看上去像真的一样。人眼有一个特性,即对近处物体的感知较大,对远处的物体感知较小,从而形成立体感。计算机屏幕是一个二维平面,我们之所以能够感受到类似真实三维图像的效果,是因为在计算机屏幕上显示时,通过色彩和灰度的差异,引起了人眼视觉上的错觉,使我们将二维的计算机屏幕感知为三维的立体图像。基于色彩学的有关知识,三维物体边缘的凸出部分一般显高亮度色,而凹下去的部分由于受光线的遮挡而显暗色。这一认识在网页设计及其他按钮和 3D 线条的绘制中得到广泛应用。比如要绘制 3D 文字,即在原始位置显示高亮度颜色,而在左下或右上等位置用低亮度颜色勾勒出其轮廓,这样在视觉上便会产生 3D 文字的效果。在具体实现时,可用完全一样的字体,在不同的位置分别绘制两个不同颜色的 2D 文字。

3D 技术依赖于利用人类双眼的视觉差。一般来说,人类的双眼之间距离约有 8cm。为了让人们看到 3D 影像,必须确保左眼和右眼分别接收到不同的影像,使两个画面间产生一定差距,模拟实际人眼观察时的情况,从而有 3D 立体的感觉。

在康复工程中用得较多的 3D 技术包括 3D 打印和 3D 雕刻。

一、概述

(一) 3D 打印技术

3D 打印技术(three dimensional printing),又称三维打印,是增材制造(additive manufacturing,AM)技术中的一种。增材制造技术是以计算机辅助技术和材料加工成形技术为基础,通过数字模型文件,采用挤压、烧结、熔融、光固化等方式逐层堆积,实现逐层构建实体物体的制造技术。3D 打印,是一种快速成型技术,它以数字化模型为基础,运用粉末状金属或塑料等可黏合材料,通过逐层的方式构造物体。由于其在制造工艺方面的创新,被认为是第三次工业革命的重要生产工具。

3D 打印技术的真正确立是以麻省理工学院的 Scans E.M. 和 Cima M.J. 等人于 1991 年申报的关于三维打印专利为标志的。主流打印机能够在 0.01mm 的单层厚度上实现 600dpi 分辨率的打印精度,较先进的产品已经具备每小时 1 英寸以上的垂直打印速率,并可实现 24 位色彩的彩色打印。打印材料从石料、金属到目前占主流地位的高分子材料,甚至是含有蛋白质的面粉等食品材料。目前开发出的打印材料有 14 种,它们可混搭 100 种耗材。20 世纪 90 年代起,我国的科研机构已经开始研发自主知识产权的 3D 打印机。北京航空航天大学率先研发出飞机钛合金大型复杂整体构件激光成型技术;华中科技大学研发的大型 3D 打印机,可通过激光将原材料制造成复杂的工业零部件和生活用品。

(二) 3D 雕刻技术

3D 雕刻是指设计师在计算机上用类似于数字化黏土的材料雕刻 3D 对象。用带有推、拉、捏和平滑的画笔或工具的软件可以轻松创建模仿现实生活中的纹理和对象的详细造型。

3D 数字雕刻技术是近几年逐渐开始盛行的一项关于制作三维模型的软件技术,该技术使得三维模型的制作不再繁杂。它通过模拟现实中的雕刻方式制作数字化的模型,用数字泥土取代了传统的雕塑材料。

3D 数字雕刻软件是一个可以让数字技术家自由创作的三维建模软件,它强大的建模功能改变了模型点线面编辑的传统多边形建模方式。借助数位板的压感,可以像传统雕刻的制作方式一样更直观地进行制作。

二、基本原理和组成

(一) 3D 打印的基本原理和组成

国际上常用 AM 表示 3D 打印技术,国内专业术语是增量制造、增材制造或添加制造。"增材制造"的理念区别于传统的"去除型"制造。传统数控制造一般是在原材料基础上,使用切割、磨削、腐蚀、熔融等办法,去除多余部分,得到零部件,再以拼装、焊接等方法组合成最终产品。而"增材制造"与之截然不同,无需原胚和模具,就能直接根据计算机图形数据,通过叠加材料的方法生成任何形状的物体,简化产品的制造程序,缩短产品的研制周期,提高效率并降低成本。

根据所用材料的状态及形成方法,3D 打印技术可分为熔融沉积成型、光固化立体成型、分层实体制造、电子束选区熔化、激光选区熔化、金属激光熔融沉积、电子束熔丝沉积成型。

3D 打印一般要经过建模、分层、打印、后期处理四个阶段。①三维建模:通过专业三维扫描仪或是 DIY 扫描设备获取对象的三维数据,并且以数字化方式生成三维模型。②分层切割:3D 打印机不能直接操作 3D 模型,要将 3D 模型输入到电脑后,通过专业的软件将模型分成一层层的薄片。并且每层薄片的厚度由喷涂材料属性及打印机规格决定。③打印喷涂:由打印机将打印耗材逐渐喷涂或熔结到三维空间中,有两种方法,先涂一层胶水再涂一层粉末,如此反复;用高能激光融化合金材料,一层层地熔结成模型。整个过程根据模型大小、复杂程度、打印材质和工艺,需耗时几分钟到数天不等。④后期处理:对模型进行固化处理、剥离、修整、上色等。

(二) 3D 雕刻的基本原理和组成

3D 雕刻技术的原理十分简单,模拟现实中制作雕塑的方式去制作虚拟的数字化角色和场景,避免了传统三维模型制作中大量的参数化工作,在提高效率的同时也有效提升了作品质量。3D 雕刻是一个多层过程,通过使用操纵造型几何形状的工具来启动该过程。

1. 定义基本特征　例如鼻子的形状或肱三头肌的曲线,此步骤称为阻止。一旦设计师对基本形状和轮廓感到满意,他们将细分几何形状以添加更多细节。

2. 细分层　随着时间的推移,添加越来越多的细节。在此步骤中,可以将诸如瘢痕或丘疹之类的小瑕疵添加到角色上,使 3D 造型看起来更逼真。

3. 最详细的图层　是最后一个细分,设计师将添加较小的纹理细节,例如毛孔。就像雕塑家会使用干树叶或棉屑之类的材料来创造质地一样。数字雕刻家可以自定义其使用的画笔的纹理以适应其需求。这些精美的纹理用于创建细腻、逼真的表面,从而增加了最终造型的真实感。

三、临床应用

(一) 3D 打印技术获取医疗模型

利用现代医学数字成像技术,医疗人员可以快速简单地获取生物体的三维立体数据信息,并通过 3D 打印快速制作出医疗模型,所做成的模型可用于医疗教学和手术模拟,医生可根据医疗模型诊断患者病情,制定相关手术方案,研究手术及模拟手术。在国内,医疗模型已经应用到血管外科、骨科、口腔颌面外科、神经外科等科室的诊断、术前评估及式的确定中(图 9-11)。

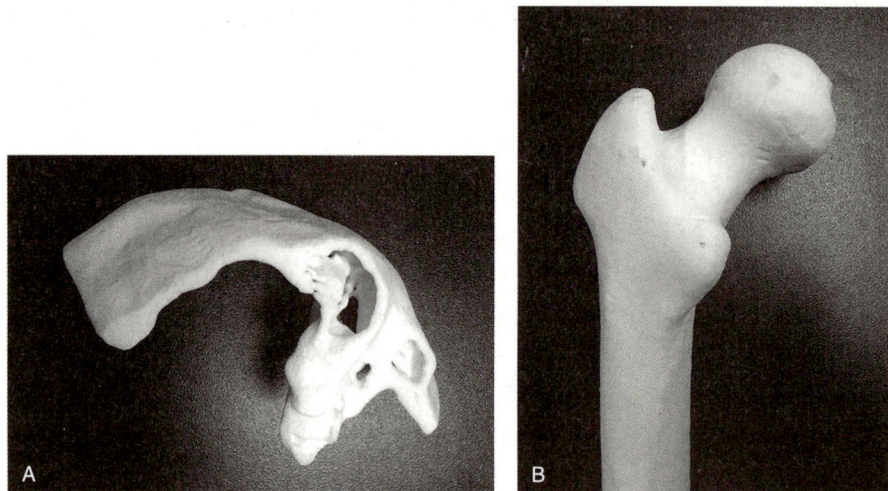

图 9-11　3D 打印在医学中的应用

A. 3D 打印的耳骨缺损；B. 3D 打印的股骨头

（二）3D 打印技术在永久植入体等方面的应用

3D 打印技术在永久植入体等方面有着广泛的应用前景。例如,可以利用 3D 打印技术制作骨骼植入体,由于人体骨骼形态多变,传统人造骨骼很难做到与生物体的理想匹配度,而且制造周期长、成本高。而 3D 打印技术制作的骨骼植入体匹配度高,成本相对低廉。国外利用 3D 打印技术构建人工骨骼的技术已经日趋成熟。国内许多高校和研究机构也已经开展了借助 3D 打印技术构建人工骨骼植入体的研究。北京大学第三医院在脊柱及关节外科领域研发出几十个生物植入体,其中颈椎椎间融合器、颈椎人工椎体及人工髋关节 3 个产品已经进入临床观察阶段。空军军医大学西京医院骨科团队成功地将 3 个采用 3D 打印技术制作的钛合金假体分别植入了 3 名骨肿瘤患者体内,修复了他们不同部位的骨骼缺损。

（三）3D 打印技术在组织工程支架中的应用

与传统组织工程支架制备技术相比,3D 打印制备的多孔支架具有 100% 的连通性,且支架外形结构不再受到传统工艺的制约。国内在将 3D 打印技术应用于组织工程支架构建方面已经取得一定成效,西安交通大学利用生物 3D 打印技术制备双管道聚乳酸 /β- 磷酸三钙生物陶瓷复合材料支架,并在陶瓷结构中灌注聚乳酸（PLA）材料来提高支架强度,从而解决了多孔生物陶瓷支架力学强度差的问题。中国科学院联合德国德累斯顿工业大学使用藻酸盐和聚乙烯醇（PVA）的混合物作为原料,构建组织工程支架并在其中添加磷酸钙骨水泥,经过多次试用,该结构支架稳定性良好,细胞在该支架中繁殖良好。

（四）3D 打印技术在体外仿生三维结构体中的应用

3D 打印技术快速构建体外仿生三维结构已经有了进展。北京口腔医院构建出具有网络结构体的数字模型,并打印出以人牙髓细胞与海藻酸钠共混物为材料的三维结构体,经过一系列的试验检测,人牙髓细胞在三维结构体中仍能生长,这无疑为 3D 打印技术应用于牙再生奠定了初步基础。杭州电子科技大学利用 3D 打印技术以人卵巢癌细胞、明胶和海藻酸钠的混合物作为材料打印三维体外卵巢癌三维结构体,准确模拟了体内肿瘤生长机制,为肿瘤研究和抗肿瘤药物筛选提供了新的技术可能。

随着技术的高速发展,3D 打印技术应用更加广泛。清华大学徐弢教授团队应用 3D 技术进行了多项工作。比如:进行皮肤打印、细胞打印、肾脏结构打印,将 3D 打印技术应用于动物心脏结构的模拟、组织修复再生等方面;甚至进行体内生物打印治疗胃创伤。

(五) 3D 雕刻技术的应用

3D 雕刻把数字化、智能化制造与材料科学相结合,其高效、智能、迅速的优势影响人们的生活方式,涉及航天航空、工业制造、建筑设计、生物医疗等领域,以不同的方式极大地推动各行各业发展。另外,3D 雕刻能提高雕刻的效率,使被雕刻处的表面光滑、圆润,迅速地降低被雕刻的非金属材料的温度,减少被雕刻物的形变和内应力;可广泛地用于对各种非金属材料进行精细雕刻的领域。

中国医学科学院整形外科医院团队应用单根肋骨软骨拼接法(图 9-12)雕刻耳支架,用以治疗成人先天性小耳畸形,术后随访一年的受试者中,无术后并发症发生。耳支架雕刻方法作为耳郭重建手术的重要内容之一,被临床外科医师们不断改进,从而使再造耳的形态更加逼真。多根软骨的切取虽然有利于再造耳支架的雕刻,但易造成供区术后永久性的胸壁畸形及瘢痕残留,已成为小耳畸形患者治疗中的临床治疗难题。该研究选用拼接法雕刻耳支架(图 9-13),术中通过对肋软骨的充分利用,减少肋软骨的截取量,从而减少对供区生理性结构的破坏。研究还发现,众多的亚结构可以通过雕刻及软骨的拼接获得。

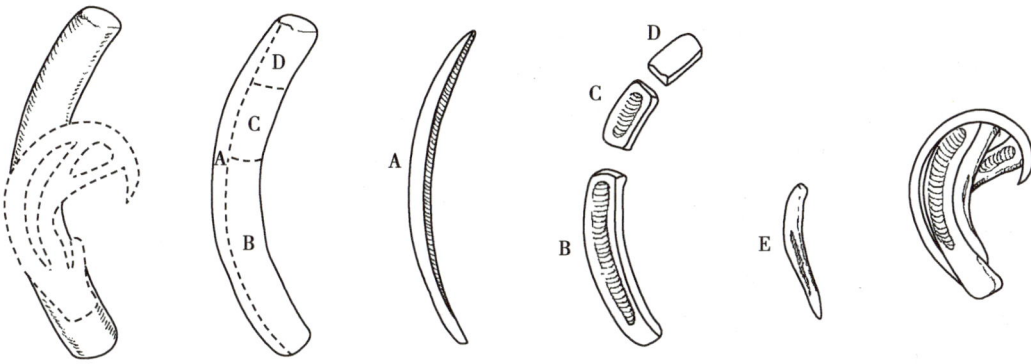

图 9-12 单根第 7 肋软骨雕刻、拼接示意图
A. 耳轮部分;B. 基座部分;C. 用于三角窝制作;D. 作为支架的支撑;
E. 三角窝中央部分被移出以圆锥形软骨块

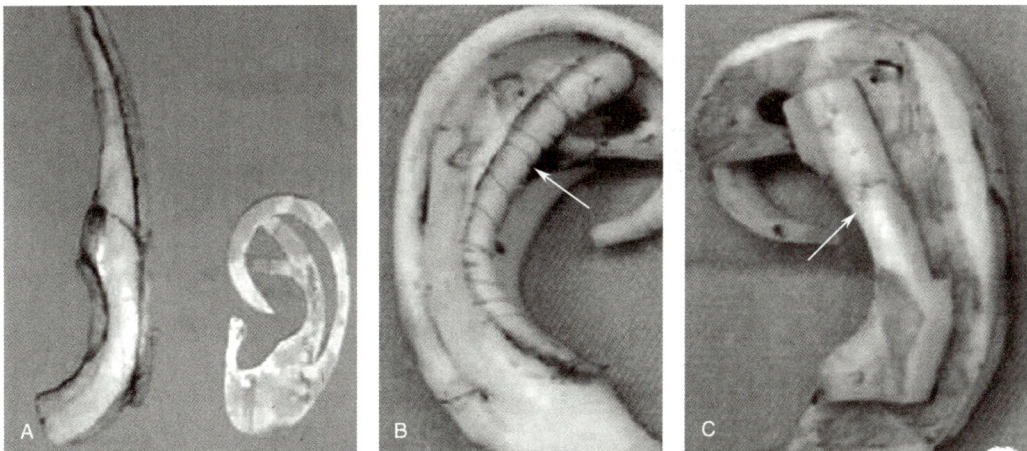

图 9-13 单根第 7 肋软骨耳支架的雕刻
A. 第 7 肋软骨和耳片;B. 三维耳支架的前面;C. 三维耳支架的背面

第五节 虚 拟 现 实

一、概述

虚拟现实(virtual reality,VR)是以计算机技术为核心,结合相关科学技术生成的在视、听、触等方面与一定范围内真实环境高度相似的数字化模拟环境。虚拟现实技术是一种多源信息融合的、交互式的、可以创建和体验虚拟世界的三维动态视景和实体行为的仿真系统。用户借助一定的装备与数字化环境中的对象进行交互作用,相互影响,可以产生亲临对应真实环境的感受。

虚拟现实技术演变大体上分为四个阶段:有声形动态模拟是蕴涵虚拟现实思想的第一阶段(1963 年以前);虚拟现实萌芽为第二阶段(1963—1972 年);虚拟现实概念的产生和理论初步形成为第三阶段(1973—1989 年);虚拟现实理论进一步的完善和应用为第四阶段(1990—2004 年)。

虚拟现实技术是仿真技术的一个重要方向,是仿真技术与计算机图形学、人机接口技术、多媒体技术、传感技术和网络技术等多种技术的集合,是一门富有挑战性的交叉技术前沿学科和研究领域。虚拟现实技术主要包括模拟环境、感知、自然技能和传感设备等方面。模拟环境是由计算机生成的、实时动态的三维立体逼真图像。除计算机图形技术所生成的视觉感知外,还有听觉、触觉、运动等感知,甚至还包括嗅觉和味觉等,也称为多感知。理想的 VR 应该具有一切人所具有的感知。自然技能是指人的头部转动,眼睛、手势或其他人体行为动作,由计算机来处理与参与者的动作相适应的数据,并对用户的输入作出实时响应,分别反馈到用户的五官。传感设备是指三维交互设备。

二、基本原理和组成

(一)基本原理

人在物理交互空间,通过传感器集成等设备与由计算机硬件和 VR 引擎产生的虚拟环境交互。基本原理见图 9-14。

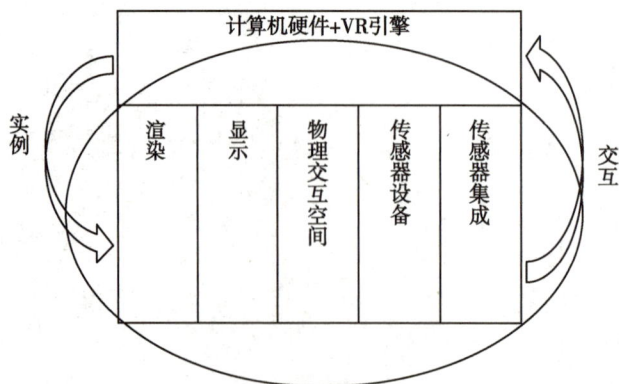

图 9-14 虚拟现实技术原理图

多传感器的原始数据经过传感器处理成为融合信息,经过行为解释器产生行为数据,然后输入虚拟环境并与用户进行交互。最后,来自虚拟环境的配置和应用状态再反馈给传感器。

虚拟现实的本质在于它的模拟和仿真,可以通过现有的信息技术手段达到对现实世界中客观事物的模拟和再现。虚拟现实通过模仿,尽可能地模拟出现实中的功能和特性;通过交互的手段,令使用者产生"身临其境"的感觉。

虚拟现实技术克服了传统康复治疗的局限性,提供了重复训练、成绩反馈和维持动机的技术手段。一方面,实时反馈模式有效提高了训练效率;另一方面,可以极大地增加趣味性,促使患者更加主动地参与,并且很大程度上降低了治疗师的工作强度,使远程治疗变得可行。

(二) 分类和组成

1. 分类 虚拟现实可以分为 4 类。

(1)桌面虚拟现实系统:也称为窗口中的虚拟现实,它可以通过桌上型机实现,成本较低,功能也最简单,主要用于计算机辅助设计(computer aided design,CAD)、计算机辅助制造(computer aided manufacture,CAM)、建筑设计、桌面游戏等领域。

(2)沉浸虚拟现实系统:是通过一些特殊的外部设备来实现,如头盔式三维立体显示器、力传感器手套、立体声耳机等输入输出设备和高性能计算机及相应的软件,使人有身临其境的感觉,各种培训、演示及高级游戏等均可采用这种系统。

(3)分布式虚拟现实系统:是在因特网环境下,充分利用分布于各地的资源,协同开发各种虚拟现实。它通常是沉浸虚拟现实系统的发展,也就是把分布在不同地方的虚拟现实用系统通过因特网连接起来,共同实现某种用途。

(4)增强现实(augmented reality)系统:又称混合现实系统,是把真实环境和虚拟环境结合起来的一种系统。其不仅可减少构建复杂真实环境的开销,因为部分真实环境由虚拟环境取代;又可对实际物体进行操作,因为部分系统即真实环境,真正达到了亦真亦幻的境界。

2. 组成 虚拟现实系统主要由四部分组成:虚拟现实开发平台、虚拟现实显示系统、虚拟现实交互系统和虚拟现实集成控制系统。

(1)虚拟现实开发平台:包括两个部分,一个是硬件开发平台,即高性能图像生成及处理系统,通常为高性能图像计算机或虚拟现实工作站;另一部分是软件开发平台,即面向应用对象的虚拟现实应用软件开发平台。开发平台部分是整个虚拟现实系统的核心部分,负责整个虚拟现实场景的开发、运算、生成,是整个虚拟现实系统最基本的物理平台,同时连接和协调整个系统的其他各个子系统的工作和运转,与它们共同组成一个完整的虚拟现实系统。

(2)虚拟现实显示系统:是虚拟现实应用系统中的显示设备。

(3)虚拟现实交互系统:虚拟现实交互是多自由度实时交互。多自由度实时交互是虚拟现实技术的本质特征和要求之一,也是虚拟现实技术与三维动画和多媒体应用最根本的区别。虚拟现实交互应用中,通常会借助一些面向特定应用的特种虚拟外设,以实现人机之间充分的信息交换,从而影响各种操作和指令。

(4)虚拟现实集成控制系统:是一个大型的虚拟现实系统,包括很多组成部分,这些组成部分需要便捷地控制和管理,集成控制系统就承担了这个复杂系统的协同管理工作。

三、临床应用

(一) 虚拟现实在康复治疗中的应用

在传统的运动疗法中,患者处于被动地位,训练过程中动作反复、单调枯燥,患者很容易产生厌烦情绪,没有充分发挥心理治疗对康复治疗的促进作用,不利于治疗的继续和深入。同时,每次治疗前不能对患者受损部位做出客观评价,从而不能更科学地制定治疗计划。而利用虚拟技术所研制的虚拟步行器可根据患者需要,虚拟出不同场景,让患者身临其境。这种环境既使患者得到了训练,又增强了患者信心。并且此装置在训练的同时,不断采集患者的生理信号来分析患者的运动效果和训练程度,并根据患者不同的状态给予不同的建议。

(二)虚拟现实在康复医学中的应用

虚拟现实技术在康复医学中的应用主要有认知康复、心理障碍康复、步态和平衡康复,以及上肢和手功能康复。

1. 认知康复中的应用　虚拟现实系统下的三维虚拟环境,能有效治疗行为障碍、多动症、注意障碍和脑损伤等。比如,它可以改善行为障碍儿童的空间能力;能使多动症患者保持长时间的注意力集中,用于治疗青少年注意障碍,显著提高患者的学习能力;能为脑损伤后日常生活技能缺失的患者提供安全、熟悉的训练计划。

2. 心理障碍康复中的应用　虚拟现实系统可以有效治疗强迫症、饮食紊乱症、创伤后应激障碍和恐惧症等各种心理障碍,并且能有效保护患者的隐私和安全。

3. 步态和平衡康复中的应用　与传统康复治疗相比,虚拟现实系统能有效提高患者的步行速度、步频、步行距离和上下楼的能力。并且,VR还具有较大的灵活性,可以根据训练过程给予实时反馈,及时调整,从而制定更具个性化的治疗方案,提高患者自信心。另外,VR结合下肢康复机器人训练,可以显著提高治疗效果。

4. 上肢和手功能康复中的应用　虚拟现实系统可以显著改善脑卒中患者的上肢功能障碍,包括手指的力量、关节活动范围、分指运动能力和运动速度等。

(三)虚拟现实技术在诊断、治疗和术中的应用

首先,虚拟现实技术中,利用MRI、CT、B超等获得的三维影像数据,根据这些数据通过虚拟成像和可视化构造出一个虚拟环境,医生可以通过此环境像内镜一样观察组织器官。例如,虚拟结肠镜、虚拟支气管镜、虚拟动脉镜、虚拟胃镜。

其次,在对患者进行肿瘤放射治疗时,常常需要制定放疗计划,利用虚拟现实技术,通过CT等采集的图像数据进行三维重建,并在虚拟环境中对靶器官进行虚拟的放射治疗,来确定放疗过程中所给剂量是否合理。

另外,对于手术。传统手术学习训练一般是采用现场观察和操作,以及动物实验等进行的,这些方法存在着一定的成本和危险,且不能重复进行。而利用虚拟现实技术可以解决这一问题,通过手术模拟器可以使用户处在计算机所产生的虚拟手术环境中,并使用手术器械进行手术训练。

第六节　互联网＋

一、概述

"互联网＋"概念的中心词是互联网,它是"互联网＋"计划的出发点。"互联网＋"计划具体可分为两个层次的内容来表述。一方面,可以将"互联网＋"概念中的文字"互联网"与符号"＋"分开理解。符号"＋"意为加号,即代表着添加与联合。这表明了"互联网＋"计划的应用范围为互联网与其他传统产业,它是针对不同产业间发展的一项新计划。另一方面,"互联网＋"作为一个整体概念,其深层意义是通过传统产业的互联网化完成产业升级。互联网通过将开放、平等、互动等网络特性应用于传统产业,通过大数据的分析与整合,试图理清供求关系,通过改造传统产业的生产方式、产业结构等内容,来增强经济发展动力,提升

效益,从而促进国民经济健康有序发展。

"互联网+"代表着一种新的经济形态,以优化生产要素、更新业务体系、重构商业模式等途径来完成经济转型和升级。"互联网+"计划的目的在于充分发挥互联网的优势,将互联网与传统产业深入融合,以产业升级提升经济生产力,最后实现社会财富的增加。

国内"互联网+"理念的提出,最早可以追溯到2012年11月易观国际董事长兼首席执行官于扬在易观第五届移动互联网博览会的发言。他认为在未来,"互联网+"公式应该是我们所在的行业的产品和服务,在与我们未来看到的多屏全网跨平台用户场景结合之后,产生的这样一种化学公式。我们可以按照这个思路找到若干这样的想法。

二、基本原理和组成

(一) 基本原理

"互联网+"的基本原理简言之就是利用互联网进行供需信息匹配。具体说可以分为 A 和 B 两个方面的信息,从 A 信息的角度,找到所有在网上的供应商信息,把自己的需求信息合理、合情、合规地发布给对方,并设法通过见面逐一完成供销合同关系的实际建立,以及设计完成实际交易操作规程的搭建。从 B 信息角度,找到生产商,通过对比发现性价比最好的合作者,将自己的企业形象完整地介绍给对方,将看起来很复杂、很烦琐的信息通过数据库完整传递给对方,又不会泄露商业机密,在互联网面前所有的供需信息都得到了充分的匹配。往往大多数企业同时兼有 A、B 两种信息处理需要。

(二) 组成

通俗地讲,"互联网+"由"互联网"加上"各行各业"组成,但并不是简单的两者相加,而是利用信息通信技术及互联网平台,让互联网与传统行业互相深度融合,创造出一种新的发展生态,即充分发挥互联网在社会资源配置中的优化和集成作用,将互联网的创新成果深度融合于经济、社会各领域之中,提升全社会的创新力和生产力。"互联网+"是信息化和工业化融合的升级版,是将互联网作为当前信息化发展的核心特征提取出来,并与工业、商业、金融业等服务业进行全面融合。

"+"可以看作是连接与融合,互联网与传统企业之间的所有部分都包含在"+"中。这里会有政府对"互联网+"的推动、扶植与监督,会有企业转型服务商家的服务,会有互联网企业对传统企业的不断造访,会有传统企业与互联网企业不间断的探讨。"+"既是政策连接,也是技术连接,还是人才连接,更是服务连接,最终实现互联网企业与传统企业的对接与匹配,从而帮助完成两者相互融合的历史使命。在技术上,"+"所指的可能是 WiFi、4G 等无线网络,移动互联网的 LBS(location based services),传感器中的各种传感技术,人工智能中的人机交互,3D 打印中的远程打印技术,生产车间中的工业机器人。

三、临床应用

(一) 移动互联网在医院业务流程改进中的作用

移动互联网改变了患者在医院无序流动的局面,优化了医院在诊断各环节的服务流程。并通过诊断后的分析评价为医院提供改进的空间。移动互联网在预约诊疗、网络支付、检查结果查询等医院业务流程优化上已发挥了很好的作用。

(二) 物联网在医院管理中的作用

物联网是通过信息传感设备,按约定的协议把任何物品与互联网连接,进行信息交换和通信,以实现智能化识别、定位、跟踪、监控和管理的一种网络。物联网在院前急救、医院安全管理、医疗仪器设备和相关物品管理及区域性卫生资源的利用上,发挥了巨大的作用和效益。随着可穿戴医疗设备的研发,物联网使医生能在第一时间接收患者信息,胸痛中心是物联网在医院管理中最成功的案例,利用以物联网为主整合的信息技术,将院内信息系统扩展到了院前,使院内急救向院前延伸,缩短了救治时间,提高了救治成功率,降低了平均住院日及住院费用。

(三) 移动互联网和大数据在健康和慢性病管理中的应用

健康与慢性病管理是"互联网+"在临床应用中较热门的领域。通过手机App (application,应用程序)实现对健康和慢性病的管理,方便快捷,但同时存在诸多问题。比如,手机App同质化严重、价格混乱、用户隐私存忧、传感器精度不够,难以获得实质性数据。而且App功能不够完善,就像医院自己开发的App,也只能提供预约诊疗、疾病咨询、诊后随访等功能。虽然在不同程度上具备了收集、存储健康数据的功能,但由于未与医院信息系统对接,且输入程序烦琐,多是通过用户拍照方式取得数据,尽管个别App一开始采用自动结合人工手段识别图像的方法,但取得的成果仍然非常有限。

(四) 云计算和大数据对临床决策的支持

医院的核心是诊疗,以上的应用只是服务上的优化,要实现推动或颠覆性的改变,就必须进入实质性的诊疗环节。云计算和大数据的挖掘为"互联网+"发展奠定了基础。临床决策支持系统通过全面分析同类型患者的特征和疗效依据,比较多种干预措施的有效性,为临床患者找到最佳治疗途径,通过精确分析患者的体征数据、费用数据和疗效数据在内的大型数据集,帮助医生确定临床最有效和最具有成本效益的治疗方法。

(闫松华)

复习思考题

和发达国家相比,我国的康复工程人员还需要做哪些努力?

主要参考书目

1. 陈立典 . 康复医学基础 [M]. 北京 : 人民卫生出版社 , 2008.

2. 陈立典 , 吴毅 . 临床疾病康复学 [M]. 北京 : 科学出版社 , 2010.

3. 赵正全 , 武继祥 . 康复治疗师临床工作指南矫形器与假肢治疗技术 [M]. 北京 : 人民卫生出版社 , 2019.

4. 缪鸿石 . 康复医学理论与实践 [M]. 上海 : 上海科学技术出版社 , 2000.

5. 刘夕东 . 康复工程学 [M]. 2 版 . 北京 : 人民卫生出版社 , 2018.

6. 周俊明 , 黄锦文 , 劳杰 , 等 . 临床实用手功能康复学 [M]. 北京 : 世界图书出版公司 , 2012.

7. 赵正全 . 低温热塑矫形器实用技术 [M]. 北京 : 人民卫生出版社 , 2017.

8. 舒彬 . 临床康复工程学 [M]. 2 版 . 北京 : 人民卫生出版社 , 2018.

9. 王钰 . 康复工程基础——辅助技术 [M]. 西安 : 西安交通大学出版社 , 2008.

10. 肖晓鸿 . 康复工程技术 [M]. 北京 : 人民卫生出版社 , 2014.

11. 王玉龙 . 康复功能评定学 [M]. 2 版 . 北京 : 人民卫生出版社 , 2013.

12. 邓小倩 . 康复工程 [M]. 广州 : 广东科技出版社 , 2009.

13. 南登昆 , 缪鸿石 . 康复医学 [M]. 北京 : 人民卫生出版社 , 1993.

14. 张建保 , 卢虹冰 , 徐进 . 中国生物医学工程进展 [M]. 西安 : 西安交通大学出版社 , 2007.

15. 喻洪流 . 假肢矫形器原理与应用 [M]. 南京 : 东南大学出版社 , 2011.

16. 布鲁诺·西西利亚诺 , 欧莎玛·哈提卜 . 机器人手册 [M]. 机器人手册翻译委员会 , 译 . 北京 : 机械工业出版社 , 2013.

17. GB 55019—2021, 建筑与市政工程无障碍通用规范 [S]. 北京 : 中国建筑工业出版社 , 2021.

18. 黄群 . 无障碍·通用设计 [M]. 北京 : 机械工业出版社 , 2009.

19. 潘海啸 . 无障碍与城市交通 [M]. 沈阳 : 辽宁人民出版社 , 2019.

20. 贾巍杨 , 赵伟 , 王小荣 . 无障碍与城市标识环境 [M]. 沈阳 : 辽宁人民出版社 , 2019

21. 刘璇 . 日常生活技能与环境改造 [M]. 2 版 . 北京 : 华夏出版社 , 2013.

复习思考题
答案要点

模拟试卷